U0349607

中国医学临床百家

王树叶　卢学春 / 著

淋巴瘤精准诊治

王树叶 2021 观点

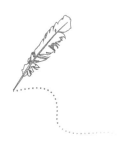

科学技术文献出版社
SCIENTIFIC AND TECHNICAL DOCUMENTATION PRESS

·北京·

图书在版编目（CIP）数据

淋巴瘤精准诊治王树叶2021观点 / 王树叶，卢学春著. —北京：科学技术文献出版社，2021. 3

ISBN 978-7-5189-7536-5

Ⅰ.①淋…　Ⅱ.①王…②卢…　Ⅲ.①淋巴瘤—诊疗　Ⅳ.① R733.4

中国版本图书馆 CIP 数据核字（2020）第 257950 号

淋巴瘤精准诊治王树叶2021观点

策划编辑：彭　玉　　责任编辑：彭　玉　　责任校对：张吲哚　　责任出版：张志平

出　版　者	科学技术文献出版社	
地　　　址	北京市复兴路15号　　邮编　100038	
编　务　部	（010）58882938，58882087（传真）	
发　行　部	（010）58882868，58882870（传真）	
邮　购　部	（010）58882873	
官 方 网 址	www. stdp. com. cn	
发　行　者	科学技术文献出版社发行　全国各地新华书店经销	
印　刷　者	北京虎彩文化传播有限公司	
版　　　次	2021 年 3 月第 1 版　2021 年 3 月第 1 次印刷	
开　　　本	710×1000　1/16	
字　　　数	211千	
印　　　张	22.25	
书　　　号	ISBN 978-7-5189-7536-5	
定　　　价	136.00元	

序
Preface

韩启德

欧洲文艺复兴后，以维萨利发表《人体构造》为标志，现代医学不断发展，特别是从19世纪末开始，随着科学技术成果大量应用于医学，现代医学发展日新月异，发生了根本性的变化。

在过去的一个世纪里，我国现代化进程加快，现代医学也急起直追。但由于启程晚，经济社会发展落后，在相当长的时期里，我国的现代医学远远落后于发达国家。记得20世纪50年代，我虽然生活在上海这个最发达的城市里，但是母亲做子宫切除术还要到全市最高级的医院才能完成；我患猩红热继发严重风湿性心包炎，只在最严重昏迷时用过一点青霉素。20世纪60—70年代，我从上海第一医学院毕业后到陕西农村基层工作，在很多时候还只能靠"一根针，一把草"治病。但是改革开放仅仅40多年，我国现代医学的发展水平已经接近发达国家。可以说，世界上所有先进的诊疗方法，中国的医生都能做，有的还做得更好。更为可喜的是，近年来我国医学界开始取得越来越多的原创性成果，在某些点上已经处于世界领先地位。中国医生已经不再盲从发达国家的疾病诊疗指南，而能根据我们自己的经验和发现，根据我国自己的实际情况制定临床标准和规范。我们越来越有自己的东西了。

要把我们"自己的东西"扩展开来，要获得越来越多"自己的东西"，就必须加强学术交流。我们一直非常重视与国外的学术交流，第一时间掌握国外学术动向，越来越多地参与国际学术会议，有了"自己的东西"也总是要在国外著名刊物去发表。但与此同时，我们更需要重视国内的学术交流，第一时间把自己的创新成果和可贵的经验传播给国内同行，不仅为加强学术互动，促进学术发展，更为学术成果的推广和应用，推动我国医学事业发展。

我国医学发展很不平衡，经济发达地区与落后地区之间差别巨大，先进医疗技术往往只有在大城市、大医院才能开展。在这种情况下，更需要采取有效方式，把现代医学的最新进展以及我国自己的研究成果和先进经验广泛传播开去。

基于以上考虑，科学技术文献出版社精心策划出版《中国医学临床百家》丛书。每本书涵盖一种或一类疾病，由该疾病领域领军专家撰写，重点介绍学术发展历史和最新研究进展，并提供具体临床实践指导。临床疾病上千种，丛书拟以每年百种以上规模持续出版，高时效性地整体展示我国临床研究和实践的最高水平，不能不说是一个重大和艰难的任务。

我浏览了丛书中已经完稿的几本书，感觉都写得很好，既全面阐述了有关疾病的基本知识及其来龙去脉，又介绍了疾病的最新进展，包括笔者本人及其团队的创新性观点和临床经验，学风严谨，内容深入浅出。相信每一本都保持这样质量的书定会受到医学界的欢迎，成为我国又一项成功的优秀出版工程。

　　《中国医学临床百家》丛书出版工程的启动，是我国现代医学百年进步的标志，也必将对我国临床医学发展起到积极的推动作用。衷心希望《中国医学临床百家》丛书的出版取得圆满成功！

　　是为序。

作者简介
Author introduction

王树叶，女，主任医师，教授，龙江名医。

1985年本科毕业于哈尔滨医科大学，继续在该校攻读硕士研究生，毕业后留校工作至今。哈尔滨医科大学附属第一医院血液肿瘤中心血液学科副主任、淋巴瘤病房主任。

现任黑龙江省医学会血液学分会副主任委员，黑龙江省医疗保健国际交流促进会淋巴瘤分会主任委员，中国女医师协会血液女医师分会常委，中国抗癌协会淋巴瘤专业委员会委员，中华医学会血液学分会淋巴细胞疾病学组委员、第一届青年委员，等等。

21世纪90年代初开始研究"As_2O_3治疗白血病"，发表的文章成为当时引用最多的文献，并相继发表"血循环DNA定量在淋巴瘤筛查中的应用""miRNA-21在中枢淋巴瘤中的作用"等文章。

近10年主要从事淋巴瘤的临床及实验研究，曾承担国家973项目的骨干课题、黑龙江省自然科学基金等项目。

获得多项卫生部及黑龙江省政府科技成果奖，以及黑龙江省长特别奖，并多次获得优秀教师称号。

卢学春，男，中国人民解放军总医院第二医学中心血液科主任，医学博士，主任医师，教授，博士生导师。中国老年医学学会智慧医疗技术与管理分会副主任委员。荣获第二届国家名医盛典"国之名医·优秀风范"、解放军总医院临床优秀医师荣誉称号。

从事临床血液病学20年，尤其擅长利用整合多组学大数据技术，治疗难治性造血衰竭疾病及疑难血液肿瘤。在人类基因组、表观基因组等"组学"相关大数据深度挖掘及分析领域，建立了一套完整的可供临床使用的临床生物信息学分析技术平台；率先提出并在临床中实践表观免疫联合方案治疗血液肿瘤技术。

目前拥有国家新药发明专利2项。先后承担国家自然科学基金4项、国家科技部重大新药创新项目分题1项。作为第一、并列第一、通讯及并列通讯作者共发表论文100篇，其中被SCI收录15篇，Medline收录29篇，《中国肿瘤临床年鉴》专著收录13篇。获国家科技进步奖1项（二等奖，2009-J-233-2-07-R05）、老年医学科技创新奖1项（2017年）、北京市科技进步奖1项（二等奖，2006医-2-002-05）。

前 言
Foreword

　　无疑，淋巴瘤是血液肿瘤领域最为活跃的亚专科之一。先进、有效又实用的淋巴瘤治疗新技术是临床最需要的。及时了解基础研究的进展，对临床医生理解最新的治疗技术大有裨益。而及时掌握相对成熟的治疗动态，不仅可提高临床医生自身的临床技术水平，也会使患者因及时接受最新的治疗而获益。本书编写旨在临床实用的基础上，阐述淋巴瘤精准治疗的动态进展，力争做到实用性和先进性并重。

　　最近几年在基础研究领域，淋巴瘤的发病机制、预后评估、临床分型等都有极大的进步，并对临床治疗产生很大影响。随着对淋巴瘤的认识不断深入，由此而来的治疗不断进展，包括单克隆抗体、靶向药物、表观基因药物、免疫检查点抑制剂、细胞免疫治疗、溶瘤病毒及工程化修饰的细胞免疫治疗等。

　　本书参编者都是长期工作在临床一线的、富有经验的血液科医生，他们根据自身的临床实践，结合淋巴瘤精准诊治的最新研究进展，汇集成此书，具有实用性和先进性结合一身的特点。

　　和其他领域一样，信息的膨胀式积累和出现，很难将全部的淋巴瘤精准治疗研究囊括其中，难免有挂一漏万的可能。加之基础和临床试验发展迅猛，很难在成熟完善和速度之间找到平衡。在更新速度上难免存在不足。但是，本书所介绍的内容多数是经过临床验证的，并在本领域获得专家认可的。

　　希望本书能对从事淋巴瘤一线诊治工作的临床医生、血液病基础研究工作者及淋巴瘤药物研发等领域的人员有所裨益。

　　由于知识体系和水平有限，多学科交叉融合的新模式使得淋巴瘤的治疗涉及组学、分子生物学、免疫学及新近的大数据研究等，难免存在遗漏，恳请各位读者老师批评指正。

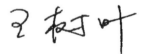

目 录
Contents

淋巴瘤的经典治疗 / 001

    1. 经典及改良的 CHOP 方案治疗非霍奇金淋巴瘤 / 004

    2. 经典及改良的 ABVD 方案治疗霍奇金淋巴瘤 / 008

    3. NK/T 细胞淋巴瘤的经典治疗 / 017

    4. 慢性淋巴细胞白血病 / 小 B 细胞淋巴瘤经典治疗 / 025

    5. 套细胞淋巴瘤的经典治疗 / 030

    6. 造血干细胞移植在淋巴瘤治疗中的应用 / 038

组学大数据认识淋巴瘤发病的分子机制 / 051

    7. 霍奇金淋巴瘤的基因组学 / 063

    8. 弥漫大 B 细胞淋巴瘤的基因组学 / 067

    9. 滤泡性淋巴瘤的基因组学 / 073

    10. 套细胞淋巴瘤的基因组学 / 077

    11. NK/T 细胞淋巴瘤的基因组学 / 080

    12. 慢性淋巴细胞白血病 / 小 B 细胞淋巴瘤的基因组学 / 085

    13. 伯基特淋巴瘤的基因组学特征 / 089

    14. 血管免疫母细胞性 T 细胞淋巴瘤的基因组学 / 099

15. T 淋巴母细胞淋巴瘤的基因组学特征 / 102

16. 间变性大细胞淋巴瘤的基因组学特征 / 106

淋巴瘤的免疫异常 / 115

17. 非霍奇金淋巴瘤的效应细胞免疫异常 / 116

18. 霍奇金淋巴瘤的效应细胞免疫异常 / 124

19. NK/T 细胞淋巴瘤的效应细胞免疫异常 / 128

20. 小 B 细胞淋巴瘤的效应细胞免疫异常 / 131

21. 非霍奇金淋巴瘤的调节 T 细胞特征 / 136

22. 霍奇金淋巴瘤的调节 T 细胞特征 / 142

23. 三种边缘区淋巴瘤的免疫异常 / 152

淋巴瘤的表观遗传学异常 / 161

24. 霍奇金淋巴瘤的表观基因组学发病机制 / 163

25. 非霍奇金淋巴瘤的表观基因组学发病机制 / 168

26. 小 B 细胞淋巴瘤 / 慢性淋巴细胞白血病的表观基因组学发病机制 / 174

27. NK/T 细胞淋巴瘤的表观基因组学发病机制 / 177

28. 血液肿瘤的表观免疫治疗 / 180

基于淋巴瘤细胞表面标志物的靶向个体化治疗 / 186

29. 基于 CD20 单克隆抗体的联合治疗 / 187

30. 基于 CD20/CD3 双特异性抗体的联合治疗 / 198

31. 基于 CD19/CD3 双特异性抗体的联合治疗 / 202

32. 基于其他淋巴瘤表面分子的抗体治疗 / 211

基于淋巴瘤患者免疫异常的生物治疗 / 221

33. 淋巴瘤患者免疫异常的个体化检测 / 222

34. 过继性 DC-CIK 细胞输注治疗淋巴瘤 / 225

35. 过继性 NK 细胞输注治疗淋巴瘤 / 233

36. 多细胞输注治疗淋巴瘤 / 251

37. 基于淋巴瘤患者个体化的精准联合治疗 / 258

38. 基于表观免疫异常的表观免疫联合方案治疗 / 271

39. 基于淋巴瘤细胞表面标志物的单克隆抗体联合治疗 / 281

40. 双特异性抗体联合方案 / 294

淋巴瘤个体化精准治疗的临床研究全球趋势 / 306

41. 表观基因组学的临床研究趋势 / 307

42. 免疫评估与肿瘤临床治疗的全球趋势 / 308

43. 表观免疫的全球发展与淋巴瘤的精准治疗 / 313

附录 WHO2016 版淋巴瘤的分类及解读 / 321

1. 成熟 B 细胞肿瘤 / 324

2. 成熟 T 和 NK 细胞淋巴肿瘤 / 334

出版者后记 / 341

淋巴瘤的经典治疗

我国恶性淋巴瘤的患病率在常见肿瘤中位居第 9 位,WHO
分类中淋巴瘤包括非霍奇金淋巴瘤(non-Hodgkin's lymphoma,
NHL)和霍奇金淋巴瘤(Hodgkin's lymphoma,HL)两大类。其
中大约 90% 为非霍奇金淋巴瘤,其他以霍奇金淋巴瘤为主。据
大多文献报道,NHL 在我国的患病率约为 4.72/10 万,死亡率约
为 3.12/10 万,占恶性肿瘤的 1.53%。NHL 是一类起源于 B 细胞
或 T 细胞的淋巴系恶性肿瘤,其中 B 细胞来源的非霍奇金淋巴
巴瘤(B-NHL)占新诊断非霍奇金淋巴瘤的 60% ~ 70%,T 细
胞来源的(T-NHL)占 10% ~ 15%。近年来 NHL 的患病率逐年
增高,平均年增长率为 3% ~ 4%。在治疗上一直以 CHOP(环
磷酰胺、阿霉素、长春新碱、泼尼松)化疗方案为 NHL 的主要
治疗手段。

淋巴瘤的治疗可以追溯到 70 余年前,1949 年氮芥开始被应
用于淋巴瘤的治疗,至今已有 70 余年。1975 年,人类第一次采

用联合化疗方案 ABVD（多柔比星、博来霉素、长春碱、达卡巴嗪）治疗淋巴瘤使其接近治愈。而后 CHOP 联合化疗方案也成为治疗淋巴瘤的经典方案，以后出现的自体干细胞移植也是一种强有力的治疗手段。早在 1993 年，美国 Fisher 等报道的弥漫大 B 细胞淋巴瘤（diffuse large B-cell lymphoma，DLBCL）多中心前瞻性随机对照研究结果表明，第一代 CHOP 方案的生存率与第二代方案 m-BACOD（甲氨蝶呤、博来霉素、多柔比星、环磷酰胺、长春新碱、地塞米松）、第三代方案 MACOBP（甲氨蝶呤、阿霉素、环磷酰胺、长春新碱、泼尼松、博来霉素）相似，从而进一步确立了 CHOP 治疗 DLBCL 的金标准地位，但其 5 年生存率并不高，仅在 40% 左右。

因此对于化疗敏感的恶性淋巴瘤，如何进一步提高 CHOP 方案的疗效，是我们国内外的学者面临的重大难题，并对此进行了大量的临床研究，主要包括：①造血干细胞移植支持下的超大剂量化疗；②细胞因子支持下的高剂量化疗，如 ACVBP（阿霉素、环磷酰胺、长春地辛、博来霉素、泼尼松）、CHOP-E（环磷酰胺、表柔比星、长春新碱、泼尼松、依托泊苷）、mCHOEP、I-CHOP、Mega-CHOP；③在常规化疗基础上加入了单克隆抗体利妥昔单抗及近几年层出不穷的靶向药物。淋巴瘤的缓解率越来越高，但是超过半数年龄在 60 岁以上 DLBCL 患者缓解率低，因此治疗更具挑战性。

利妥昔单抗作为一种针对 B 细胞 CD20 抗原的人鼠嵌合型单克隆抗体已在中国上市，早在 1977 年就被美国食品与药品监督管理局（Food and Drug Administration，FDA）首次批准用于治疗难治或复发的惰性淋巴瘤，并获得了鼓舞人心的效果。采用 R-CHOP（利妥昔单抗、环磷酰胺、阿霉素、长春新碱、泼尼松）方案相比 CHOP 方案一线治疗 DLBCL，可显著提高患者的无进展生存时间（progress free survival，PFS）和总生存（overall survival，OS）。此外，相比 CHOP 方案，CHOP-E 方案治疗高危的淋巴瘤也获得较好的疗效。

近几年新型靶向药物 HDAC 抑制剂、BTK 抑制剂、BCL-2 抑制剂、特异性抗 CD30 单抗、PD-1 抑制剂（programmed death-1，程序化死亡分子）等治疗淋巴瘤取得较好效果，联合造血干细胞移植能改善复发难治 NHL 的预后。免疫调节剂来那度胺、免疫检查点抑制剂 PD-1 等治疗复发难治的淋巴瘤也取得了非常好的疗效。目前，嵌合抗原受体 T 细胞（chimeric antigen receptor T Cell，CAR-T）治疗 B 细胞肿瘤取得了突破性进展，2013 年被 *Science* 和美国临床肿瘤学会（American Society of Clinical Oncology，ASCO）评为肿瘤治疗领域的最重要成就。

1. 经典及改良的 CHOP 方案治疗非霍奇金淋巴瘤

（1）非霍奇金淋巴瘤的经典治疗

CHOP 方案仍是治疗非霍奇金淋巴瘤的首选方案。经过近 20 年的临床实践，CHOP 方案治疗各种类型非霍奇金淋巴瘤的临床效果得到广泛认可，可使初治 NHL 患者缓解率达 70% 左右，从而使其在临床上得到极大地推广。但仍有相当一部分 NHL 患者成为难治病例，或者化疗缓解后复发，疾病进展而死亡，这部分患者的治疗在临床上比较棘手。

近年随着肿瘤精准治疗理念的提出，出现了各种改良 CHOP 方案。20 世纪 90 年代由于利妥昔单抗的问世，R-CHOP 逐渐成为多种 B 细胞淋巴瘤的经典治疗方案。

近 10 年一大批新药陆续上市，包括来那度胺、西达本胺、伊布替尼、PI3K 抑制剂等，但这些新药不能应用于各类型淋巴瘤的联合治疗或单药治疗。同时，还有许多治疗方案上的改变，如更强大的化疗方案如 DA-EPOCH、R^2-CHOP、G-CHOP（G 为二代利妥昔单抗）。新方案的不断研究，尤其对于难治的 DLBCL 或 ABC 型 DLBCL，在 R-CHOP 基础上，加用来那度胺、西达本胺等取得了可喜的成果，但循证医学的论证还在进行中，因此 R-CHOP 仍然是 DLBCL 的一线治疗方案。

（2）改良 CHOP 方案治疗非霍奇金淋巴瘤

对于非霍奇金淋巴瘤患者的治疗，临床上经过多年研究，出现了多种改良的 CHOP 方案或 CHOP 样方案，其中最明确的是在 CHOP 方案的基础上增加抗 CD20 单抗，这极大地提高了化疗患者的总生存率。其他有 R-CHOP+X 方案、CHOP+X 方案、免疫化疗为主的方案，以及其他改良方案，如降低 CHOP 方案中的给药剂量、改变 CHOP 方案的给药时间间隔（如 R-CHOP 方案 14 天疗程法）。在这些改良方案中，有的确实为部分难治复发的非霍奇金淋巴瘤患者带来了更好的预后和更长的 5 年生存率，尤其是 R-CHOP 方案治疗弥漫大 B 细胞淋巴瘤，近 10 年随访结果表明，与 CHOP 组相比，R-CHOP 组中位无进展生存延长 3.6 年，中位生存延长 4.9 年，中位无病生存（DFS）绝对获益超过 6.6 年，$8 \times$ R-CHOP 能使 DLBCL 的 10 年 PFS 率、10 年 OS 率、10 年 DFS 率显著提高。

美国国家癌症研究所（NCI）2000 年前报道：应用 CHOP-E 方案治疗复发、难治性非霍奇金淋巴瘤，完全缓解率为 24%，总有效率为 74%，5 年生存率达 37%。安全性上Ⅲ～Ⅳ度粒细胞减少发生率为 67.7%。但与历史资料对比，无论有效率还是缓解期均高于其他解救方案。而 DA-EPOCH 方案是一个高强度的替代方案，用于治疗高侵袭性弥漫大 B 细胞淋巴瘤、双打击型淋巴瘤及原发纵隔大 B 细胞淋巴瘤等恶性度高的淋巴瘤。

利妥昔单抗是第一种被 FDA 批准应用于临床的单克隆抗体。国外文献报道，利妥昔单抗联合不同化疗方案治疗 NHL 较单一化疗方案疗效显著，大大提高了疾病的缓解率、无进展生存期和总生存期。目前利妥昔单抗在弥漫性大 B 细胞淋巴瘤、滤泡性淋巴瘤（follicular lymphoma，FL）和套细胞淋巴瘤（mantle cell lymphoma，MCL）等多种类型 B 细胞淋巴瘤的治疗中的使用越来越广泛。

综上所述，改良 CHOP 方案极大地提高了非霍奇金淋巴瘤的治疗水平，使更多患者的生存期得到进一步的延长，也为医学研究提供了更好的科研资料。

虽然以利妥昔单抗为基础的诱导治疗和维持治疗的疗效在大量临床试验中得到认可，治疗 B-NHL 效果显著，但是利妥昔单抗在其他类型淋巴瘤中应用的研究还较少，利妥昔单抗与 CHOP 合用的相互作用机制尚未完全明了。此外，利妥昔单抗的用药周期；复发后再次应用利妥昔单抗的疗效；如何更长时间维持疗效又减轻患者的经济负担；能否在 PET-CT 引导下示踪观察 CAR-T 治疗淋巴瘤的疗效，这些与利妥昔单抗有关的研究都在不断探索中。从现有研究成果看，R-CHOP 的短期疗效和安全性是可靠的，但长期应用的不良反应及疗效仍需进一步的追踪观察。利妥昔单抗加来那度胺联合 CHOP 即 R^2-CHOP 方案等治疗淋巴瘤的临床价值也需进一步研究。

近年来有研究显示应用 CAR-T 治疗淋巴瘤与其他免疫疗法类似，其基本原理就是利用患者自身的免疫细胞来清除癌细胞。不同的是，这是一种细胞疗法，而不是一种药物。CAR-T 细胞是通过基因修饰的手段，能特异性识别靶抗原的单克隆抗体，单链可变区（scFv）表达在 T 细胞表面，同时 scFv 通过跨膜区与人工设计的 T 细胞胞内的活化增殖信号域相偶联。单克隆抗体对靶抗原的特异性识别功能与 T 细胞自身的功能相结合，能产生特异性的杀伤作用。CAR-T 能够以非主要组织相容性复合体（MHC）限制性的方式杀伤靶细胞。因 B 细胞的肿瘤细胞表面广泛高表达 CD19 分子，因而为 CAR-T 细胞免疫治疗提供了良好靶点。靶向 CD19 分子的 CAR-T 细胞治疗 B 细胞肿瘤的临床试验已经显示出良好的应用前景，现已有 Kymriah 和 Yescarta 在国外上市。

嵌合抗原受体（chimeric antigen receptor，CAR）是 CAR-T 的核心部件，赋予人类白细胞抗原（HLA）非依赖的方式识别肿瘤抗原的能力。目标抗原的选择对于 CAR 的特异性、有效性及基因改造 T 细胞自身的安全性是关键决定因素。

CAR-T 在急性白血病和非霍奇金淋巴瘤的治疗上有着显著的疗效，被认为是最有前景的肿瘤治疗方式之一。由于肿瘤表达的大多数抗原不具特异性，所以大多数的 CAR 都以肿瘤相关性抗原作为靶点，但这往往会导致"脱靶"的可能性。同时对于肿瘤相关性抗原选择，需要注意不要选择分泌型抗原，以避免产生 CAR-T 脱靶效应的可能。值得研究的问题很多，如治疗后复发及抗原标记转阴常用目标靶点的选择，目前常用的靶点是 CD19、CD22、CD30、BCMACAR-T 等，可利用以上靶点通过 CAR-T 方法治疗难治、复发的急性淋巴细胞白血病、淋巴瘤、多发性骨髓瘤等。利用间皮素作为靶点构建的 CAR-T 被成功用于胰腺癌的治疗，说明 CAR-T 细胞在抗肿瘤方面也有广泛应用。

CAR-T 技术经历一个漫长的演化过程，逐渐走向成熟，目前已成为恶性肿瘤的有效的治疗方式之一。

参考文献

1. 庄静丽，徐建民，邹善华，等. 嵌合型抗 -CD20 单抗联合化疗治疗 5 例难治性淋巴瘤. 中国临床医学，2002，9（5）：493-495.

2. 刘丽萍，冉学红，任翠爱. 利妥昔单抗在 B 细胞非霍奇金淋巴瘤中的应用进展. 中国实用医药，2009，4（2）：238-240.

2. 经典及改良的 ABVD 方案治疗霍奇金淋巴瘤

霍奇金淋巴瘤分为结节性淋巴细胞为主型霍奇金淋巴瘤（nodular lymphocyte predominant Hodgkin lymphoma，NLPHL）

和经典型霍奇金淋巴瘤（classical Hodgkin's lymphoma，cHL）两大类。NLPHL 的占 5%，cHL 占 95%。在国内，cHL 中混合细胞型（MCHL）最为常见，其次为结节硬化型（NSHL）、富含淋巴细胞型（LRHL）和淋巴细胞削减型（LDHL）。几乎所有的 HL 细胞均来源于 B 细胞，仅少数来源于 T 细胞。

HL 是少数可治愈的肿瘤之一，目前至少 80% 的患者能够治愈。然而，由于治疗相关的延迟毒性，包括二次肿瘤和心血管疾病，很多治愈的患者并没有达到预期疗效，同时还有一定比例的难治复发患者。因此，目前的治疗策略集中在提高疗效的前提下，降低治疗相关并发症，寻找新的靶向治疗方法。PET 和 CT 的联合检查（PET-CT）对早期疗效的判定和一些新药的使用具有较重要的意义，使 HL 的预后与药物的选择等又向前迈进了一大步。

新型治疗方法以免疫疗法为基础。基于抗体的免疫治疗以各种抗体为靶点，包括 CD30、CD20、CD40、IL-13 受体、RANK 配体和 DR4。单克隆抗体在过去几年中已经成为有希望的抗癌疗法，包括抗体依赖的细胞介导的细胞毒作用（antibody dependent cell mediated cytotoxicity，ADCC）、补体依赖性细胞毒性（complement dependent cytoxicity，CDC）和直接凋亡诱导的多种效应功能。因此 cHL 的治疗在过去 20 年里有了很大改善。

（1）经典 ABVD 方案治疗霍奇金淋巴瘤

HL 是起源于淋巴造血组织的恶性肿瘤。我国 HL 的发病率低于欧美国家。该病是最早可被治愈的肿瘤之一，被视为药物治疗恶性肿瘤之典范。随着放疗技术和化疗药物优化组合，尤其是化放疗综合治疗的应用，早期 HL 的 10 年总生存率已接近 90%，患者可获得长期生存。对于晚期 HL 即 Ⅲ / Ⅳ 期或具有不良预后因素的 Ⅱ B 期患者，目前认为以化疗为主的综合治疗，特别是 ABVD 方案仍然是标准方案。近年来 BEACOPP（博来霉素、依托泊苷、阿霉素、环磷酰胺、长春新碱、甲基苄肼、泼尼松）方案、Standford V 和 CEC 方案等的疗效和毒性仍有争论。

多年来，谈到淋巴瘤的治疗历程都要从霍奇金淋巴瘤开始，纵观历史，1963 年 DeVita 首次报道 MOPP 方案（氮芥、长春新碱、甲基苄肼和泼尼松）治疗晚期 HL，有效率高达 80%，长期无病生存率为 35% ～ 52%。改良的 COPP、BCVPP 等方案的疗效与 MOPP 方案没有明显差异，仅有 50% 的患者可以治愈，且这些方案中应用烷化剂增加了不育和急性白血病的发生。

1973 年 Bonadonna 发表了 ABVD 方案治疗 MOPP 方案耐药患者的研究数据，该方案可使 75% 的患者达到完全缓解。其后很多临床研究证明了该方案的疗效，而且 ABVD 方案具有不良反应小、与 MOPP 方案无交叉耐药的优点。随后以意大利米兰为代表的研究组采用 MOPP/ABVD 方案交替方法，提高了完全缓解率，并克服了耐药的出现。由于 MOPP 方案中含有氮芥和甲基苄肼，有明显的生殖系统毒性且致癌，故大多数学者认为 ABVD 方案可以作为 HL 一线治疗的标准化疗方案。对比研究表明 ABVD 方案缓解率和 5 年无病生存率均优于 MOPP 方案，因此，ABVD 已替代 MOPP 方案成为 HL 的首选化疗方案。

近几年 HL 的治疗策略强调要进行分期分层治疗，尤其是对不良预后因素的分析、对治疗方案的选择至关重要。Ⅲ～Ⅳ期 HL 的不良预后因素包括年龄 ≥ 45 岁、男性、Ⅳ期、白蛋白 < 40 g/L、血红蛋白 < 105 g/L、白细胞计数增高（ > 15.0×10^9/L ）、淋巴细胞计数减少（绝对值 < 0.6×10^9/L 或比值 < 白细胞总数的 8% ）。按积分计算，每符合 1 项增加 1 分。

早期伴有预后不良：即 Ⅰ～Ⅱ期伴有不良预后因素。对于此期患者应用 2×BEACOPP 强化方案 +2×ABVD 方案优于 4×ABVD 方案。

晚期：即 Ⅲ～Ⅳ期。此期患者 4 周期增强剂量的 BEACOPP 序贯 4 周期基础 BEACOPP 方案，有可能成为新治疗标准。

BEACOPP 方案是由德国霍奇金淋巴瘤研究组（GHSG）设计，Ⅱ / Ⅲ期临床试验中证实了其良好疗效，但不良反应特别是骨髓抑制还是很明显。

2002 年 Horming 报告了 Standford V 方案，此方案采用 7 药联合，每周给药，共 12 周期。5 年无进展生存率和总生存率达

89% 和 96%，但不良反应也是以骨髓抑制为主，常使患者的治疗因此中断。

通过多年来的循证医学研究，从无进展生存期、无复发生存期、总生存期及安全性方面考虑，ABVD 方案是临床一线选择。目前临床上 Standford V 和 MEC 方案相关研究较少，BEACOPP 方案治疗进展期霍奇金淋巴瘤取得了良好效果。如何体现个体化治疗、依据哪些因素选择上述方案是近年来临床研究的焦点和热点。

（2）改良的 ABVD 方案治疗霍奇金淋巴瘤

目前改良 ABVD 方案治疗霍奇金淋巴瘤的临床试验正在进行中，如利妥昔单抗联合 ABVD 方案一线治疗 HL 患者已见报道。

HL 的多种免疫病理学的特征使以抗体为基础的治疗方法成为治疗 HL 的另一种合适的方法，抗体的精确特异性使其成为包括 HL 和 NHL 在内的恶性肿瘤免疫治疗的理想靶点：如作用于 CD15、CD25、CD30、CD40 和 CD80 在内的各种细胞表面抗原的抗体靶向治疗方法。这些标记不表达在正常人体细胞上且有较低交叉反应性，使其成为 HL 免疫治疗的理想靶点，并且具有较少的不良反应。主要研究直接针对 T 细胞反应性的活化，抑制免疫逃脱，特别是在 HRS 细胞周围，通过能够逆转极化免疫应答的细胞因子来重新激活 T 淋巴细胞的抗肿瘤作用。这些发现揭示了应用抗体细胞因子融合蛋白，将细胞因子聚集在 HL 的 RS 细胞周围，重新激活免疫反应。HL 的 RS 细胞表达多种细胞表面抗体，其中多种被认为是免疫治疗的有效靶点。抗体细胞因子融合蛋白保持了抗体和细胞因子两者的功能，在肿瘤微环境中浓集并直接增强抗体和宿主的抗肿瘤免疫。

此外，CD1d 和 NK 细胞在 HL 发病中也起着关键作用，CD1d 通常在骨髓单核细胞和 B 细胞谱系的造血细胞上表达，为来自相应组织的恶性肿瘤的标志物。

CD30 是肿瘤坏死因子（TNF）受体超家族成员。cHL 中，CD30 在 HRS 细胞上高表达，是理想的治疗靶点。然而，cHL 中多种非偶联抗 CD30 单抗活性小，且原因尚不清楚。可能的机制是与 CD30 结合后细胞杀伤力不足，也可能与单克隆抗体免疫毒素偶联物在 HL 中活性有限有关。

CD30 抗体 – 药物偶联物即 Brentuximab Vedotin（BV）联合 ABVD 方案治疗经典霍奇金淋巴瘤的 Ⅱ 期研究结果显示：完全缓解率为 81%～93%，5 年无瘤生存率及总体生存率分别为 83% 和 96%，在一定程度上提高了霍奇金淋巴瘤患者的生存率。其机制是 CD30 抗体 – 药物偶联物与 HRS 细胞表面的 CD30 结合，并通过内吞作用内化至细胞内，然后分离抗 CD30 抗体中的细胞毒性 MMAE 并中断有丝分裂。

表达 CD30 的最常见的肿瘤是霍奇金淋巴瘤和间变性大细胞淋巴瘤，为了增强 CD30 定向疗法的抗肿瘤活性，通过化学接头与高度细胞毒性的小分子偶联，即抗体－药物偶联物（ADC），从而产生抗体—药物结合物即 CD30 抗体－药物偶联物（BV），这是一种人源化或人类单克隆抗体，为一种新颖的治疗形式。美国的安德森癌症中心研究应用 BV 联合 ABVD 方案治疗 CD30 阳性经典霍奇金淋巴瘤，结果显示：对于大多数有复发性或难治性 CD30 阳性淋巴瘤的患者，BV 诱导了持久的客观反应，导致肿瘤消退。BV 可以降低趋化因子和细胞因子（TARC）的水平，从而解除炎症浸润和破坏微环境，促进抗肿瘤免疫反应。可见，BV 与化疗相结合的方案是一个令人鼓舞的效果。

其他的如 PD-1 或 PD-L1 抑制剂也显著改变了 cHL 治疗格局。最早上市的抗 PD-1 抗体即纳武单抗和派姆单抗与 T 细胞上的 PD-1 结合，阻断 PD-L1 克隆抗体与单克隆抗体免疫毒素偶联。PD-1 介导免疫检查点信号传导，重新激活 T 细胞，为 PD-1 靶向免疫治疗。HRS 细胞产生抑制 T 细胞介导的免疫应答的分子，HRS 细胞上表达的 PD-L1 与 T 细胞上表达的 PD-1 结合，诱导免疫检查点抑制作用，并引起 T 细胞耗竭。HL 治疗中表现出高活性的两种 PD-1 单抗为纳武单抗和派姆单抗。纳武单抗是一种靶向 PD-1 的人源化 IgG4 单克隆抗体，最初被证实具有单药抗肿瘤活性。基于两项试验结果，FDA 批准了纳武单抗治疗经治的晚期非小细胞肺癌和未经治且不能手术的Ⅲ期、Ⅳ期黑色素瘤。

2015 年 ASH 年会公布了纳武单抗单药治疗复发 / 难治性

cHL 的疗效研究结果。23 名 cHL 患者在第 1 周和第 4 周接受了 3 mg/kg 的纳武单抗单药治疗，随后每 2 周 1 次，直至疾病进展或完全缓解（CR）或最多治疗 2 年，总有效率（ORR）为 87%，CR 为 26%。78% 患者发生了 2～3 级药物相关毒性事件，最常见的是皮疹和血小板减少，12 名患者发生了 3/4 级不良反应，但 4 级不良反应与研究药物无关，并且药物相关毒性发生率不会随着治疗时间的延长而增加。对 10 名 cHL 患者的综合评估显示，RS 细胞上 PD-L1 和 PD-L2 过表达、*PD-L1/PD-L2* 基因的拷贝数增加以及发现活化的 JAK/STAT 信号，这些基因的表达使 PD-1 抑制剂在 HD 治疗中发挥强大的作用。

近年来，以"PD-1/PD-L1"为代表的免疫药物在恶性肿瘤的研究和治疗领域进展飞快，"PD-1/PD-L1"是人体免疫系统的重要组成部分即 T 细胞上的一个药物靶点，针对这一靶点设计的 PD-1/PD-L1 抑制剂可以激活 T 细胞对肿瘤细胞的免疫作用，从而唤醒患者自身的抗肿瘤效应，抑制免疫逃脱，在临床上展现出令人鼓舞的效果，为患者的重生带来了又一新的希望。

此外，近几年双特异性抗体免疫治疗在某些实体瘤和血液恶性肿瘤中取得了部分成功。

双特异性抗体（BsAb）与免疫检查点阻断（PD-1 抑制剂）和嵌合抗原受体 T 细胞相似，在抗肿瘤免疫疗法的新策略上引起越来越多的关注。BsAb 根据 Fc 结构域可以分为两类：IgG 类型和无 Fc 类型。BsAb 是将效应细胞转向肿瘤细胞，以非 MHC 限制的方式增强了肿瘤的杀伤，在治疗剂和靶标即肿瘤细胞之间提供有效的连接，同时能阻断两种不同的致癌介质（EGFR、HER-2）。在各种临床试验中，BsAb 在恶性血液病，尤其是淋巴瘤方面取得了令人振奋的突破，CD20-CD3 双特异性抗体一方面可以靶向 B 细胞表面表达的 CD20 抗原；另一方面可以结合 T 细胞表面的 CD3 受体，将患者的 T 细胞募集到 B 细胞周围，并且激活 T 细胞消灭 B 细胞。此外双特异性抗体在实体瘤方面也取得了令人鼓舞的成果。

CD30 CAR-T 细胞：CD30 是霍奇金淋巴瘤 CAR-T 细胞免疫治疗颇受欢迎的靶标。几乎所有霍奇金淋巴瘤细胞都表达 CD30 抗原，靶向 CD30 的单克隆抗体（如 BV）产生客观反应。靶向 CD30 的特异性 CAR 在霍奇金淋巴瘤的临床前模型中显示出活性。据报道 Baylor 研究者公布了 7 例 HL 和 2 例间变性大细胞淋巴瘤（ALCL）患者 CD30 CAR-T 细胞 I 期研究，结果显示持久 CR，1 名患者在第 3 年时出现持续反应，未观察到明显的毒性。在 CAR-T 细胞输注之前连续 3 天进行淋巴细胞清除化疗，具体方案是：环磷酰胺（500 mg/m²）和氟达拉滨（30 mg /m²）的治疗，研究表明淋巴清除化疗能改善 CAR-T 细胞的体内扩增。与先前的 I 期试验相比，输注前化疗可以使所有 3 个剂量水平的 CD30 CAR-T 细胞扩增显著增加。

这些改良方案为开发更高效低毒的治疗方式提供了更多的选择，为淋巴瘤的精准治疗开启了新的思路。

在目前个体化治疗模式下，大多数霍奇金淋巴瘤能够被治愈，随着治疗远期并发症的降低，整体存活率有所改善。新的治疗方案、新的分子靶向调节治疗有可能显著改善 HL 预后及长期疗效，给更多 HL 患者带来希望。

3. NK/T 细胞淋巴瘤的经典治疗

NK/T 细胞淋巴瘤属于结外非霍奇金淋巴瘤的一种特殊的类型，占 NHL 的 5%～15%。由于该肿瘤常侵犯并破坏血管，1994 年欧美国家曾改良淋巴瘤分类将其命名为"血管中心性淋巴瘤"。1997 年 WHO 提出结外 NK/T 淋巴瘤的概念，2001 年将其作为一种独立的临床病理分型正式列入 WHO 关于恶性淋巴瘤的新分类。由于 NK/T 细胞淋巴瘤多原发于鼻腔，通常被称为鼻 NK/T 淋巴瘤，而原发于鼻以外的 NK/T 淋巴瘤则称为鼻型 NK/T 细胞淋巴瘤。约 80% 鼻 NK/T 细胞淋巴瘤来源于真正的 NK 细胞，10%～30% 来源于 NK 样 T 细胞。NK/T 细胞淋巴瘤在我国是 T 细胞淋巴瘤最常见的亚型，尚没有非常标准的治疗策略。目前 I 期基本上采用放疗为主的治疗策略，晚期主要靠化疗，蒽环类治疗 NK/T 细胞淋巴瘤效果不理想，主要采用门冬酰胺酶为基础的方案，对于化疗敏感的患者采用自体造血干细胞移植作为巩固治疗可以使一部分患者获益。

　　肿瘤细胞在表达 NK 细胞相关标志 CD56（＋）的同时，又表达某些 T 细胞相关抗原 CD2（＋）、CD45RO、胞质 CD3（＋），但不表达 CD3、CD4、CD5、CD20、CD57、CD16。肿瘤细胞还可表达细胞毒性标志，如 T 细胞限制性细胞内抗原（TIA-1）、颗粒酶 B、穿孔素、nm-23-HI 等。

　　结外 NK/T 细胞淋巴瘤有地域或种族易感性，在欧美国家少见，亚洲多见，尤其是以中国、日本多见，南美较为少见。在病因方面，与 EB 病毒感染相关，NK/T 细胞淋巴瘤患者病灶内可检测到 EB 病毒 DNA，EBV DNA 拷贝数在 NK/T 细胞淋巴瘤患者体内明显增高，并且随着治疗好转拷贝数可下降。EB 病毒是一种人的 DNA γ 疱疹病毒。潜伏膜蛋白 -1（LMP-1）是 EB 病毒编码的一种瘤蛋白，在细胞恶性转化过程的调控中起关键作用。EB 病毒在人淋巴瘤的发生中具有一定作用，其确切的机制目前仍未完全清楚。

　　在临床表现方面，NK/T 细胞淋巴瘤好发于中年男性，中位年龄 45 岁。鼻 NK/T 细胞淋巴瘤主要表现为鼻或面部中线的进行破坏性病变。早期最常见症状为局部肿胀、鼻塞、鼻出血、局部糜烂坏死、溃疡形成；晚期可出现上腭、鼻中隔穿孔伴恶臭，肉芽样新生物形成伴坏死、出血；少数患者有头痛、眼球突出、发热，肿瘤常浸润至周围组织导致严重坏死、继发感染，最终多因大出血、衰竭、噬血细胞综合征而死亡。而鼻型 NK/T 细胞淋巴瘤主要累及淋巴结外其他部位，包括皮肤、软组织、睾丸、上呼吸道和胃肠道、中枢神经系统及脾脏等器官和组织，很少累及淋巴结。鼻型 NK/T 细胞淋巴瘤极易在原位和淋巴结其他部位复发，主要并发症为噬血细胞综合征，表现为高热、肝功能损害、全血细胞减少，凝血功能障碍等。

NK/T 细胞淋巴瘤病理诊断标准：①病理形态特点：正常鼻黏膜或肠道黏膜或皮肤破坏。多数病理结果显示浸润的细胞中等大小、核不规则，易见血管浸润，常见坏死和核碎片。②免疫表型：CD3 多克隆（＋）、CD20（－）、CD5（－）、Granzyme B（或 TIA-1、穿孔素）（＋）、CD56（＋）（80% 左右病例＋）、Ki-67 多数病例细胞大于 50%。③ EBER 原位杂交：20% ～ 90% 细胞阳性。

（1）经典治疗

NK/T 细胞淋巴瘤是一种侵袭性淋巴瘤，预后不良。67% ～ 80% 的患者诊断时为临床Ⅰ、Ⅱ期，肿瘤常局限于鼻腔或直接侵犯邻近结构和组织，较少有区域淋巴结或远处转移。虽然鼻型 NK/T 细胞淋巴瘤对化疗不敏感，但部分患者可通过化疗得到暂时缓解，后期极易复发；放疗主要适用于早期患者。早期患者可通过放疗或放疗结合化疗进行治疗，但其生存率仅为 30% ～ 40%。Ⅲ、Ⅳ期 NK/T 细胞淋巴瘤病程进展快，预后极差，患者 5 年 OS 为 7% ～ 31%。总的来说，无论化疗和（或）

放疗近期疗效及远期生存均较差，预后不佳。目前国内外治疗 NK/T 细胞淋巴瘤的研究显示，放疗加含门冬酰胺酶（L-ASP）的联合化疗、PD-1 抑制剂及自体造血干细胞移植下超大剂量化疗，可能是鼻型 NK/T 细胞淋巴瘤新的治疗选择。

①放疗

鼻型 NK/T 细胞淋巴瘤对放疗比较敏感，早期及化疗不敏感的患者应尽快选择放疗，若病灶局限，有治愈希望。Ⅰ～Ⅱ期患者主要采用单纯放疗，常常覆盖鼻腔、鼻旁窦，照射总量 40～50 Gy。有颈部淋巴结侵犯则加颈区照射。目前尽管早期鼻型 NK/T 细胞淋巴瘤患者可采用单纯放疗，但单独放疗远期复发率仍较高，需探讨以放疗为主的综合治疗的价值。Li 等报道，105 例早期鼻型 NK/T 细胞淋巴瘤患者，其中 83 例为Ⅰ E 期，22 例为Ⅱ E 期，除 3 例患者为单纯化疗外，31 例单纯接受放疗，34 例接受放疗后化疗，37 例接受化疗后放疗。全组患者的 5 年 OS 和 PFS 分别为 71% 和 59%。Ⅰ E 期患者的 5 年 OS 和 PFS 分别为 78% 和 63%。Ⅱ E 期患者的 5 年 OS 和 PFS 分别为 46% 和 40%。在放疗和（或）化疗后，91 例（87%）患者获得 CR。初始治疗选择放疗比选择化疗有较好的 CR 率。65 例初治患者，首选放疗者 CR 为 83%（54/65），而 40 例首选化疗者 CR 为 20%。另外，有 102 例接受放疗加或不加化疗，单纯放疗与放化疗联合组比较，前者 5 年 OS 和 PFS 分别为 66% 和 61%，而后者分别为 76% 和 61%。因此，有学者认为对初治早期 NK/T 细胞淋巴瘤放疗疗效较好，放疗联合化疗并未改善患者总生存。

②化疗

单用 CHOP 方案治疗 NK/T 细胞淋巴瘤患者疗效欠佳。据 Yong 等报道，该方案治疗 46 例 NK/T 细胞淋巴瘤，CR 率仅为 28.3%。国内有报道用 CHOP 治疗 I E 和 II E NK/T 细胞淋巴瘤，CR 为 49.1%，然后行局部放疗。广州某医院收治 NK/T 细胞淋巴瘤 98 例，单纯化疗 35 例（37.6%），单纯放疗 2 例（22%），54 例（58%）为放、化疗联合，2 例未做任何治疗。其中 79 例采用 CHOP 作为一线化疗，CR 率为 38%。

另有研究比较了 CHOP 方案和 CHOP+CCNU/Me-CCNU 方案治疗鼻 NK/T 细胞淋巴瘤的疗效。57 例患者采用常规 CHOP 化疗 6 个疗程，其中 36 例化疗第 1 天加用 CCNU120 mg 或 Me-CCNU 100 mg，结果 2 年 PFS 分别为 44% 和 73%，但两组 OS 无差异。

Lee 等采用 IMEP（IFO+MTX+VP-16+Prednisone）方案一线治疗结外 NK/T 细胞淋巴瘤（鼻型），对早期化疗未达 CR 者或局部病灶化疗无效者加用放疗，结果 CR 达 79%，联合放疗后 CR 达 93%。但病灶侵犯较广的患者 CR 仅为 13%。Yong 等采用 L-ASP 为基础的化疗方案治疗 CHOP 失败的结外 NK/T 细胞淋巴瘤患者，该方案包括 L-ASP+DXM+VCR，OS 为 55.9%。

Nagafuji 等报道采用含 L-ASP 的方案治疗 1 例鼻型 NK/T 细

胞淋巴瘤的自体造血干细胞移植后复发患者，治疗后病情持续缓解达 18 个月。

研究者采用 IFO+MTX+DXM+L-ASP+VP-16 等药物的联合化疗，共治疗 7 例复发或难治 NK/T 细胞淋巴瘤，所有患者都有不同程度的肿瘤缩小，但普遍维持时间短，肝不良反应较明显。

迄今为止，含蒽环类化疗方案疗效不够理想。含 L-ASP 等药物联合化疗的相对效果较佳，广州中山医院报道的 P-Gemox 方案（培门冬酶＋吉西他滨＋奥沙利铂）治疗 NK/T 细胞淋巴瘤获得较好疗效，较之既往的化疗方案明显提高了缓解率和生存期，已被 NCCN 指南收录。

③造血干细胞移植

造血干细胞移植治疗 NK/T 细胞淋巴瘤仍然处于探索阶段。由于结外 NK/T 细胞淋巴瘤发病时骨髓侵犯较少，适合自体造血干细胞移植，受到人们的关注。采用 ASCT 治疗 18 例早期 NK/T 细胞淋巴瘤，包括 CR1、CR2 复发和难治性患者，结果 9 例死于移植后复发，2 例死于黏膜炎和感染中毒症，造血干细胞移植似乎并不改善早期 NK/T 细胞淋巴瘤患者的远期生存。Kim 等采用同样的方法治疗 16 例 NK/T 细胞淋巴瘤，并与 246 例未经移植的患者比较，结果发现移植组与非移植组预计 2 年 OS 并无明显差异，分层分析提示 CR 者移植后预计 2 年 OS 较 PR/SD 的患者好，Ⅲ～Ⅳ期患者移植后的预计 2 年 OS 较非移植者好。Liang 等则认为高剂量化疗和 ASCT 是 NK/T 细胞淋巴瘤常规化放疗失败后一种有效的治疗方法。目前有关异基因移植治疗 NK/T 细胞淋巴瘤的资料很少，与 ASCT 相比，其优势在于移植物抗肿瘤效应。在一项回顾性分析研究中，28 例 NK/T 淋巴瘤中有 22 例接受异基因干细胞移植，12 例化疗敏感，16 例不敏感。2 ～ 4 度急性 GVHD 和慢性 GVHD 分别为 12 例和 8 例。8 例患者死于疾病进展，3 例死于感染，2 例死于急性 GVHD，1 例死于肿瘤的恶化，2 年 PFS 和 OS 分别为 34% 和 40%。

（2）治疗进展

NK/T 细胞淋巴瘤具有某些特定表达的分子标志物，未来可能设计出针对这些分子标志物的抗体，为 NK/T 细胞淋巴瘤的治疗提供新的选择，如 CD52 抗原在淋巴细胞和单核细胞高表达，在 47% 的 NK/T 细胞淋巴瘤中显示出有效性。

总之，NK/T 细胞淋巴瘤迄今仍未有标准的治疗方法，对于早期鼻 NK/T 细胞淋巴瘤，局部放疗效果较好，为目前最常用的治疗方法。造血干细胞移植对化疗敏感的晚期或复发患者可能有一定的好处，而靶向治疗和其他治疗仍在探索之中，临床需寻找提高鼻型 NK/T 细胞淋巴瘤疗效的治疗方案，我国广州利用全基因组数据回顾性报道 11 例复发 / 难治性 NK/T 细胞淋巴瘤患者使用抗 PD-1 抗体的基因组突变情况，证明抗 PD-1 抗体的应用有一定的疗效。

　　CD38 表达阳性的 NK/T 细胞淋巴瘤患者往往预后较差，但是 NK/T 细胞淋巴瘤的 CD38 表达水平与治疗疗效没有太大关系，对于这部分患者，PD-1 抑制剂等其他单抗单药治疗的效果并不理想，达雷妥尤单抗（DARA）可作为一种新的尝试。目前亚洲多中心研究结果显示，在 32 例标准治疗无效的复发难治性 NK/T 细胞淋巴瘤患者中，DARA 单药治疗的有效率约为 25%，尚无患者达到完全缓解，部分患者实现肿瘤缩小和 EBV 载量降低。不良反应与治疗多发性骨髓瘤相似，没有患者因不良反应而终止治疗。

参考文献

1. 李诗敏，朱雄增 . 结外鼻型 NK/T 细胞淋巴瘤的研究进展 . 中国癌症杂志，2006，16（12）：1079-1082.

2. FALCÃO R P, RIZZATTI E G, SAGGIORO F P, et al. Flow cytometry characterization of leukemic phase of nasal NK/T-cell lymphoma in tumor biopsies and peripheral blood. Haematologica, 2007, 92（2）：e24-e25.

3. LI Y X, YAO B, JIN J, et al. Radiotherapy as primary treatment for stage IE and II E nasal natural killer/T-cell lymphoma. J Clin Oncol, 2006, 24（1）：181-189.

4. YONG W, ZHENG W, ZHU J, et al. Midline NK/T-cell lymphoma nasal-type：treatment outcome, the effect of L-asparaginase based regimen, and prognostic

factors. Hematol Oncol，2006，24（1）：28-32.

5. 潘战和，黄慧强，林旭滨，等 . 鼻型 NK/T 细胞非霍奇金淋巴瘤预后因素探讨（附 93 例长期随访结果分析）. 癌症，2005，24（12）：1493-1497.

6. GUO Y，L U J J，MA X J，et al. Combined chemoradiation for the management of nasal natural killer（NK）/T-cell lymphoma：elucidating the significance of systemic chemotherapy. Oral Oncol，2008，44（1）：23-30.

7. LEE K W，YUN T，KIM D W，et al. First-line ifosfamide，methotrexate，etoposide and prednisolone chemotherapy +/- radiotherapy is active in stage Ⅰ / Ⅱ extranodal NK/T-cell lymphoma. Leuk Lymphoma，2006，47（7）：1274-1282.

8. WANG B Y，LU J J，MA X J，et al. Combined chemotherapy and external beam radiation for stage Ⅰ E and Ⅱ E natural killer T-cell lymphoma of nasal cavity. Leuk Lymphoma，2007，48（2）：396-402.

9. CHANG S T，L U C L，CHUANG S S. CD52 expression in non-mycotic T- and NK/T-cell lymphomas. Leuk Lymphoma，2007，48（1）：117-121.

4. 慢性淋巴细胞白血病 / 小 B 细胞淋巴瘤经典治疗

慢性淋巴细胞白血病（CLL）简称慢淋，为一种起病缓慢的淋巴细胞克隆性增殖的肿瘤性疾病，淋巴细胞在骨髓、淋巴结、血液、脾脏、肝脏及其他器官聚集。95% 以上的 CLL 为 B 细胞的克隆性增殖（即 B-CLL），仅有不到 5% 为 T 细胞表型（即 T-CLL）。本病在我国少见，仅占白血病的 3.4%。小 B 细胞淋巴瘤（SLL）和慢性淋巴细胞白血病都属于小淋巴细胞疾病，由于两者都为发生于淋巴造血组织的、克隆性持续增生的成熟小淋巴细胞肿瘤，从细胞形态学、免疫表型和细胞遗传学方面难以区分，故1998年世界卫生组织的分类将这两者列在一起，其治疗的具体方法如下。

（1）单一药物化疗

苯丁酸氮芥（CLB、瘤可宁、瘤可然）多年来一直为治疗CLL/SLL的首选药物，总有效率可达89%，多为部分缓解（PR），CR < 20%。环磷酰胺也是一种治疗CLL/SLL的常用的化疗药物，用量为1 ~ 2 mg/kg，单一烷化剂治疗总有效率为50% ~ 60%，完全缓解率约为10%。

现在临床上更常用的药物是嘌呤类药物，如氟达拉滨（FDR）、2-氯脱氧腺苷（2-CdA）和2-脱氧可福霉素（DCF）等，都可以单独应用于CLL/SLL的治疗。嘌呤类药物一般和环磷酰胺或者其他药物联合使用，可提高疗效。此外，氟达拉滨是目前治疗CLL最有效的单一治疗药物，常用剂量为每日25 mg/m^2，静脉滴注，第1 ~ 第5天用药，每28天为1疗程，通常应用疗程为4 ~ 6个，结果优于苯丁酸氮芥、环磷酰胺等，CR为20% ~ 40%，OR为79% ~ 80%。

（2）联合化疗

目前经典的治疗方案是氟达拉滨为主的化疗方案：① FC方

案：氟达拉滨 + 环磷酰胺。②FMD 方案：氟达拉滨 + 米托蒽醌 + 地塞米松。③FMC 方案：氟达拉滨 + 米托蒽醌 + 环磷酰胺。其中，FC 方案是 NCCN 推荐的一线治疗 SLL/CLL 的方案，近年来国内也应用含氟达拉滨的方案治疗低度恶性淋巴瘤，包括 SLL/CLL。④BR 方案：苯达莫司汀 + 利妥昔单抗。

（3）免疫治疗

近几年 B 细胞表面抗原特异性抗体越来越多，如抗 CD20（利妥昔单抗）、抗 CD52（CAM）、抗 CD22、抗 CD23、抗 CD5（T101）、抗 HLA-DR 等。前 2 种已广为应用，多与其他药物联用。

利妥昔单抗作为单一药物治疗初治 CLL 患者，OR 为 58% ～ 83%，CR 为 9% ～ 17%。而联合化学免疫治疗达到了更好的疗效。

根据相关文献报道应用 FCR 联合方案（氟达拉滨 25 mg/m²，第 1 ～第 3 天；环磷酰胺 250 mg/m²，第 1 ～第 3 天；利妥昔单抗 375 mg/m²，第 1 天；28 天为 1 个疗程，共 6 个疗程，利妥昔单抗剂量自第 2 个疗程起增为 500 mg/m²），治疗 CLL 的 OR 为 73% ～ 95%，CR 为 45% ～ 70%。此外，阿仑单抗能识别 CD52 抗原，是靶向 CD52 的人源化单抗，而肿瘤性和正常 T 及 B 淋巴细胞、单核细胞和巨噬细胞均表达抗原 CD 52。美国已批准阿仑单抗用于氟达拉滨治疗后难治的 B-CLL。

（4）BTK 抑制剂

新一代 BTK 抑制剂如伊布替尼或泽布替尼在 NCCN 指南中

均有推荐，尤其是在高危及难治 CLL 中可作为首选的治疗药物，获得了较好疗效，已广泛被应用于临床。

（5）展望

目前对于 CLL/SLL 初治患者一线化疗选择包括单一核苷类似物——氟达拉滨、烷化剂等，苯丁酸氮芥或环磷酰胺加或不加利妥昔单抗，以及氟达拉滨或烷化剂为主的联合化疗方案，如 FC 方案、FMD 方案、FMC 方案等，还有氟达拉滨、环磷酰胺和利妥昔单抗（FCR）联用的化学免疫治疗。一线化疗方案的选择取决于患者的个体状况，年龄也是影响化疗耐受性的重要因素。老年患者应采用不良反应较小的化疗方案，如单一苯丁酸氮芥加或不加利妥昔单抗化疗，避免过大的化疗毒性风险。年轻、具有不良预后因素的患者应采用积极的化疗方案，如氟达拉滨为主的联合化疗方案及 BR（苯达莫司汀为主的）化疗方案等。

BTK 是治疗 CLL 的一个非常具有吸引力的靶点，First-in-class 的药物 IB（伊布替尼）是一种靶向 BTK 的选择性 BTK 抑制剂，可以阻止 CLL 中许多重要的生存信号通路。尽管如此，BTK 结合位点发生突变后依然伴随抗药性的产生。此外，IB 还可以抑制 T 细胞受体相关的白细胞介素 2 诱导型激酶（ITK），限制抗体介导的细胞毒性，但有一定的毒副作用。临床数据显示停药后有些患者易发生疾病进展，如 Richter 综合征，这类患者的细胞多有 17p 染色体缺失或复杂的细胞核型等现象，他们的总体生存率较低，约为 3.1 个月。分子生物学结果揭示了患者停用 IB 后细胞发生的变化，同时也报道了细胞内 *BTK-C481S* 基因突变对 IB 的耐药性机理，这类不良事件（AEs）也提示人们治愈 CLL 的路还很漫长，需要有更进一步的突破。

伊布替尼为一个选择性的 BTK 抑制剂，用于治疗 CLL 和套细胞淋巴瘤，未来将开启中国 B 细胞淋巴瘤治疗的新纪元。但是指南提出：不是所有 CLL 都需要治疗，具备以下至少 1 项时开始治疗。①进行性骨髓衰竭的证据：表现为血红蛋白和（或）血小板进行性减少。②巨脾（如左肋缘下 > 6 cm）或进行性或有症状的脾肿大。③巨块型淋巴结肿大（如最长直径 > 10 cm）或进行性或有症状的淋巴结肿大。④进行性淋巴细胞增多，如 2 个月内淋巴细胞增多 > 50% 或淋巴细胞倍增时间（LDT）< 6 个月。⑤外周血淋巴细胞计数 > 200×10^9/L，或存在白细胞淤滞症状。⑥自身免疫性溶血性贫血（AIHA）和（或）免疫性血小板减少症（ITP）对皮质类固醇或其他标准治疗反应不佳。⑦至少存在下列一种疾病相关症状：a. 在前 6 个月内无明显原因的体重下降 ≥ 10%；b. 严重疲乏（如 ECOG 体能状态 ≥ 2 分；不能进行常规活动）；c. 无感染证据，体温 > 38.0 ℃，≥ 2 周；d. 无感染证据，夜间盗汗 > 1 个月。

维持治疗

一线治疗后维持：结合微小残留病（MRD）评估和分子遗

传学特征进行维持治疗，对于血液中 MRD $\geq 10^{-2}$ 或 MRD $< 10^{-2}$ 伴 *IGHV* 基因无突变状态或 *del*（*17p*）/*TP53* 基因突变的患者，可考虑使用来那度胺进行维持治疗。原来使用伊布替尼治疗者，继续伊布替尼治疗。

二线治疗后维持：取得 CR 或 PR 后，使用来那度胺进行维持治疗；原来使用伊布替尼治疗者，继续伊布替尼治疗。

5. 套细胞淋巴瘤的经典治疗

套细胞淋巴瘤是一种具有独特临床病理特征的 B 细胞非霍奇金淋巴瘤，是一种少见的亚型，约占 NHL 的 6%。MCL 具有特征性的染色体易位 t（11；14）（q13；q32），这种易位导致 *BCL-1* 基因连接到免疫球蛋白重链增强子区，引起细胞周期调节蛋白 D1（cyclinD1）表达失调，导致细胞增殖调控紊乱。MCL 多发于老年人，中位诊断年龄为 60 ～ 70 岁，其中男性占 75% ～ 80%，为一种全身性疾病，诊断时大多数已处于 Ⅲ / Ⅳ 期，结外侵犯非常常见，尤其是骨髓（> 65%）和胃肠道。MCL 是一类生物学上高度异质性的疾病，既像惰性淋巴瘤一样对常见的化疗药物耐药，又与侵袭性 NHL 一样具有侵袭性特征。目前为止，除了具有高治疗相关病死率（TRM）的异基因造血干细胞移植外，还没有真正能够治愈 MCL 的方法。

（1）MCL 规范化治疗现状

自从靶向治疗成为淋巴瘤的一线治疗方案后，在过去的 10 年中 MCL 的治疗取得了很大的进步，对于年轻患者，建议采用强力方案诱导，序贯大剂量化疗和自体造血干细胞移植进行巩固；对于老年患者则倾向于采用较为缓和的联合方案。

①年轻、体能状况好的患者的一线治疗

鉴于 MCL 是一类侵袭性淋巴瘤，HDT/CHOP 方案无疑是初诊 MCL 的标准治疗方案。Gibson 等总结 MCL 多种治疗方案，其中 CHOP 的总有效率为 75% 左右，完全缓解率为 20% ~ 70%，中位无病生存 10 ~ 16 个月，中位生存时间 3 年。由于 CHOP 方案不良反应小，耐受性好，大多数学者建议 CHOP 作为初治的 MCL 的标准治疗方案。尽管该方案有较高的反应率，但无论是强化诱导或第一次缓解后采用大剂量化疗加自体造血干细胞移植，平均反应持续的时间只有 1.5 年，大多数患者不可避免地出现复发。

CD20 单抗的联合使用可以提高 MCL 的疗效。研究显示，对于初诊患者 R-CHOP 的 ORR 为 96%，中位 PFS 为 16 个月。但是，亚组分析显示得到分子缓解的患者的无进展生存与未达分子缓解的患者相似。德国低度恶性淋巴瘤工作组进行的一项随机研究结果，中位随访 65 个月，与 CHOP 方案比较，R-CHOP 具有显著优越的 ORR（94% *vs.*75%）、CR（34% *vs.*7%）、反应持续时间（29 个月 *vs.*18 个月）、治疗失效时间（TTF）（中位 28 个月 *vs.*14 个月）。但是总体生存差异并无统计学意义（5 年 OS：59% *vs.*46%）。

近几年联合大剂量阿糖胞苷的诱导方案显示出较长的 PFS（3 年为 60% ～ 90%），R-Hyper CVAD 与利妥昔单抗 + 大剂量甲氨蝶呤和阿糖胞苷交替应用、R-DHAP 方案等提示其在诱导治疗中起重要作用。而高强度的 R-Hyper CVAD/MA 方案通常用于一般情况较好的 MCL 患者，包括 97 例 ECOG 评分为 0 分及 1 分的患者的 Ⅱ 期临床研究结果显示，R-Hyper CVAD/MA 方案的客观反应率为 97%（CR/CRu 为 87%）。经过 10 年随访，中位 TTF 为 4.6 年，中位 OS 尚未达到。8 年 TTF 和 OS 在年龄 ≤ 65 岁的患者中（46% 和 68%）明显高于老年患者（16% 和 33%）。因此，对于年轻及体能状况好的初治 MCL 患者，包括 R-Hyper CVAD 联合大剂量阿糖胞苷的方案疗效较为肯定，R-CHOP 方案也可作为临床选择。

②老年患者的治疗

根据美国国家癌症研究所的数据，MCL 的中位发病年龄为 68 岁，而且年龄在逐年增大，故老年 MCL 患者的治疗是亟待解决的现实问题。因为年龄相关的药物耐受性下降和并发症增多，老年 MCL 患者的治疗选择较年轻人少。考虑到治疗相关并发症，低危老年患者可在疾病的 Ⅰ / Ⅱ 期仅予以观察，单中心研究显示这种延迟治疗并不影响总生存，尤其是对于那些肿瘤负荷低、Ki-67 低和无症状的老年患者。对于需要治疗的患者，R-CHOP 方案仍是目前的标准方案。但欧洲 MCL 工作组随机研究了 560 例年龄超过 60 岁（中位 70 岁）的老年患者，分别接受 8 周期 R-CHOP 或 6 周期 R-FC 方案，R-FC 的中位 OS 占优势，二者毒性相似，提示 R-FC 方案更适合老年患者。对初始治疗有反应的患者再随机分为利妥昔单抗和干扰素 α（IFN-α）维持。相对于 IFN-α，利妥昔单抗维持组的 4 年缓解率为 57%，是前者的 2 倍。这个结果显示在对 R-CHOP/R-FC 方案治疗有反应后，延长利妥昔单抗维持治疗具有显著优势。

近年来研究表明，烷化剂家族新成员苯达莫司汀联合利妥昔单抗（BR 方案）治疗复发 MCL 有效。在对老年患者的研究中，惰性淋巴瘤工作组（STiL）随机对照研究了苯达莫司汀＋利妥昔单抗和 R-CHOP 治疗包括 93 例年龄大于 70 岁的 NHL。BR 与 R-CHOP 比较，明显延长了 PFS，且毒性较小。Bright 研究的初步报告也显示 BR 在 CR 上不劣于 R-CVP 和 R-CHOP。基于上述研究数据，BR 方案成为老年 MCL，尤其是对阿霉素有心脏毒性的患者的治疗选择。在美国，BR 和其他方案诱导的随机对照研究正在进行，对于年龄≥60 岁的患者在诱导方案中增加了硼替佐米，维持治疗使用利妥昔单抗 ± 来那度胺，研究结果值得期待。

（2）复发 / 难治 MCL 患者的治疗策略

除了 all0-HSCT，目前对于复发 / 难治 MCL 患者尚没有可治愈的方案，但是如下新药的治疗取得较好疗效。

伊布替尼为目前治疗 MCL 最有前景的药物，该药为 BTK 抑制剂，对 BTK 的抑制作用有高度选择性和有效性，同时还可快速下调 *SOX11* 及 *MCL1* 基因表达，导致 MCL 细胞凋亡，2013 年被 FDA 批准用于 MCL 的治疗。BTK 主要作用于 B 细胞，在 B 细胞受体信号转导中发挥着重要作用。当 BTK 活化后，能使 B 细胞增殖与分化的转录因子获得活性，对 B 细胞生长发育有着重要影响。BTK 也参与细胞迁移及黏附受体信号的转导。

一组 42 例老年患者（≥ 65 岁）接受伊布替尼 + 利妥昔单抗（IR）治疗：每日口服伊布替尼 560 mg，持续 28 天（1 个周期），直至疾病进展或因任何原因导致的停药；在第 1、第 8、第 15 天和第 22 ± 1 天静脉输注固定剂量的利妥昔单抗 375 mg/m^2，结果 IR 在复发 / 难治套细胞淋巴瘤患者中的有效率高，安全性好。近期上市的泽布替尼也在 MCL 治疗中被广泛应用。

硼替佐米是一种蛋白酶体抑制剂，其主要作用为影响细胞周期过程，干扰瘤细胞的微环境和促进瘤细胞凋亡。硼替佐米抑制蛋白酶体后能减少 cyclinD、cyclinE、cyclinA 表达，阻断细胞周期正常程序，使细胞周期停滞在 G1 期，细胞生长受限。

mTOR 是丝氨酸 / 苏氨酸激酶，具有控制蛋白合成、细胞周期进程和细胞生长的作用。在 MCL 发病机制中，cyclinD1 是一种与肿瘤有直接关系的细胞周期蛋白。mTOR 可使 cyclinD1 过度表达，使细胞周期 G1 期缩短，导致细胞增殖过度。mTOR 抑制剂可阻断 mTOR 活性，抑制信号转导，下调 cyclinD1，使肿瘤细胞停滞在 G1 期，阻止瘤细胞生长，使肿瘤体积缩小。

来那度胺是沙利度胺的衍生物，为靶向肿瘤微环境的小分子抑制物。单药来那度胺治疗复发难治 MCL 的 ORR 为 28% ～ 53%，中位 PFS ＜ 6 个月。但来那度胺联合利妥昔单抗（R^2 方案）治疗复发难治 MCL 的 ORR 为 57%，中位 PFS 为 11.1 个月，这一组合的疗效甚至比一线治疗方案还好。

因此，MCL 的治疗目标也是对疾病的长期控制，建立疗效和毒性之间的平衡以改善患者的生活质量。

（3）HSCT

与针对弥漫大 B 细胞淋巴瘤的治疗一样，自体造血干细胞移植（ASCT）最初应用于不能达到 CR 或后期复发的 MCL 患者。最早的一项研究报道了 40 例接受 ASCT 的 MCL 患者，大部分患者在移植前未达到 CR。2 年的无事件生存率（EFS）为 35%，2 年 OS 为 65%。移植前接受过 3 种方案治疗为最主要的预后不良因素。Fenske 等评价了 151 例复发 MCL 接受 ASCT 的疗效，移植后 5 年累计进展率为 50%，OS 为 40%。由于常规移植方案对复发 MCL 的疗效尚待提高，学者们也在不断探索新的药物和方案联合应用，并取得了初步的疗效。Gopal 等报道 16 例复发 MCL 接受联合大剂量环磷酰胺＋足叶乙甙方案治疗，移植后 3 年 OS 为 93%，PFS 为 61%。由于 MCL 对放疗敏感，这种方案可能是 ASCT 后复发的患者的较好选择。综上所述，大剂量化疗加 ASCT 是年轻患者经诱导达完全缓解后，一线巩固治疗的选择之一。但移植后复发仍是 ASCT 所面临的最大挑战。即使是使用目前最强的 R-Hyper CVAD/MA 序贯大剂量化疗和 ASCT，仍有患者 5 年后晚期复发。因此，探索新的方案组合如使用更有效的诱导药物，优化移植方案，移植后进行适当的维持治疗将是移植学家探索的重要课题。

尽管对于特定的 MCL 患者可以通过 ASCT 延长 PFS，但仍无法治愈该疾病。异基因造血干细胞移植（allo-HSCT）由于具有移植物抗淋巴瘤效应（GVL），可以使部分患者长期生存甚至达到治愈。

（4）展望

MCL 是一组生物学及临床特征高度异质性的恶性肿瘤，同时具有惰性和高侵袭性的特征。对于 MCL 尤其是占患者多数的老年患者的治疗仍是血液肿瘤工作者所面对的巨大挑战。近 10 年 MCL 的治疗水平取得了很大的提高，反映在中位生存时间从之前的 2.7 年延长到目前的 4.8 年。生存的改善除了靶向治疗药物（如利妥昔单抗）应用于一线方案、对于年轻患者使用更高剂量的化疗联合 ASCT 进行巩固、对老年患者使用减毒的化疗方案（如利妥昔单抗 / 苯达莫司汀）及伊布替尼外，新药的不断涌现为治愈该疾病带来了希望。研究者将这些新的靶向药物用于控制肿瘤的发生、发展，从而形成了新的治疗理念。现在的研究热点是几个靶向药物相互联合治疗 MCL，甚至不用化疗药物而以免疫治疗为主，非化疗时代相信会有良好的应用前景。进一步探索 MCL 的异质性，对患者采取更个体化的治疗，以及新的靶向药物与传统化疗方案相结合，并逐渐在临床推广，将会进一步提高 MCL 的治疗效果，增加治愈率。

参考文献

1. CORTELAZZO S，PONZONI M，FERRERI A J M，et al. Mantle cell lympyoma. Crit Rev Oncol Hematol，2012，82（1）：78-101.

2. EVENS A M，WINTER J N，HOU N，et al. A phase II clinical trial of intensive chemotherapy followed by consolidative stem cell transplant：long-term follow-up in newly diagnosed mantle cell lymphoma. Br J Haematol，2008，140（4）：385-393.

3. ROMAGUERA J E，FAYAD L E，FENG L，et al. Ten-year follow-up after intense chemoimmunotherapy with Rituximab-HyperCVAD alternating with Rituximab-high dose methotrexate/cytarabine （R-MA） and without stem cell transplantation in patients with untreated aggressive mantle cell lymphoma. Br J Haematol，2010，150（2）：200-208.

4. CHANDRAN R，GARDINER S K，SIMON M，et al. Survival trends in mantle cell lymphoma in the United States over 16 years 1992-2007. Leuk Lymphoma，2012，53（8）：1488-1493.

5. KLUIN-NELEMANS J，HOSTER E，HERMINE O，et al. R-CHOP versus R-FC followed by maintenance with rituximab versus interferon-Alfa：Outcome of the first randomized trial for elderly patients with mantle cell lymphoma. Blood，2011，118（21）：439.

6. 造血干细胞移植在淋巴瘤治疗中的应用

造血干细胞移植（HSCT）是恶性血液病的一种很好的治疗方法，为一部分患者提供了治愈的可能。

造血干细胞移植是患者接受超大剂量放疗、化疗，通常是致死剂量的放化疗，有时联合其他的免疫抑制药物以清除体内的肿瘤细胞、异常克隆细胞，然后再回输采自自身或其他人的造血干细胞，重建正常造血和免疫功能的一种治疗手段。

造血干细胞移植主要有二类，自体造血干细胞移植和异基因造血干细胞移植，其中异基因造血干细胞移植又按照供者与患者有没有血缘关系可以分为血缘关系供者造血干细胞移植和无血缘关系供者造血干细胞移植，也就是无关移植。按照移植物的种类分为外周血造血干细胞移植、骨髓移植和脐带血造血干细胞移植。而淋巴瘤的治疗也离不开造血干细胞移植，尤其是自体造血干细胞移植在淋巴瘤的治疗中占有重要地位。

　　恶性淋巴瘤是原发于淋巴结或淋巴结外组织或器官的恶性肿瘤，根据临床和病理特点不同分为两大类，即霍奇金淋巴瘤和非霍奇金淋巴瘤。我国发病年龄高峰在 40 岁左右，其中 HL 所占的比例（仅约为 10%）低于欧美国家，NHL 中大多数为侵袭性淋巴瘤。淋巴瘤病理类型复杂，美国东部肿瘤协作组（ECOG）根据年龄、临床分期、结外浸润的部位多少、生存状态和血清乳酸脱氢酶（LDH）水平制定了国际预后指数（IPI），将侵袭性恶性淋巴瘤分为低危（0 ～ 1 分）、低中危（2 分）、高中危（3 分）和高危（4 ～ 5 分）等不同等级。虽然近年来随着化学治疗、放射治疗技术的进展，淋巴瘤的近期疗效和远期生存都有了明显提高，但对于高危和复发、难治淋巴瘤患者，其治疗情况仍不乐观。曾有学者比较了常规放化疗治疗低危和高危患者的缓解率和 5 年总生存率，低危患者 CR 率为 87%，5 年 OS 率 73%，而高危患者 CR 率仅 44%，5 年 OS 率仅 26%。因此，造血干细胞移植作为治疗淋巴瘤的又一有效手段，为常规治疗效果不佳的患者提供了新的治疗策略。1978 年 Appelbaum 等最先报道应用高剂量化疗（high dose therapy，HDT）联合自体骨髓移植治疗复发的 NHL，可以使患者获得较常规化疗更长的无病生存期，此后多项研究证明 HDT 联合 ASCT 对初发难治、复发、疾病进展的淋巴瘤患者的挽救治疗及高危淋巴瘤患者的巩固治疗具有优势，而

allo-HSCT 由于移植相关死亡率较高而不作为常规推荐方法，但对于具有合适供者的难治复发及有骨髓侵犯的淋巴瘤患者，其地位仍不容忽视。

（1）HSCT 在 HL 中的应用

尽管 HL 一线治疗的治愈率较高，但仍有一部分患者治疗无效或复发。目前进展期 HL 的标准治疗方案仍为 ABVD，挽救性化疗和 ASCT 是复发 HL 的标准治疗。已有大量临床研究对 HDT 联合 ASCT 与传统挽救方案治疗进行了广泛对比，其中以英国淋巴瘤观察组（BNLI）及德国 HL 研究组（GHSG）联合欧洲血液和骨髓移植组（EBMT）进行的两组研究最为瞩目。BNLI 用常规剂量 BEAM（卡莫司汀、依托泊苷、阿糖胞苷、美法仑）方案与大剂量 BEAM 方案联合自体骨髓移植治疗难治性和复发 HL 患者，结果 3 年实际无事件生存在 HDT 组为 53%，常规剂量组为 10%。GHSG 和 EBMT 比较了 161 例复发 HL 患者随机接受标准剂量地塞米松（Dexa）-BEAM 和大剂量 BEAM-ASCT 治疗的疗效。结果显示，对于 117 例化疗敏感复发患者，BEAM-ASCT 组的 3 年和 7 年无治疗失败生存率（FFTF）均显著优于标准剂量 Dexa-BEAM 组（55% $vs.$34%，P=0.019；49% $vs.$32%，P=0.02），但 2 组患者的 3 年和 7 年 OS 率均无显著差异。对于入组前多次复发 24 例患者，2 组的 7 年 FFTF 无差异（27% $vs.$32%）。因此建议患者首次疾病复发时接受 ASCT 治疗。法国成人淋巴瘤协作组（GELA）H96 试验提示不良预后因素较多患者可选择 2 次移植。因此，ASCT 是复发、难治 HL 的标准治疗。

Majhail 等评估了 141 例 ASCT 的长期疗效，随访 5 年内无复发，并且 45 例长期生存者的毒性最低。但反复复发患者进行大剂量化疗时，如出现疾病进展，应考虑给予其他新药试验性治疗，因为这类患者不能从 ASCT 获益。ASCT 后复发 HL 患者接受清髓性 allo-HSCT（MAC-allo）的 TRM 率较高。减低剂量的 allo-HSCT（RIC-allo）安全性较高，但长期疾病控制结果不佳，移植后 2 年的无进展生存率为 25% ～ 30%，OS 率为 35% ～ 60%。EBMT 对 91 例接受过 allo-HSCT 的儿童及成人复发难治 HL 患者进行分析，其中 40 例为 MAC-allo，51 例为 RIC-allo，5 年的 OS 率为 45% 左右，两者无明显差别，但 RIC-allo 相比 MAC-allo 患者复发率更高，多为移植后 9 个月内发生，9 个月后 RIC-allo 组的 PFS 较 MAC-allo 组明显降低，因此，RIC-allo 在复发、难治 HL 中的作用需要进一步研究，需要更多大规模的前瞻性临床试验的验证。HL 移植的预后因素包括：①移植时肿瘤细胞对化疗敏感性；②有 B 组症状的对 OS 影响较大；③全身状况的 Karnofsky 评分 ≥ 70 分者预后好；④肿瘤块较大（直径 > 10 cm）、女性和 LDH 水平高都是预后不良的因素；⑤存在结外病变、组织类型为结节硬化型和初次缓解时间较短等；⑥移植前已经历多周期或多线的放化疗疗效差者。

（2）HSCT 在 NHL 的应用

NHL 根据其生物学行为和临床表现，可分为惰性、侵袭性和高度侵袭性三大类，HSCT 在这三者中的作用也各有特点。惰性淋巴瘤临床过程进展缓慢，中位生存时间 8～10 年，治疗选择很多，但常规化疗很难治愈，HSCT 可作为重要选择。ASCT 可以作为化疗缓解患者的巩固治疗，也可以作为复发和耐药患者的解救治疗，但是目前仍然没有证据表明 ASCT 可以治愈惰性淋巴瘤。GELF-86 和 GELF-94 临床研究结果显示，应用利妥昔单抗联合 ASCT 可明显改善惰性 NHL 疗效。Khouri 等对 47 例接受非清髓移植的难治性滤泡性淋巴瘤患者进行研究，5 年 OS 率及 PFS 率分别为 85% 和 83%。由于惰性 NHL 患者生存期长，因此，评价 HDT、ASCT 对此类患者生存期的影响显然需要长时间的随访结果。

迄今为止，allo-HSCT 仍然是可能治愈惰性淋巴瘤（滤泡淋巴瘤、慢性淋巴细胞白血病和小淋巴细胞淋巴瘤）的唯一手段，但是经典清髓移植的 TRM 率高。国际骨髓移植登记组收集了 297 例 1970—1998 年接受 allo-HSCT 的患者，发现结果很难比较，虽然相当一部分患者的复发率较 ASCT 低，但其 TRM 率高达 25%～30%，其 OS 较 ASCT 相比并无优势。最新美国 NCCN 指南建议对于滤泡淋巴瘤一线治疗后未缓解或病情进展者可以选择 ASCT，对于经过高度选择的患者可以进行 allo-HSCT。对于慢性淋巴细胞白血病一线治疗未缓解或疾病进展者则推荐 MAC-allo。一些惰性 NHL 最终可能会转化为侵袭性 NHL，预后不佳，虽然对于转化型 NHL 是否应行移植尚有争议，但已有研究表明，对于化疗敏感的转化型 NHL，HDT 和 ASCT 是可行的。

1995 年 Philip 等报道 HDT 和 ASCT 对于复发的侵袭性 NHL 患者的治疗价值得到了认可，215 例复发的弥漫性中度恶性 NHL 的前瞻性随机对比研究比较了常规化疗与 ASCT 组的疗效。109 例解救方案化疗达 CR 或接近 CR 的患者被随机分成两组，54 例接受常规化疗加放疗，55 例接受 HDT 加 ASCT，ASCT 组 5 年 DFS 率为 46%，常规治疗组仅 12%，5 年 OS 率分别为 53% 和 32%；8 年 DFS 率分别为 36% 和 11%，8 年 OS 率分别为 47% 和 27%。复发率在常规化疗组为 89%，ASCT 组为 56%，两组的不良反应相似，表明了 ASCT 的疗效优于常规的解救方案，提示 60 岁以下复发的 NHL 患者如果对化疗敏感，应选用 ASCT。而对于预后不良的侵袭性 NHL，HDT 和 ASCT 是否可作为其一线治疗，几个主要的随机对照多中心研究结果并不一致，可能与入组条件、移植前化疗方案及治疗强度、试验分组设计各不相同有关。意大利学者报道了早期 ASCT 作为进展性高危 NHL 一线治疗的多中心、随机对照研究结果，150 例高危进展性 NHL 患者，75 例用标准 MACOP-B（甲氨蝶呤和亚叶酸钙、多柔比星、环磷酰胺、长春新碱、泼尼松、博来霉素），75 例行短程 MACOP-B

（8周），然后进行 HDT 联合 ASCT，中位随访时间 24 个月，CR率分别为 68% 和 76%，认为对高危的初治 NHL，短时间化疗后行 HDT 联合 ASCT 并不比常规化疗的效果好。据德国的文献报道 312 例 NHL 随机分为 CHOPE（环磷酰胺、多柔比星、长春新碱、泼尼松、依托泊苷）组和 CHOPE 联合 ASCT 组，结果 2 组在总 CR 率（62.9% *vs.*69.9%）、3 年 OS 率（62% *vs.*63%）、EFS率（49% *vs.*59%，*P*=0.22）方面均无统计学差异，即使去除伯基特淋巴瘤（BL）、淋巴母细胞淋巴瘤（LBL），单纯统计中高危的患者，亦无明显差异。而 Milpied 等在 2004 年进行的Ⅲ期临床研究表明，在 207 例入组患者中，197 例参加了随机分组，其中99 例列入常规 CHOP 方案化疗组，98 例列入 HDT 联合 ASCT组，78% 的患者完成了治疗计划，在中位随访 4 年时，两组预计的 5 年 EFS 率在 HDT 联合 ASCT 组和常规化疗组分别为 55%和 37%，OS 率分别为 71% 和 56%，然而在 NHL 国际预后指数（IPI=2）的患者中，5 年的 OS 率在 ASCT 组显著高于化疗组，分别为 74% 和 44%，提示 HDT 联合 ASCT 对于中高危侵袭性淋巴瘤患者可作为一线治疗的选择。荷兰的 VanImhoff 等报道了多中心研究结果，147 例高度侵袭性的患者 80% 为弥漫大 B 细胞淋巴瘤，又将 77% Ⅳ期预后差的淋巴瘤患者分为两组，一组用HDT 1 个疗程 CHP（环磷酰胺 4 g/m^2，多柔比星 70 mg/m^2，泼尼松 100 mg，共 5d），1 个疗程 EMP[依托泊苷 2 g/m^2，米托蒽醌

30 mg/m², 泼尼松 100 mg，共 5d]，其后行 BEAM 联合 ASCT。另一组在大剂量序贯治疗前加用 3 个疗程强化的 CHOP[环磷酰胺 1 g/m²，多柔比星 70 mg/m²，长春新碱 2 mg，泼尼松 100 mg，共 5d，每 2 周重复]。结果移植前 CR 率分别为 14% 和 28%。4 年 OS 率分别为 21% *vs.* 50%；EFS 率为 15% *vs.* 49%；DFS 率为 34% *vs.* 74%。说明移植前给予足量、足疗程的化疗减低肿瘤负荷，对获得较好的治疗结果至关重要。

高度侵袭性淋巴瘤在修正的欧美淋巴瘤分类（REAL）/WHO 分类标准中包括淋巴母细胞淋巴瘤、伯基特淋巴瘤和伯基特样淋巴瘤，对于此类患者，由于发病率较低，临床研究相对较少，且样本量少，治疗结论尚不明确。欧洲血液和骨髓移植组应用 HDT 联合 ASCT 治疗 214 例 LBL 患者，其中作为一线巩固治疗患者的 6 年 OS 率为 63%，而治疗复发患者 6 年 OS 率仅为 15%，提示 HDT 联合 ASCT 对于复发 LBL 的疗效并不理想。该研究组又报道了一项有关 HDT 和 ASCT 作为一线巩固治疗 LBL 的随机对照研究结果，在入组的 119 例成人 LBL 中，65 例达 CR 或 PR 的患者随机分成 2 组，31 例入 HDT 联合 ASCT 组，34 例入常规 2 年维持强化组，在中位随访 37 个月时，3 年 EFS 率和 OS 率在 HDT 联合 ASCT 组为 55% 和 56%，而维持治疗组为 24% 和 45%，2 组 EFS 率比较 *P* 值为 0.065，虽然在统计学上未显示出显著差异，但 HDT 联合 ASCT 若可替代 2 年的维持强化治疗，也可减少患者的治疗时间。而移植在具有快速增殖特点的伯基特淋巴瘤中的应用由于研究数及病例数太少，未能得出明确结论。

allo-HSCT 与 ASCT 相比，具有二点优势：一是避免回输的造血干细胞被肿瘤污染；二是移植物抗宿主效应能清除宿主体内残存的瘤细胞，故较 ASCT 相比，MAC-allo 具有缓解率高和复发率低的特点。Bethge 等使用钇（^{90}Y）标记的 CD20 单抗联合 RIC-allo 治疗 50 例进展期 NHL 患者，2 年 OS 率为 51%。非MAC-allo 可以降低化疗的毒性反应，有效植入的造血干细胞可产生移植物抗宿主反应，其应用尚在研究阶段，可能成为淋巴瘤治疗中具有前景的治疗手段。

（3）淋巴瘤自体造血干细胞移植的预处理进展

对于 HL 和 NHL 自体移植的预处理方案，常用的有 BEAM方案和以全身放疗（TBI）为基础的方案，两者在毒性反应和疗效方面没有明显的差别，对于复发风险不高，特别是 B 细胞性淋巴瘤、年轻的患者一般不采用 TBI。对于复发风险高、T 细胞淋巴瘤及晚期病例应考虑采用 TBI，以克服耐药。TBI 常联合其他的化疗药物，如 Cy、Bu、美法仑，常用的组合为 TBI/Cy、TBI/Cy/E 等。不含 TBI 的单纯化疗方案可分为以大剂量 BCNU（卡莫司汀）为基础的预处理方案和以 Bu 为基础的方案。BCNU 常联合 VP-16、Ara-C、Cy、Bu 等组成 BEAM、CBV、BEAC 等预处理方案，其中以 BEAM、CBV 方案最为常用。BEAM 预处理方案的 ASCT 治疗复发难治性淋巴瘤的 5 年 OS 为 41% ～ 74%，5 年 PFS 为 35% ～ 50%。

放射性核素标记的单抗可作为单药或联合化疗，组成新的预处理方案，目前尚在进一步研究应用中。

NHL 移植后的预后因素最重要的是发病时对化疗药物的敏感性，在最初的序贯化疗中均未达到 CR 的患者预后最差，移植后的生存时间通常不超过 1 年。另一个重要的因素是移植前的治疗强度，移植前已经历多周期或多疗程的放化疗者疗效较差，故应在复发前尽早移植。低度恶性的 NHL 有组织学转化者疗效也较差。其他因素还包括移植时的 LDH 水平、全身状况、病理分型和病灶大小等。对有巨大肿块者，移植前通常要行放化疗或手术降低肿瘤负荷，并在移植后巩固治疗。

总之，HSCT 在淋巴瘤综合治疗中已确立其重要的地位，HDT 联合 ASCT 是治疗原发耐药和化疗敏感复发的淋巴瘤的重要手段，与常规剂量化疗相比可显著提高患者的 DFS 率和 OS 率。对于具有不良预后因素的初治淋巴瘤患者，造血干细胞移植可延长患者的 DFS。MAC-allo 缓解率高、复发率低，但因其 TRM 率在 OS 上与 ASCT 相当，非 MAC-allo 具有一定的应用前景。未来将面临的问题还有很多，如移植最佳时机的选择、最佳的动员和预处理方案、化疗药物剂量、并发症的预防、微小病灶的体外净化等，需要继续深入研究，使 HSCT 在淋巴瘤综合治疗中发挥更大的作用。

参考文献

1. 石远凯. 恶性淋巴瘤的造血干细胞移植. 白血病，2000，9（5）：262-266.

2. RODRÍGUEZ J，CONDE E，GUTIÉRREZ A，et al. The results of consolidation with autologous stem-cell transplantation in patients with peripheral T-cell lymphoma（PTCL）in first complete remission：the Spanish Lymphoma and Autologous Transplantation Group experience. Ann Oncol，2007，18（4）：652-657.

3. GOPAL A K，METCALFE T L，GOOLEY T A，et al. High-dose therapy and autologous stem cell transplantation for chemoresistant Hodgkin lymphoma：the seattle experience. Cancer，2008，113（6）：1344-1350.

4. SCHMITZ N，PFISTNER B，SEXTRO M，et al. Aggressive conventional chemotherapy compared with high-dose chemotherapy with autologous haemopoietic stem-cell transplantation for relapsed chemosensitive Hodgkin's disease：A randomized trial. Lancet，2002，359（9323）：2065-2071.

5. MAJHAIL N S，WEISDORF D J，DEFOR T E，et al. Long-term results of autologous stem cell transplantation for primary refractory or relapsed Hodgkin's lymphoma. Biol Blood Marrow Transplant，2006，12（10）：1065-1072.

6. ANDERLINI P, SALIBA R, ACHOLONU S, et al. Reduced-intensity allogeneic stem cell transplantation in relapsed and refractory Hodgkin's disease: Low transplant-related mortality and impact of intensity of conditioning regimen. Bone marrow transplantation, 2005, 35（10）: 943-951.

7. SUREDA A, ROBINSON S, CANALS C, et al. Reduced-intensity conditioning compared with conventional allogeneic stem-cell transplantation in relapsed or refractory Hodgkin's lymphoma: An analysis from the Lymphoma Working Party of the European Group for Blood and Marrow Transplantation. J Clin Oncol, 2008, 26（3）: 455-462.

8. CLAVIEZ A, CANALS C, DIERICKX D, et al. Allogeneic hematopoietic stem cell transplantation in children and adolescents with recurrent and refractory Hodgkin lymphoma: An analysis of the European Group for Blood and Marrow Transplantation. Blood, 2009, 114（10）: 2060-2067.

9. SEBBAN C, BRICE P, DELARUE R, et al. Impact of rituximab and/or high-dose therapy with autotransplant at time of relapse in patients with follicular lymphoma: A GELA study. J Clin Oncol, 2008, 26（21）: 3614-3620.

10. KHOUR I F, MCLAUGHLIN P, SALIBA R M, et al. Eight-year experience with allogeneic stem cell transplantation for relapsed follicular lymphoma after nonmye loablative conditioning with fludarabine, cyclophosphamide and rituximab. Blood, 2008, 111（12）: 5530-5536.

11. BETHGE W A，LANGE T，MEISNER C，et al. Radioimmunotherapy with yttrium-90-ibritumomab tiuxetan as part of a reduced- intensity conditioning regimen for allogeneic hematopoietic cell transplantation in patients with advanced non-Hodgkin lymphoma：results of a phase 2 study. Blood，2010，116（10）：1795-1802.

组学大数据认识淋巴瘤发病的分子机制

  目前淋巴瘤的诊断已经从临床表现－细胞形态－细胞遗传－细胞免疫－分子生物，进入到基因组学等多组学的诊疗。相应的血液肿瘤治疗，从一般的放化疗进入到个体化靶向精准治疗。

  基因组学是研究生物基因结构与生物基因功能的一门学科，基因组学是在遗传学的基础上发展起来的一门现代生物技术前沿科学，也是现代分子生物学和遗传工程技术所必要学科，是当今生物学研究领域最热门、最有生命力、发展最快的前沿科学之一。基因组学的主要任务是研究探索生物基因结构与功能，生物遗传和物理图谱构建，建立和发展生物信息技术，为生物遗传改良及遗传病的防治提供相关技术依据。基因组学的主要工具和方法包括：生物信息学、遗传分析、基因表达测量和基因功能鉴定。

  目前发现大量的基因异常改变如突变、甲基化、缺失、易位、重组等，可能导致淋巴瘤的发生，并有助于淋巴瘤的临床诊断、治疗和提示预后。认识这些基因的功能及其可能的临床意义，对于揭示淋巴瘤的发病机制、临床诊疗和预后具有重要意义。

淋巴瘤基因组学的主要任务是研究探索生物基因结构与功能，构建生物遗传和物理图谱，建立和发展生物信息技术，为生物遗传改良及遗传病的防治提供相关技术依据。

（1）与淋巴瘤发生有关的基因

① *CCL20*、*MAdCAM-1*、*CCR6* 基因：用 PCR 和免疫组织化学分析组织样本，包括十二指肠滤泡淋巴瘤（DFL）、胃黏膜相关淋巴组织（MALT）淋巴瘤和淋巴结滤泡淋巴瘤（NFL）差异表达基因的表达谱表明，淋巴瘤有共同的特点：*CCL20* 和 *MAdCAM-1* 在 DFL 和 MALT 淋巴瘤中上调，但在 NFL 中下调。双重免疫荧光显示，*CCL20* 和 *CCR6* 在 DFL 和 MALT 淋巴瘤中均表达，得出 *CCL20* 和 *MAdCAM-1* 的高表达和 *CCL20* 和 *CCR6* 的共同表达在十二指肠滤泡性淋巴瘤发生中起着重要作用。

② *PRF1* 基因：间变性大细胞淋巴瘤约占儿童非霍奇金淋巴瘤的 15%，据报道 27% 的人携带 *PRF1* 突变，后来扩大初步研究的样本到 84 例，用免疫组织化学检测石蜡包埋组织，发现 23 例有突变，21 例携带 10 种不同的 *PRF1* 突变，包括 20 例单等位基因突变和 1 例双等位基因突变，得出 *PRF1* 单等位基因突变在儿童间变性大细胞淋巴瘤患者中出现频率较高，可能是间变性大

细胞淋巴瘤的一个诱发因素。

③ *NOTCH1* 基因：有研究 RNA 干扰沉默 *NOTCH1* 基因对套细胞淋巴瘤 Jeko-1 细胞株的增殖、凋亡的影响，用转染、RT-PCR、Westernblot 法、MTT 和流式细胞术等技术发现 *NOTCH1* 基因 mRNA 和蛋白表达均明显下调，转染组增殖率明显低于 Negsh RNA 组和空白组，得出干扰沉默 *NOTCH1* 基因可抑制套细胞淋巴瘤 Jeko-1 细胞增殖，诱导细胞凋亡，提示 *NOTCH1* 基因可能参与套细胞淋巴瘤的发生。

④ *SOCS3* 基因：一种肿瘤抑制基因，已在不同类型的人类癌症中发现 *SOCS3* 基因甲基化和基因沉默。研究 *SOCS3* 基因缺失在套细胞淋巴瘤中的意义：用免疫组织化学、Westernblot 法和甲基化特异性 PCR 检测 *SOCS3* 蛋白表达和基因甲基化，发现 *SOCS3* 蛋白表达缺失，*SOCS3* 表达阴性的细胞系和肿瘤组织中始终发现 *SOCS3* 甲基化，*SOCS3* 阳性则未发现甲基化，SOCS3 的慢病毒转染入 *SOCS3* 阴性细胞株增加了其凋亡活动，提示 *SOCS3* 基因缺失可能与套细胞淋巴瘤的发生有关。Krishnadasan 等研究得出 *SOCS3* 过表达也是滤泡淋巴瘤患者的一个不良预后因素。

（2）与淋巴瘤诊断有关的基因

① *BCL-10* 基因：*BCL-10* 基因突变在黏膜相关淋巴组织眼附属器淋巴瘤（OAL）、非典型淋巴增生（ALH）和反应性淋巴

增生（RLH）中表达。应用免疫组化和免疫荧光检测 *BCL-10* 基因表达，结果发现 23 例 OAL 中 15 例检测到 *BCL-10* 基因表达，11 例中发现 *BCL-10* 新型突变，突变的分布规律与病理诊断一致，且比病理诊断更敏感，这些突变即使没有形态学的改变，也可以用来鉴定病变阶段和临床特点，而过表达还参与了高级别黏膜相关淋巴瘤的发生。

② *CDH1*、*LRP12* 基因：通过定性、定量甲基化分析 5 个淋巴瘤甲基化基因（*BMP7*、*BMPER*、*CDH1*、*DUSP4* 和 *LRP12*），结果发现 *LRP12* 和 *CDH1* 基因甲基化频率最高，这些基因启动子在各种对照样品及滤泡增生样本中未出现甲基化，显示了高特异性，因此，可作为监测 B 细胞淋巴瘤的表观遗传标记。

③ *EBI3* 基因：*EBI3* 基因在 BL 和 DLBCL 中差异表达，在接近 80% DLBCL 病例的 30% 以上肿瘤细胞中表达，与亚型无关，因此，*EBI3* 基因检测可有助于从 DLBCL 中区分出 BL。

④ *MALT1* 基因：一些淋巴瘤需要侵入性的诊断方法，如肺黏膜相关淋巴组织（MALT）淋巴瘤。而用分子生物学方法来进行淋巴增生性疾病的诊断就更加简便易行，检测 BAL 流体（BALF）细胞中 *MALT1* 基因重组来诊断 MALT 淋巴瘤，对疑似肺 MALT 淋巴瘤患者用荧光原位杂交（FISH）检测，发现有 *MALT1* 基因重组的 BALF 细胞阳性率比较高，因此，BALF 细胞

MALT1 基因重组的检测对诊断肺 MALT 淋巴瘤意义重大。

（3）与淋巴瘤治疗有关的基因

① *CD59* 基因：CD59 的表达与弥漫性大 B 细胞淋巴瘤患者的总生存期、无进展生存期关系密切，可预测 R-CHOP（利妥昔单抗、环磷酰胺、阿霉素、长春新碱和泼尼松）治疗 DLBCL 患者后的反应和结果。

② *PIG-3* 基因：*PIG-3* 基因在弥漫性大 B 细胞淋巴瘤中的表达情况与淋巴瘤发病机制有一定的相关性，用 Westernblot 法和 RT-PCR 等方法检测弥漫性大 B 细胞淋巴瘤患者和健康成年人 PIG-3 蛋白的表达情况，发现弥漫性大 B 细胞淋巴瘤细胞中 PIG-3 蛋白表达明显低于对照组，化疗后 6 个月 PIG-3 蛋白表达较化疗前升高，认为 PIG-3 表达下调可能与弥漫性大 B 细胞淋巴瘤发生密切相关，PIG-3 可作为弥漫性大 B 细胞淋巴瘤治疗及预后检测的一个重要指标。

③ *IL-10* 基因：IL-10 血清水平与霍奇金淋巴瘤患者的临床结果有关，高水平 IL-10 患者比低水平患者有更短的无事件生存期，进一步研究 IL-10 遗传变异对霍奇金淋巴瘤患者临床病程的影响，可为 IL-10 启动子基因变异体与霍奇金淋巴瘤患者临床病程有关提供证据。

④ *CDC7* 基因：细胞分裂周期蛋白 7（CDC7）是一种 DNA 复制所需的丝/苏氨酸激酶，在弥漫性大 B 细胞淋巴瘤中高表

达。在 DLBCL-ABC 亚型细胞 Ly3 研究中，CDC7 用 siRNA 质粒沉默，分别用和不用利妥昔单抗处理 CDC7 沉默细胞，流式细胞术检测细胞凋亡，发现相比控制组 siRNA- 转染细胞，siCDC7- 转染细胞和用利妥昔单抗处理的细胞凋亡水平明显偏高，并且利妥昔单抗进一步加强了 siCDC7- 转染细胞的凋亡水平，两者发挥协同效应，因此，CDC7 是治疗 DLBCL 患者的一种新型的药物靶点，CDC7 抑制剂联合利妥昔单抗将是 ABC-DLBCL 患者的新疗法。外周血和骨髓中 *CDC7* 基因高表达是 DLBCL 患者的预后不良因素，与传统预后指标相结合可以准确预测 DLBCL 患者的预后，靶向调控 CDC7 通路可能成为治疗难治性 DLBCL 患者的新途径。

⑤ *E2A* 基因：在至少 70% 的 Sezary 综合征（SS）患者中存在 *E2A* 基因缺失，E2A 在人淋巴细胞的肿瘤抑制功能，有助于通过改变其活性开发淋巴瘤新的治疗策略。此外，异常的 E2A 表达是胃 MALT 亚型的一个诊断要素，E2A 表达和根除幽门螺杆菌治疗反应不佳有一定的联系。

（4）与淋巴瘤预后有关的基因

① *CD20* 基因：*CD20* 基因多态性对弥漫性大 B 细胞淋巴瘤患者的意义。据报道测序 160 例新患 DLBCL 者的外显子 3-8，用免疫组化检测 *CD20* 的表达，发现单核苷酸多态性（SNPs）基因型频率和对照组之间差异无统计学意义，在接受利妥昔单抗化

疗后，rs2070770 的 T 等位基因与延长的总生存期和无进展生存期显著相关，没有接受利妥昔单抗的患者 rs2070770 的 T 等位基因也与更长的总生存期显著相关，得出 *CD20* 的单核苷酸多态性不是 DLBCL 的高风险因素，但 rs2070770 的 T 等位基因是一个延长生存期的潜在指标。

② *P15* 基因：用甲基化特异性 PCR 检测 51 例弥漫性大 B 细胞淋巴瘤标本，发现 *P15* 基因甲基化在没有复发的患者中更为普遍，患者 5 年随访期间没有死亡，*P15* 基因甲基化与更长的总生存期显著相关，当结合性别和肿瘤大小时，*P15* 基因启动子甲基化对用利妥昔单抗治疗的 DLBCL 患者有良好的预后价值。

③ *BCL-6* 基因：检测弥漫性大 B 细胞淋巴瘤患者 *BCL-2*、*BCL-6*、*IGH*、*TP53*、*MYC* 基因表达和重组频率以评估其预后价值，荧光原位杂交和免疫组织化学检测 44 例 DLBCL 标本，发现 *BCL-6* 基因重组频率最高（63.6%），*BCL-6* 基因蛋白表达最多（78.6%），表明 BCL-6 表达对总生存期有显著的积极影响。DLBCL 分子遗传的复杂性反映了这些淋巴瘤的形态学、生物学和临床异质性，BCL-6 表达还与弥漫型大 B 细胞淋巴瘤患者的分期有关。

④ *CDKN2A* 基因：CDKN2A 编码肿瘤抑制基因 *P16*（*INK4a*）和 *P14*（*ARF*），用单核苷酸多态性方法和 PCR 从预处理滤泡淋巴瘤活检标本中检测 *CDKN2A* 基因缺失，甲基化定量 PCR 检测

CDKN2A 基因甲基化，106 例中有 29 例存在 *CDKN2A* 基因缺失或甲基化，*CDKN2A* 基因缺失或甲基化在预处理滤泡淋巴瘤活检标本是相对常见的，在利妥昔单抗治疗期间与缩短的总生存期有关。也有报道 *CDKN2A* 基因甲基化在伯基特淋巴瘤中出现频率较高，提示其在伯基特淋巴瘤的发病机制和潜在治疗中的作用。

⑤ *NPM-ALK* 基因：探讨 *NPM-ALK* 融合基因在间变性大细胞淋巴瘤患者的骨髓和外周血中的表达与预后的关系。采用 RT-PCR 检测 *NPM-ALK* 融合基因的表达，经随访发现骨髓细胞 *NPM-ALK* 阳性患者 3 年无事件生存率明显低于阴性患者，骨髓细胞 *NPM-ALK* 阳性患者与其有 3 个以上器官受累相关，86.7% 的患者外周血和骨髓 *NPM-ALK* 检测结果一致，通过检测 *NPM-ALK* 阳性表达可证实患者血循环中有无微小肿瘤细胞播散。阳性结果是重要的预后不良因素，可用于指导间变性大细胞淋巴瘤的分层治疗。

⑥ *CD30* 基因：CD30 表达是一个良好的预后因素。有报道调查了 903 例新患 DLBCL 者，CD30 在 14% 的 DLBCL 患者中表达，CD30 阳性的 DLBCL 患者 5 年总生存期和无进展生存期均较高，CD30 作为 brentuximab vedotin 药物治疗靶点是成功的，而该药物用于治疗 CD30 阳性 DLBCL。

⑦ *ALK-1* 基因：免疫组织化学和荧光原位杂交检测 50 例新诊断出 DLBCL 患者的 *ALK-1* 基因，用标准 CHOP 方案治疗，结

果 ALK-1 阳性患者完全缓解率为 100%，无病生存期 24 个月，总生存期 30 个月的为 100%，ALK-1 阴性患者以上各项均未达到 100%，说明 ALK-1 蛋白是一个独立的预后因素，可预测 CHOP 方案治疗弥漫性大细胞淋巴瘤的效果。

综上所述，淋巴瘤的发生、诊断、治疗、预后等与众多的基因相关，研究这些基因的功能为阐明淋巴瘤发病机制及临床诊疗、预后提供了新的思路，如通过检测基因突变、甲基化、重组等诊断淋巴瘤；通过基因沉默和改变抑癌基因的活性发现淋巴瘤的药物治疗靶点；通过发现基因的单核苷酸多态性、缺失、启动子甲基化与生存指标有关来评估预后等。虽然这一领域的研究取得了某些进展，但还只在初步阶段，仍有待于进一步研究、证实。随着世界各国对非霍奇金淋巴瘤基因学的研究不断深入，将来对非霍奇金淋巴瘤的病因必定会从分子学的角度得到更多的解释，从而为寻求更好的治疗提供更多的途径。

参考文献

1. TAKATA K, TANINO M, ENNISHI D, et al. Duodenal follicular lymphoma: comprehensive gene expression analysis with insights into pathogenesis. Cancer Sci, 2014, 105（5）：608-615.

2. CIAMBOTTI B, MUSSOLIN L, D'AMORE E S G, et al. Monoallelic

mutations of the perforin gene may represent a predisposing factor to childhood anaplastic large cell lymphoma. J Pediatr Hematol Oncol，2014，36（6）：e359-e365.

3. 黄轶群，黄晓璐，马旭东. siRNA 干扰 NOTCH1 基因对套细胞淋巴瘤 Akt/mTOR 信号通路的影响. 中国实验血液学杂志，2014，22（6）：1616-1620.

4. MOLAVI O，WANG P，ZAK Z，et al. Gene methylation and silencing of SOCS3 in mantle cell lymphoma. Br J Haematol，2013，161（3）：348-356.

5. KRISHNADASAN R，BIFULCO C，KIM J，et al. Overexpression of SOCS3 is associated with decreased survival in a cohort of patients with de novo follicular lymphoma. Br J Haematol，2006，135（1）：72-75.

6. ZHU J，WEI R L，PI Y L，et al. Significance of Bcl10 gene mutations in the clinical diagnosis of MALT-type ocular adnexal lymphoma in the Chinese population. Genet Mol Res，2013，12（2）：1194-1204.

7. CHEN Y，YANG Y S，SUN M，et al. Inhibition of caspase-8 activity caused by overexpression of Bcl-10 contributes to the pathogenesis of high-grade MALT lymphoma. Pediatr Blood Cancer，2012，58（6）：865-871.

8. BETHGE N，HONNE H，ANDRESEN K，et al. A gene panel，including LRP12，is frequently hypermethylated in major types of B-cell lymphoma. PLoS One，2014，9（9）：e104249.

9. GONIN J，LAROUSSERIE F，BASTARD C，et al. Epstein-Barr virus-induced gene 3（EBI3）：a novel diagnosis marker in Burkitt lymphoma and diffuse large B-cell lymphoma. PLoS One，2011，6（9）：e24617.

10. KIDO T, YATERA K, NOGUCHI S, et al. Detection of MALT1 gene rearrangements in BAL fluid cells for the diagnosis of pulmonary mucosa-associated lymphoid tissue lymphoma. Chest, 2012, 141（1）: 176-182.

11. SONG G, SONG G R, NI H Y, et al. Deregulated expression of miR-224 and its target gene: CD59 predicts outcome of diffuse large B-cell lymphoma patients treated with R-CHOP. Curr Cancer Drug Targets, 2014, 14（7）: 659-670.

12. SONG G Q, CHO W C, GU L, et al. Increased CD59 protein expression is associated with the outcome of patients with diffuse large B-cell lymphoma treated with R-CHOP. Med Oncol, 2014, 31（7）: 56.

13. 朱锋, 张鲁勤, 顾卫军, 等. P53-inducible Gene3（PIG-3）在弥漫性大 B 细胞淋巴瘤中的表达及意义. 中国实验血液学杂志, 2013, 21（2）: 396-398.

14. GUPTA M, HAN J J, STENSON M, et al. Elevated serum IL-10 levels in diffuse large B-cell lymphoma: A mechanism of aberrant JAK2 activation. Blood, 2012, 119（12）: 2844-2853.

15. SCHOOF N, FRANKLIN J, FÜRST R, et al. Interleukin-10 gene polymorphisms are associated with freedom from treatment failure for patients with Hodgkin lymphoma. Oncologist, 2013, 18（1）: 80-89.

16. HOU Y, WANG H Q, BA Y. Effects of CDC7 gene silencing and Rituximab on apoptosis in diffuse large B cell lymphoma cells. J Cancer Res Clin Oncol, 2012, 138（12）: 2027-2034.

17. 侯芸, 王华庆, 傅凯, 等. 细胞分裂周期相关蛋白激酶 7 和微小染色体维持蛋白 2 的表达与弥漫大 B 细胞淋巴瘤患者预后的关系 . 中华肿瘤杂志, 2011, 33（12）: 911-915.

18. STEININGER A, MÖBS M, ULLMANN R, et al. Genomic loss of the putative tumor suppressor gene E2A in human lymphoma. J Exp Med, 2011, 208（8）: 1585-1593.

19. LIU T Y, CHEN S U, KUO S H, et al. E2A-positive gastric MALT lymphoma has weaker plasmacytoid infiltrates and stronger expression of the memory B-cell-associated miR-223: possible correlation with stage and treatment response. Mod Pathol, 2010, 23（11）: 1507-1517.

20. ZHANG L N, WANG L, FANG C, et al. The significance of single nucleotide polymorphism rs2070770 in CD20 gene in Chinese patients with diffuse large B-cell lymphoma. Leuk Lymphoma, 2015, 56（3）: 676-681.

21. KRAJNOVIĆ M, JOVANOVI M P, MIHALJEVI B, et al. Hypermethylation of p15 gene in diffuse - large B-cell lymphoma: association with less aggressiveness of the disease. Clin Transl Sci, 2014, 7（5）: 384-390.

22. AKAY O M, ARAS B D, ISIKSOY S, et al. BCL2, BCL6, IGH, TP53, and MYC protein expression and gene rearrangements as prognostic markers in diffuse large B-cell lymphoma: A study of 44 Turkish patients. Cancer Genet, 2014, 207（3）: 87-93.

23. RAHIMI H, JAFARIAN A, SAMADI A, et al. Evaluation of BCL6 and MUM1 expression in patients with diffuse large B-cell lymphoma and their correlations

with staging and prognosis in Iran. Asian Pac J Cancer Prev，2015，16（1）：83-86.

24. ALHEJAILY A，DAY A G，FEILOTTER H E，et al. Inactivation of the CDKN2A tumor-suppressor gene by deletion or methylation is common at diagnosis in follicular lymphoma and associated with poor clinical outcome. Clin Cancer Res，2014，20（6）：1676-1686.

25. ROBAINA M C，FACCION R S，ARRUDA V O，et al. Quantitative analysis of CDKN2A methylation，mRNA，and p16（INK4a）protein expression in children and adolescents with Burkitt lymphoma：biological and clinical implications. Leuk Res，2015，39（2）：248-256.

26. 杨菁，赵晓曦，金铃，等. 间变性大细胞淋巴瘤患者骨髓及外周血 NPM-ALK 融合基因表达与预后的关系. 中华血液学杂志，2013，34（8）：700-703.

7. 霍奇金淋巴瘤的基因组学

霍奇金淋巴瘤主要起源于淋巴结，典型的组织病理特点是见到里－斯（R-S）细胞。不同人种的 HL 发病率不同，一般白种人最多，非洲裔及西班牙裔次之，东方人最少。我国患者的发病率明显低于西方国家，西方国家 HL 的发病年龄呈双峰曲线，即第一个发病高峰为 25 岁左右的青壮年，第二个高峰在 45 岁以上，而我国的双峰曲线并不明显。世界卫生组织（WHO）将霍奇金淋巴瘤分为结节性淋巴细胞为主型霍奇金淋巴瘤和经典型霍奇金淋巴瘤两大类，其中经典型霍奇金淋巴瘤根据组织形态学上

R-S 细胞、淋巴细胞及纤维化的相对比例又分为 4 个亚型：结节硬化型、混合细胞型、富于淋巴细胞型和淋巴细胞削减型。

霍奇金淋巴瘤的基因学研究也是尤为重要的。

（1）荧光原位杂交

荧光原位杂交技术（FISH）起源于 20 世纪 80 年代后期，随后得到了迅速发展和广泛应用。其基本原理是利用碱基互补配对，将荧光素标记的探针直接杂交到染色体标本上，通过检测荧光信号，对染色体或基因异常进行定性、定位及相对定量的分析。恶性淋巴瘤一直是临床和病理诊断中的难点，发病率居高不下。随着 WHO 新分类的逐步推广，FISH 作为一种更加准确的分子生物学技术，越来越多地被应用于淋巴瘤的诊断、分型和鉴别诊断。

（2）转录因子的调控

HL 发病机制中的重要因素之一就是转录因子的调控异常，主要包括 NF-κB 通路活性增强，JAK/STAT 通路、多种受体酪氨酸激酶激活，T 细胞转录因子 Nctch-1 和 GATA-3 激活等。cHL 的肿瘤细胞通过信号分子的多种遗传学改变而导致 NF-κB 活性增强，促进细胞存活。但 NF-κB 在 NLPHL 细胞中失调的机制似乎存在差异：肿瘤抑制基因 *NFKBIA* 和 *TNFAIP3* 的失活突变在 NLPHL 中低表达，也未检测出原癌基因的拷贝数增加，而且仅在极少数病例中检测到 NLPHL 的肿瘤细胞受到 EB 病毒（EBV）

感染。说明两种细胞可能存在不同的基因损伤，导致 NF-κB 活性增强。

EBV 的作用：芬兰的研究者曾对 3 例儿童时期诊断为 EBV 阳性 HL 的同胞患者进行全外显子测序，且与 3891 例正常者测序结果进行对比，分析发现 3 例患者表现为高度同源性，提示 HL 存在隐性遗传模式特征，共发现 35 个基因变异，通过蛋白 A 分析发现 13 个可能的新基因突变，包括 57bp 的纯合型 ACAN 的框内缺失、LY75-CD302 的终止密码子的缺失、KIAA0140 的无义突变及 10 个错义型单核苷酸变异（SNV）。其中 ACAN 的框内缺失表现为 ACAN 的重复序列的部分及单一序列的 9 个氨基酸的缺失，可能是 cHL 隐性遗传易感性的相关突变。Linabery 曾等对 160 例儿童及青少年 HL 进行遗传多态性分析，发现 8 号染色体的 PVT1 内和（或）附近的 SNV 和 HL 有较强的相关性。MHC 区域的 rs6903608、rs204999 及 rs2248462 发生 SNV，可能为儿童 / 青少年 HL 的危险因素。Diefenbach 等采用流式细胞术研究 PD-1 基因对 HL 肿瘤微环境中 T 细胞慢性激活 / 耗竭的影响，结果显示 PD-1 基因表达水平在 HL 患者组外周血 CD4+、CD8+ 中心记忆 T 细胞及 CD27- 的 CD4+ 效应记忆 T 细胞中较健康对照组增高。4 例治疗有效的患者，治疗后 PD-1 基因表达水平下降。

有报道霍奇金淋巴瘤中 IκBα 基因突变可能造成蛋白结构异

常，应用激光显微切割技术分离霍奇金淋巴瘤切片中的 HRS 细胞，并对 *IκBα* 基因进行半巢式 PCR 扩增及 DNA 直接测序，检测 HRS 细胞 *IκBα* 基因 6 个外显子突变情况。结果发现 *IκBα* 基因突变为 37.5%，高于文献报道（10% ~ 25%）。突变分别位于 1、4、5 和 6 外显子上。霍奇金淋巴瘤背景中反应性淋巴细胞没有发现 *IκBα* 突变。突变可能造成 *IκBα* 蛋白的结构异常，通常造成羧基端截短改变，表明 *IκBα* 的基因突变是 HRS 细胞的特征，并可能在霍奇金淋巴瘤发病机制中起重要作用。另有研究在人巨细胞病毒（HCMV）感染的霍奇金淋巴瘤石蜡标本中提取 DNA，对 *p53* 基因突变热点区的外显子进行基因突变检测，结果显示 *p53* 基因热点突变区的基因突变在 HCMV 阳性的 HL 中并不常见。

（3）**基因甲基化状态异常**

组蛋白甲基化和乙酰化的表观遗传改变对细胞的发育和功能起重要作用，对霍奇金淋巴瘤的细胞株的研究发现，组蛋白 H3 处于低乙酰化水平。许多 B 细胞的 *H3K27* 基因出现甲基化，通过组蛋白乙酰化和 DNA 甲基化等表观遗传学机制，诱导 B 细胞表型下调和非 B 细胞基因上调，从而获得 HRS 的基因表达。

HRS 细胞存在于多细胞环境中，包括 B 细胞、T 细胞、浆细胞、嗜酸性粒细胞及肥大细胞等，对维持 HRS 细胞的存活至关重要。HRS 细胞通过分泌细胞因子和趋化因子来吸引多种浸润细胞，调节微环境，如大部分的 HRS 细胞产生趋化因子 TARC/

CCL17 和 MDC/CCL22，吸引 CD4+T 淋巴细胞。

微环境中的反应性 B 细胞高度表达 CD20，其使 B 细胞表面活化，可导致细胞凋亡。在背景 B 细胞上 CD20 的表达越多，可能提示预后越好。CD30 属于肿瘤坏死因子受体家族成员，通过肿瘤坏死因子受体相关因子激活 IKK，并激活 NF-κB 信号通路。

8. 弥漫大 B 细胞淋巴瘤的基因组学

基因组学从分子水平来明确诊断弥漫大 B 细胞淋巴瘤并准确判断预后。目前应用二代测序对 DLBCL 进行全基因组的检测，确定 DLBCL 的基因突变，对其诊断、分型、预后具有重要意义。

弥漫大 B 细胞淋巴瘤是非霍奇金淋巴瘤中最常见的一种亚型，占 30% ～ 40%，其是一种具有侵袭性、生长迅速并具有临床异质性的侵袭性恶性淋巴瘤，在组织形态学、分子生物学、细胞遗传学及临床预后方面均存在很大的差异。根据基因组学的研究和进展在 *DLBCL* 基因表达模式的不同，将 DLBCL 分为生发中心 B 细胞样淋巴瘤（GCB）、活化 B 细胞样淋巴瘤（ABC）和第三型 DLBCL（Type3 DLBCL），其中生发中心型的预后相对较好。长期以来，化疗是 DLBCL 的主要治疗方式。随着利妥昔单抗时代的到来，R-CHOP 成为 CD20 阳性 DLBCL 患者的一线治疗方案，使 DLBCL 的缓解率及无病生存率均明显延长，但仍有近 30%～40% 的患者因复发、难治而导致治疗失败，主要与疾病恶性程度相关。近年来，对肿瘤分子生物学深入研究，尤其是对分子信号通路调控肿瘤细胞增殖、基因组学等生物学的不断了解，针对特异性靶点而设计的分子靶向药物及嵌合抗原受体细胞技术的应用使恶性肿瘤治疗取得了突破性的进展，如 BTK 抑制剂及 CAR-T 技术的应用。

DLBCL 主要依靠活检组织病理学和免疫组化分析明确诊断。免疫组化主要检测 CD20、CD3、CD5、CD10、BCL-2、BCL-6、GCET1、FOXP1、IRF4/MUM1、Ki-67 及 CD21。但无法明确诊断时，可选 cyclinD1、κ/λ、CD138、EBV、ALK、HTLV1 等来与其他类型的淋巴瘤进行鉴别。此外免疫球蛋白重链（*IgH*）基因克隆性重排检测对鉴别 B 细胞淋巴瘤、淋巴结反应性增生及 T 细胞淋巴瘤具有重要意义。

目前国内对弥漫大 B 细胞淋巴瘤的亚型分类多是通过免疫组织化学检测来进行分类的，但仅从形态学和免疫组织化学分子表达情况来诊断 DLBCL 仍存在一些不足之处。有一部分患者仅根据形态学及免疫组织化学并不能准确分类，这些患者的预后就存在一定的差异，通过基因组学从分子水平来明确诊断并准确的判断预后就具有显著意义。目前应用二代测序对 DLBCL 进行全基因组的检测，从而确定 DLBCL 的基因突变。通过研究 DLBCL 的基因表达情况，进而检测分子基因水平的异常，对诊断、分型、治疗药物的选择及判定预后具有重要意义。

利用基因表达谱芯片比较 B、T 细胞 NHL 与非肿瘤性淋巴结组织的基因表达也具有重要意义。探讨该基因群与 NHL 可能的内在联系，提示淋巴瘤细胞处于高增殖状态，而 p53 基因和 Erk3/cPLA2 基因下调，提示它们介导的凋亡途径受到抑制。据报道染色体 3q27 上 BCL-6 基因和 LPP 基因之间有一个新的易感位点 rs6773854，被证实与 B-NHL 尤其是 DLBCL 风险增高显著相关。

在 DLCBL 患者中，约有 50% 的患者有染色体易位，ABC 型通常显示 3 号染色体三体，3q 和 18q21-q22 获得及 6q21-q22 缺少，而 GCB 型常获得 12q12。约 67% 的患者存在 DNA 失衡，其中比较常见的失控基因包括 BCL-6、BCL-2 及 c-myc 基因等。目前将同时具有 MYC 与 BCL-2 和（或）BCL-6（少见）基因重排的 B 细胞淋巴瘤定义为双打击或三打击淋巴瘤。该病是一种具有高度侵袭性、核型复杂、具有一系列病理形态学特征的少见肿瘤。

BCL-6 基因是位于染色体 3q27 上的一种原癌基因，比较容易发生突变、易位、缺失，从而导致基因表达的失调，通过作用于细胞的活化、分化、周期凋亡相关的基因，使细胞处于快速增殖或幼稚的状态。

人体的 MYC 基因有三个外显子，第一个是启动子（无编码的外显子），基因整个编码区是在第二、第三个外显子上。蛋白质合成的起始信号位于第二个外显子的起始端。*MYC* 基因含有两个启动子，相隔约 160 个 bp，位于非编码区。*MYC* 基因重排涉及三种染色体易位，最常见的为 t（8；14）（q24；q32）。*MYC* 基因从 8 号染色体易位到 14 号染色体上，这种易位分离了位于 14 号染色体上 *IgH* 基因，使一些远端区域基因被移到 8 号染色体上。*MYC* 基因的断裂点一般在第一编码区上游 100 kb 以上处，14 号染色体断裂点在 *IgH* 基因的连接片段上，重排后的 *MYC* 基因与 *IgH* 基因以 5' 端和 5' 端相接。*MYC* 基因总是与免疫球蛋白恒定区相接，另外两种变异型少见，主要涉及 t（2；8）（pl2；q24）和 t（8；22）（q24；q11）易位。*MYC* 基因仍然在 8 号染色体上，而轻链（Igk、Igλ）恒定区片段转移到这条染色体上，*MYC* 基因位置分别紧靠着 k 或 λ 轻链位点和增强子元件。*MYC* 基因重排后，导致 *MYC* 基因过度表达，产物 MYC 蛋白是螺旋－环－螺旋亮氨酸拉链转录（bHLH-LZIP）因子，影响一些涉及细胞周期调节、凋亡、细胞生长和分化、细胞代谢和细胞黏附的转录，促使细胞增生，使涉及细胞生长的一些基因的异常表达。MYC 激活促进细胞周期进展相关基因表达的同时，抑制 p21ClPl、p27KIP 等负性调节蛋白的活性。

在弥漫大 B 细胞淋巴瘤患者中，约有 10% 的患者存在 *LYH* 基因突变，造成 BCR 抑制信号通路的缺失，BCR 激活信号增强，从而导致肿瘤的发生发展。H 基因编码的 Src 家族非受体型酪氨酸激酶位于 BCR 的下游，在细胞的生长、分化、黏附及迁移等方面发挥着重要的作用。

MYD88 基因突变是 ABC 型 DLBCL 较常见的基因突变，可见于大约 29% 的患者。MYD88 基因编码一种衔接蛋白，通过 TIR（Toll/IL-1 receptor）区域与 TLRs/IL-1R（Tol 样受体 /IL-1 受体）结合，招募 IRAK4（白细胞介素 -1 受体相关激酶 -4）继而激活 IRAK1，最终激活 NF-κB 等转录，引起多种炎性细胞因子及抗凋亡分子的释放，参与人体固有免疫、凋亡调控等。ABC 型 DCLBCL 患者 MYD88 基因发生突变的位点多位于 TIR 区域，最多见第 265 位氨基酸的错义突变，即亮氨酸错变为脯氨酸（L265P）。突变的 MYD88 蛋白可引发 IRAK 聚集形成复合物，导致 IRAK4 激活、IRAK1 磷酸化，使 NF-κB 信号通路和 JAK-STAT3 信号通路异常激活。

CARD11（Caspase 募集域家族成员）突变亦是 ABC 型 DCLBC 常见突变，约 10% 的突变发生在卷曲螺旋结构域。CARD11 是一种为各种蛋白在细胞膜下组装提供位点的支架蛋白，位于 Bruton 酪氨酸激酶的下游，突变后具有自激活作用，可增强 NF-κB 的激活，导致淋巴细胞持续增殖。

Metadherin（MTDH）是从人胚胎初级星形胶质细胞中克隆出来的一种基因，可在人类免疫缺陷病毒 -1（HIV-1）感染或病毒糖蛋白 gp120 或肿瘤坏死因子 α（TNF-α）处理后诱导产生。人类 *MTDH* 基因位于染色体 8q22.1，由 12 个外显子和 11 个内含子组成，mRNA 全长为 7667 bp，编码的蛋白由 582 个氨基酸组成，分子量为 64 kDa，等电点为 9.33。*MTDH* 高表达可以促进肿瘤细胞的生长、侵袭和转移。*MTDH* 基因沉默可以显著抑制肿瘤细胞的克隆形成和侵袭，促进肿瘤细胞凋亡。*MTDH* 通过调控多个与肿瘤发生发展有关的信号传导通路来促进肿瘤进展，如 NF-κB、PI3K/Akt 和 Wnt/p-catenin 信号通路。近年发现，*MTDH* 在多种肿瘤细胞中高表达，是促进肿瘤发生发展的重要因素。研究表明，*MTDH* 在 DLBCL 中高表达，既可以促进 DLBCL 细胞增殖，又抑制其凋亡，同时 *MTDH* 基因沉默可以促进 DLBCL 细胞凋亡。

基因组学可以从分子遗传学的角度对 DLBCL 的精准诊断、分型及预后进行准确分析，通过研究基因和分子通路的异常来确定的新的治疗靶点，从而实现 DLBCL 的精准治疗。

近两年《新英格兰医学杂志》发表了一篇研究，从基因突变和基因表达角度将 DLBCL 分成 4 个亚型：① MCD 亚型：*MYD88L265P* 和 *CD79B* 基因突变；② BN2 亚型：*NOTCH2* 基因突变和 *BCL-6* 融合基因；③ N1 亚型：*NDTCH1* 基因突变；④ EZR 亚型即 *EZH2* 基因突变和 *BCL-2* 易位。这个基因组学的分类为临床治疗提供了更好的依据。

9. 滤泡性淋巴瘤的基因组学

滤泡性淋巴瘤是起源于滤泡中心的 B 淋巴细胞来源的淋巴瘤，在常见的非霍奇金淋巴瘤亚型中居第 2 位，且发病率有上升趋势，为非霍奇金淋巴瘤中最常见的惰性淋巴瘤，约占淋巴瘤的 22%。

病理形态上，滤泡性淋巴瘤主要表现为淋巴滤泡中心细胞和中心母细胞的增生，呈滤泡或结节样生长，同时也含有巨噬细胞、滤泡树突状细胞、成纤维细胞、内皮细胞。根据母细胞数量的多少（包括滤泡母细胞、生发中心母细胞及免疫母细胞），可以将滤泡性淋巴瘤分为 3 级：1 级为每个高倍镜视野可见 0～5 个中心母细胞；2 级为 6～15 个中心母细胞，3 级为 15 个以上的中心母细胞。其中 3 级又进一步分为 3a 与 3b，3b 表现为中心母细胞呈现片状分布并缺乏中心细胞。级别越高，肿瘤细胞的恶性程度越高。1 级至 3a 级有共同的组织学、分子特征和惰性的临床过程，3b 级形态上与弥漫大 B 细胞淋巴瘤相似，预后较差，呈现侵袭性生长。

滤泡性淋巴瘤的临床表现主要以无痛性淋巴结肿大为首发症状，病程进展相对较缓慢，但治疗后容易复发，复发后的挽救治疗获得的缓解期较短。即使 FL 有相对较好的预后，仍有一部分 FL 患者最终转化为侵袭性较强的弥漫大 B 细胞淋巴瘤而呈现较差的预后。FL 主要发生在淋巴结内，发生在淋巴结外的滤泡性淋巴瘤少见，胃肠道和腮腺是结外 FL 常见的发病部位。

90% 的滤泡性淋巴瘤患者有 t（14，18）易位，18 号染色体的 *BCL-2* 基因和 14 号染色体的免疫球蛋白重链（IGH）发生转位，形成 *BCL-2/IGH* 基因，使 *BCL-2* 基因过表达，是滤泡性淋巴瘤发生的主要分子机制之一。BCL-2 蛋白的表达过多，能够减缓和防止细胞凋亡与程序性死亡。几乎所有的滤泡性淋巴瘤患者均携带额外的遗传学改变，如基因扩增、基因丢失。

FL 的发病通常是由于 t（14，18）高频率的遗传学改变和其假设的病理反应所导致的。t（14，18）易位发生伴随 14 号染色体上 IGH 位点双链断裂，是由于缺陷的 RAG 介导的 VDJ 重组和在 CpG 位点内在脆性导致的 18 号染色体 *BCL-2* 基因位点的断裂，由于 VDJ 重组发生在早期骨髓内 B 细胞发展阶段，因此，通常认为 t（14，18）作为第一次的基因打击是发生在骨髓腔内。幼稚的 B 细胞携带 t（14，18）离开骨髓腔而定植到第二级淋巴组织，后经历生发中心反应，并且由于 *BCL-2* 基因的表达激活，使得 B 细胞的存活率提升，在胞嘧啶脱氨基活化酶（AID）的诱导作用下，早期 FL 祖细胞获得了第二级遗传学。

在 FL 患者中发现有克隆性细胞遗传学异常、拷贝数的改变和单亲二体，这为明确 FL 的诊断提供了更好的支持，除了 t（14，18）是最常见的染色体畸变外，包括 1p36 和 6q 的非随机丢失及 7 号染色体、18 号染色体和 x 染色体的扩增。

目前检测 *BCL-2/IgH* 融合基因的主要方法是 PCR 和 FISH。常规免疫组织化学标记包括 CD19、CD20、CD79A 或 PAX5、CD3E、CD10、BCL-2、BCL-6、CD23 和 Ki-67，还包括鉴别诊断标志物 CD5、CYCLIND1。滤泡性淋巴瘤的免疫表型以肿瘤细胞表达 CD10、BCL-2 和 BCL-6 为特征。CD10 和 BCL-6 被认为是淋巴滤泡中心细胞起源的淋巴瘤，特别是滤泡性淋巴瘤的可靠标志。*BCL-2* 基因易位引起的异常 BCL-2 蛋白的表达被认为是导致滤泡性淋巴瘤发生的始发性因素。异常 BCL-2 表达阻止由滤泡中心细胞起源的滤泡淋巴瘤细胞的凋亡，同时滤泡树突状细胞为瘤细胞提供生长信号。

错配修复（mismatch repair，MMR）是 DNA 复制后一种重要修复系统，能维持 DNA 复制的保真性，预防基因突变。*MMR* 基因突变会导致 MMR 蛋白表达缺失或致产生无活性的截短蛋白，使 DNA 的 MMR 系统功能减弱或丧失，从而引起遗传物质不稳定，进而导致肿瘤的发生与发展。MMR 蛋白之间可以相互作用形成异二聚体，参与错配修复反应。MMR 蛋白与 DNA 复制过程中的其他相关酶相互配合，切除复制错误的 DNA 链并重新合成正确的新链取代切除的 DNA 链，完成修复过程，从而有效防止 DNA 复制错误进而维持基因组的稳定性。

MMR 系统缺陷在多种肿瘤的发生过程中起着重要的作用，基因组的不稳定是继研究癌基因和抑癌基因之后发现的第三大肿瘤发病机制，近年越来越引起关注。MMR 系统通过对新合成的 DNA 链中错配的碱基进行校正，很大程度地提高了正常细胞抵御突变的能力，从而维持了基因组的稳定性。MMR 缺陷可能与 t（14；18）（32；21）易位、其他遗传学因素共同促进 FL 的发生，高级别 FL 中 MMR 蛋白表达缺失率高于低级别 FL。FL 滤泡间肿瘤细胞的 MMR 蛋白表达缺失率高于滤泡内肿瘤细胞，提示 MMR 蛋白表达缺失可能在 FL 的进展过程中发挥着一定作用。t（14；18）易位及 BCL-2 表达均阴性的 FL 中，MMR 蛋白表达缺失率高于两者均阳性的 FL，提示无 t（14；18）易位的 FL 发生可能与 MMR 功能缺失有关。

早期无症状、预后较好的滤泡性淋巴瘤患者可选择观察等待、免疫化疗或放疗。对于晚期且临床症状较重患者，要进行积极的治疗，方案包括 BR、CHOP、CVP、单纯的利妥昔单抗等。病理为 3b 级的 FL 患者可按照弥漫大 B 细胞淋巴瘤来对待。早期患者治疗敏感性高，预后较好，但容易复发，复发难治的 FL 患者可选择二线方案或按照弥漫大 B 细胞淋巴瘤的方案进行治疗。

参考文献

1. 陈紫桂 . 滤泡性淋巴瘤的发病机制与治疗的研究进展 . 贵州医药，2016，40（1）：94-97.

10. 套细胞淋巴瘤的基因组学

套细胞淋巴瘤（MCL）来源于滤泡外套 CD5+ 的 B 细胞，为侵袭性 B 细胞非霍奇金淋巴瘤，具有独特临床病理特征，占所有非霍奇金淋巴瘤的 3% ～ 10%。MCL 好发于中老年人，中位发病年龄约为 60 岁，男女比例为（2 ～ 4）∶1。

MCL 临床表现为侵袭性，广泛淋巴结受累是最常见的，结外受累部位有脾、骨髓、胃肠道及韦氏环等，在胃肠道常表现为淋巴瘤样息肉病，临床病程多呈侵袭性，绝大多数患者确诊时已经是Ⅲ期或Ⅳ期，并伴有广泛淋巴结肿大、外周血及骨髓受累、脾大的临床表现，中位生存时间仅为 3 ～ 5 年。

MCL 主要分型：①经典型 MCL，即呈侵袭性过程的 MCL，占 MCL 的绝大部分。②白血病样非淋巴结性 MCL，即惰性 MCL，临床上主要以惰性起病，白血病性表现，脾大而淋巴结不大；非复杂核型，免疫球蛋白重链可变区（*IGHV*）基因突变，无 *TP53* 基因突变或缺失，不表达或低表达 SOX11。③原位套细胞肿瘤（ISMCN），少部分患者仅仅侵犯淋巴结套区的内套层内或仅表现为套区变窄，称之为原位套细胞肿瘤。CyclinD1 阳性的 B 细胞局限于滤泡套区的内套层，并未达到 MCL 的诊断标准。ISMCN 常常偶然被发现，有时与其他淋巴瘤共存，可呈播散性表现，但很少出现进展，一般不需要治疗。惰性白血病样非淋巴结性 MCL，如果没有治疗指征可以先行临床观察等待。

经典型 MCL 绝大部分应在诊断后即开始治疗。

形态学上，大多数经典型的 MCL 由小到中等大小的形态单一的淋巴细胞构成，类似于中心细胞，核型不规则，染色质密集，核仁不明显，细胞质稀少。少数 MCL 可以表现为形态学的变异，主要分为四个类型，包括母细胞变异型、小细胞变异型、边缘区样变异型和多形性变异型，形态学上的多样性使 MCL 与慢性淋巴细胞白血病、边缘区淋巴瘤、B 细胞幼稚淋巴细胞白血病甚至大 B 细胞淋巴瘤等容易混淆。组织病理学表现为淋巴结呈弥漫性、结节状、套区型或少数的滤泡性生长模式。少部分患者为原位套细胞肿瘤。

免疫表型上，MCL 表达成熟 B 细胞的相关抗原，通常 CD5、CD20、CD79a、CD19 为阳性，CD10 和 BCL-6 为阴性，CD23 一般也为阴性，部分 MCL 可弱表达 CD23。大多数 MCL 患者中可见染色体易位 t（11；14），导致 CyclinD1 过度表达，有助于与其他 B-NHL 相鉴别。小部分（约 5%）MCL 为 CCND1 阴性，与典型 MCL 的临床特点、基因表达相似，约 55% 存在 CCND2 易位。进一步研究发现 MCL 细胞核 SOX11 表达增加，有助于鉴别 CC-ND1 阴性的 MCL。当 MCL CD5、CD23 均阳性而 cyclinD1 阴性时尤其要注意与 SLL 鉴别，必要时可作 t（11，14）易位检测。

MCL 具有相对特征性的 t（11；14）（q13；q32）遗传学异

常和 CCND1 的过度表达，其诊断主要依靠淋巴结、组织活检及免疫表型和（或）FISH 检测。

染色体 t（11；14）（q13；q32）异常导致 *CCND1* 基因与免疫球蛋白重链（*IGH*）基因易位，被认为是 MCL 的遗传学基础，见于 95% 以上的 MCL 患者。该遗传学异常导致细胞周期蛋白 CyclinD1 高表达，引起细胞周期紊乱，从而导致发病。

不到 5% 的 MCL 患者可无 t（11；14）异常，但常伴有 CyclinD2 或 CyclinD3 过表达，55% 可伴有 *CCND2* 基因重排，主要为免疫球蛋白轻链基因发生易位。

80% 以上的 MCL 继发其他遗传学异常，包括获得性异常：3q26（31% ～ 50%）、7p22（16% ～ 34%）和 8q24（17% ～ 19%，MYC）；缺失性异常：1p21-p22（29% ～ 50%）、6q23-q27（23% ～ 36%）、9p21（10% ～ 36%）、11q22（21% ～ 57%）、13q12-q13（43% ～ 54%）、13q14-q34（25% ～ 55%）和 17p13-pter（22% ～ 45%）。12 三体综合征也可见于 25% 的患者。荧光原位杂交技术检测发现 1/3 的 MCL 患者可出现 *MYC* 基因获得 / 扩增和（或）*TP53* 基因缺失。

SOX11 是一个在胚胎发育、神经生长发育、软骨形成及胸腺细胞分化等过程中起重要作用的转录因子，其异常可导致细胞蛋白异常表达，SOX11mRNA 的高表达与肿瘤细胞的发生发展及增殖密切相关，可影响 Rb-E2F 信号通路，从而调控 CyclinD1

表达。MCL 表达 B 细胞标记的 CD5、CD20、CD79a、CD19 阳性，SOX11 在 MCL 中接近 100% 强表达（细胞核阳性表达），当 CD5、CD23 均阳性而 CCND1 阴性时，MCL 易与 B-CLL/SLL 相混淆，必要时可应用流式细胞学检测 SOX11 或用 FISH 检测 t（11；14）易位以鉴别。

t（11；14）（q13；q32）是 MCL 最主要的遗传学标志，但也有少数患者缺乏这一标志，并且这部分患者在基因表达谱方面与 Cyclin D1 阳性的患者有显著差异。目前已报道的重现性细胞遗传学异常包括 9p21.3、11q22-23 及 22q11.22 的缺失，以及 10p11.23 和 13q31.3 的扩增，而 *P16*、*ATM*、*CHEK2* 及 *P53* 基因的突变在 MCL 患者中也具有重要作用。

参考文献

1. 中国抗癌协会血液肿瘤专业委员会，中国抗淋巴瘤联盟 . 套细胞淋巴瘤诊断与治疗中国专家共识（2016 年版）. 中华血液学杂志，2016，37（9）：735-741.

2. 平凌燕，朱军 . 套细胞淋巴瘤诊疗进展 . 中国肿瘤临床，2016，43（19）：835-839.

11. NK/T 细胞淋巴瘤的基因组学

NK/T 细胞淋巴瘤是起源于成熟的 NK 细胞或 NK 样 T 细胞

的侵袭性淋巴瘤，为一种发病率较低的非霍奇金淋巴瘤。主要发生在淋巴结外的组织，常发生于鼻，与 EB 病毒感染密切相关。本病具有独特的流行病学、病理学、临床表现及生物学特性。NK/T 细胞淋巴瘤约占恶性淋巴瘤 2%～10%，其发病率具有明显的地域分布，欧美国家较少见，但在亚洲及拉丁美洲较常见，尤其在我国，发病率相对较高。NK/T 细胞淋巴瘤可发生于任何年龄，平均发病年龄为 44 岁，男性发病率相对较高，男女比例为 2：1。本病恶性程度较高，具有病程进展迅速，侵袭性强，对化疗不敏感及预后较差等特点，局部病变进展是治疗失败的主要因素。

NK/T 细胞淋巴瘤的肿瘤细胞形态各异，呈小、中至大细胞。肿瘤呈血管中心性浸润，肿瘤细胞侵犯小血管壁或血管周围组织，伴组织大片坏死和组织出血。NK/T 细胞淋巴瘤与 EB 病毒密切相关，可能为该病发病率差异大的原因之一。大多数患者为局部受累，主要累及鼻腔、鼻咽部、上颚、扁桃体、下咽部和喉部等结外器官。少数病例原发于鼻外部位，如皮肤、睾丸、肠道、肌肉。只有极少数病例发病初期即表现为全身播散，明显鼻腔受累。根据原发病灶不同，临床上可分为鼻腔 NK/T 细胞淋巴瘤和鼻外 NK/T 细胞淋巴瘤。随着病情进展，淋巴瘤组织会播散全身，可出现噬血细胞综合征。

NK/T 细胞淋巴瘤主要临床表现为鼻腔阻塞、流涕、鼻出血、吞咽困难、声音嘶哑、局部肿胀、糜烂、坏死，进而形成溃疡和肉芽肿；晚期可出现硬腭穿孔、眼球突出、面部肿胀、颅神经麻痹等。原发于鼻外的病例，其临床表现由受累部位决定。该病极易复发，常伴有噬血细胞综合征，大多数患者首诊于耳鼻喉科、眼科，只有行活检病理检查后才能确诊。

NK/T 细胞淋巴瘤同时表达成熟 T 细胞标志和 NK 细胞标志，免疫表型为 CD2（+）、CD56（+）、CD3 ε（+）、EBER（+），通常 CD3 阴性，同时常表达 GrB、TIA-1 和穿孔素、CD43 等。CD3 ε（+）、CD56（+）和 EBV（+）为 NK/T 细胞淋巴瘤诊断的主要依据。

NK/T 细胞淋巴瘤 EBV 阳性率高达 90% 以上，血清 EBV-DNA 拷贝数与 LDH 呈正相关，可更好地反映肿瘤负荷，提示患者的恶性程度。治疗有效的患者血清 EBV-DNA 拷贝数明显下降，临床上通常采用动态监测 EBV-DNA 拷贝数来辅助评估疗效。NCCN 指南也明确指出，外周血 EBV-DNA 拷贝数 $\geqslant 6.1 \times 10^7$ 拷贝 /mL 时，提示预后不良。因此，EBV-DNA 拷贝数已成为结外 NK/T 细胞淋巴瘤患者的常规检测项目，在监测病情、评价疗效、判断预后方面均表现出了很高的价值。EB 病毒感染细胞有两种形式：潜伏感染和增殖性感染。根据潜伏蛋白的表达不同将潜伏感染分为 3 型感染，即 I 型潜伏感染、II 型潜伏感染及III型潜伏感染。EB 病毒在 NK/T 细胞淋巴瘤中的感染状态为 II 型潜伏感染。EB 病毒是一种嗜人类淋巴细胞的双链 DNA 线状 γ-疱疹病毒，表达的基因产物有：EB 病毒核抗原（EBNA1、2、3A、3B、3C 和 LP）、潜伏膜蛋白（LMP1、2A、2B）、小多聚核苷酸 RNA（EBER1、EBER2）。EBNA1 可激活 STAT1 信号通路，抑制 TGFβ-1 通路，经上调 survivin 抗凋亡。LMP-1 通过上调 BCL-2 的作用而阻断 B 淋巴细胞的凋亡。LMP-1 可诱导原癌基因的表达，诱导 *BCL-2* 基因的表达，同时也能上调 p53 的表达。LMP-1 协同肿瘤坏死因子受体（TNFR）激活 NF-κB 信号通路，并可活化 ERK、JNK、p38 及 JAK/STAT 通路进而激活 MAPK 信号通路，促进肿瘤细胞的增殖、侵袭，抑制细胞的分化、衰老和凋亡，从而促进肿瘤的发展。

　　肿瘤的发病机制十分复杂，染色体异常在诸多肿瘤发病中所起的作用已被证实。通过应用比较基因组（CGH）和杂合性丢失（LOH）技术来对 NK/T 细胞淋巴瘤进行细胞遗传学分析，可发现其染色体异常主要有：i（6）（P10）、der（6）t（6；6）（q16；p11）、del（6）（q13q25）、i（1）（q10）、der（1）（1；14）、del（11）（q23）、der（11）t（1；11）、add（11）、del（6）（q21q25）、del（6）（q21q23）、del（17）（p12）、i（17）（q10）、dup（3）（p21p25）、der（3）t（1；3）（q12；p25）、del（5）（q13q22）、del（6）（q13）、del（13）（q12q14）。由此可见，NK/T 细胞淋巴瘤存在多个染色体的异常，最常发生缺失的位置在 6q21-25。在 6q21 的区域上主

要包括 *FOXO3*、*ATG5*、*AIM1*、*PRDM1* 和 *HACE1* 等抑癌基因。当 6q 缺失时，可能会导致 *PRDM1*、*ATG5*、*AIM1* 及 *HACE1* 等肿瘤抑制基因表达的下调。

研究表明 NK/T 细胞淋巴瘤与 p53 的异常表达也有密切关系，p53 的高表达可能与肿瘤的增殖和恶性程度相关，而功能缺失则与肿瘤对化疗的抗拒有关。

NK/T 细胞淋巴瘤分期以 AnnArbor 分期系统为主。中山大学肿瘤防治中心提出了 NK/T 细胞淋巴瘤的新的分期方法，可以更准确地对该病的预后进行预测。Ⅰ期：鼻咽狭窄损害或鼻咽无局部浸润（鼻窦或骨或皮肤侵袭）；Ⅱ期：局部病变伴随局部侵袭；Ⅲ期：局部病变伴随有区域淋巴结受累（颈部淋巴结）；Ⅳ期：弥漫性疾病（横膈两侧淋巴结肿大，多发性结节）。该分期方法有更平衡的分布和优越的预后差异，特别适用于 NK/T 细胞淋巴瘤，具有更大的实用价值。

NK/T 细胞淋巴瘤的诊断主要根据形态学及免疫组织化学。NK/T 细胞淋巴瘤患者的恶性程度高，进展快，临床表现特点及病理形态复杂多样、治疗效果不佳、预后差。对于晚期及复发难治患者，尽管联合了局部放疗、化疗、自体骨髓移植和左旋门冬酰胺酶方案等，仍然很难达到治愈。其高度侵袭性和对常规化疗反应较差等特点使得寻找和研究新的治疗靶点迫在眉睫。近两年，PD-1 及西达本胺的应用，已取得一定疗效。随着分子生物学的发展，更多的研究工作必将推动我们对 NK/T 细胞淋巴瘤发病原因及指导预后和靶向治疗新靶点的认识，从而促使淋巴瘤治疗取得更大进展。因此，寻求与肿瘤信号通路有关的、新的分子靶点就非常必要。

参考文献

1. 黄小银，王靖华. NK/T 细胞淋巴瘤发病机制研究进展. 中国肿瘤临床，2013，40（6）：367-370.

2. 冯帆，李志铭. 结外 NK/T 细胞淋巴瘤，鼻型的诊断与治疗进展. 中国肿瘤临床，2016，43（14）：603-606.

3. 曾麟舒，冯晓莉. 结外 NK/T 细胞淋巴瘤研究进展. 肿瘤防治研究，2016，43（1）：87-90.

12. 慢性淋巴细胞白血病 / 小 B 细胞淋巴瘤的基因组学

慢性淋巴细胞白血病（CLL）/ 小淋巴细胞淋巴瘤（SLL）是主要发生于淋巴造血系统的、克隆性持续增殖的成熟小淋巴细胞性肿瘤。WHO 新的肿瘤分类将 B-CLL 与 SLL 视为同一疾病的不同临床表现，该病以存在特殊免疫表型的成熟 B 细胞在骨髓、外周血、淋巴结和脾脏的进行性积聚为特征。

本病常见于 50 岁以上的老年人，男性较为多见，发病中位年龄 65 岁，起病缓慢，起病时常无明显的临床症状，许多患者在体检或治疗其他疾病时发现。有症状者早期可表现为发热、消瘦或盗汗等全身症状。部分患者可出现淋巴结肿大，肿大的淋巴结一般质地较韧，无痛性，无粘连。由于免疫功能低下，约 10% 患者可发生自身免疫性溶血，亦可出现低 γ 球蛋白血症（15%）、自身免疫性血小板减少症、粒细胞减少症及单纯红细胞减少性贫血。约 5% 患者发生大细胞转化（Richter's 综合征），临床表现为病情短期内恶化，进行性淋巴结、肝、脾肿大，预后不良，大多数患者于 1 年内死亡。

《中国慢性淋巴细胞白血病 / 小淋巴细胞淋巴瘤的诊断与治疗指南（2015 年版）》中诊断 B-CLL 需达到以下 3 项标准：①外周血 B 淋巴细胞（CD19+ 细胞）计数 $\geqslant 5 \times 10^9$/L；B 淋巴细胞 $< 5 \times 10^9$/L 时，如存在 CLL 细胞骨髓浸润所致的血细胞减少，也可诊断为 B-CLL。②外周血涂片中特征性的表现为小的、形态成熟的淋巴细胞显著增多，细胞质少、核致密、核仁不明显、染色质部分聚集，并易见涂抹细胞。外周血淋巴细胞中不典型淋巴细胞及幼稚淋巴细胞 $\leqslant 55\%$。③典型的免疫表型：CD19+、CD5+、CD23+、CD10–、FMC7–、CD43+/–、CCND1–；表面免疫球蛋白（sIg）、CD20 及 CD79b 弱表达（dim）。流式细胞学确认 B 细胞的克隆性，即 B 细胞表面限制性表达 κ 或 λ 轻链（κ:λ

＞ 3 : 1 或＜ 0.3 : 1）或＞ 25% 的 B 细胞 sIg 不表达。

SLL 与 CLL 是同一种疾病的不同临床表现。SLL 的淋巴组织具有 CLL 的细胞形态与免疫表型特征。SLL 的诊断主要根据淋巴结病理组织学和免疫表型特征。SLL 的临床表现主要是淋巴结和（或）脾、肝肿大，无血细胞的减少，一般外周血 B 淋巴细胞＜ 5×10^9/L。CLL 与 SLL 的主要区别在于前者主要累及外周血和骨髓，而后者则主要累及淋巴结和骨髓。

单克隆 B 淋巴细胞增多症（MBL）：指健康个体外周血存在低水平的单克隆 B 淋巴细胞，是大多数 CLL 的前提病变，表现为外周血单克隆 B 淋巴细胞增多，但外周血 B 淋巴细胞＜ 5×10^9/L，无贫血及血小板减少，且无任何临床表现及肝脾、淋巴结肿大。根据免疫表型分为三型：CLL 表型、不典型 CLL 表型和非 CLL 表型。

CLL 患者的预后较好，总体中位生存期 7 ～ 10 年。CLL/SLL 患者预后存在很强的异质性。重要的预后因素有性别、年龄、体能状态、伴随疾病、外周血淋巴细胞计数及倍增时间，以及乳酸脱氢酶（LDH）、β 2 微球蛋白（β 2-MG）、胸苷激酶 1（TK1）等临床和实验指标，细胞遗传学改变结合临床分期系统也是 CLL 重要的预后指标。

由于慢性淋巴细胞白血病细胞的有丝分裂相较少，染色体异常检出率低，常规染色体显带只能发现 30% ～ 50% 患者有染色体数目和结构异常，但是随着荧光原位杂交技术在临床中的应用，染色体异常检出率已经明显提高，在此基础上进行了大量的临床数据统计分析，得出细胞遗传学改变已经成为 CLL 患者的独立预后指标，并且可通过其遗传学改变在一定程度上指导临床治疗。此外，全基因组测序发现了重复的体细胞基因突变，在 CLL 细胞中与上述结构基因组畸变相伴随发生，其中 *NOTCH1*、*MYD88*、*TP53*、*ATM*、*SF3B1* 基因突变更为常见且对疾病的预后有影响。

预后较好的染色体核型为 13q-（50%）和正常核型，预后较差的染色体核型包括 12 号染色体三体（20%）、11q-（20%）和 17p-（10%），已检出的染色体异常还有 6q-（5%）和 14q+（10%）。RB1 和 D13S25 位点是 13q14 的主要缺失部位。13q14 在 CLL 中是最常见的染色体畸变，存在于多数的 CLL 患者中。相较于其他常见的染色体畸变，13q14 缺失可以是不纯合的缺失，或者是相对较少见的单纯的 13q14 缺失。单纯 13q14 缺失提示预后良好。ATM 位于 11q22 常见的缺失区，近 20% 有慢性淋巴细胞白血病治疗适应证的患者都存在 11q 缺失，而携有 11q 缺失的患者往往疾病进展迅速，拥有较短的生存期和密集的淋巴结浸润，提示预后不良。在国外报道中 12 号染色体三体是 CLL 中最频繁地染色体畸变，常与不典型的 CLL 细胞形态和免疫表型有关联，在不典型 CLL 的 12 号染色体三体发生率明显高于典型 CLL，其中包括了 CLL 伴有幼稚淋巴细胞增多，幼稚淋巴细胞 > 10% 而 < 50%，强表达 Smig 和 FMC7。

FISH 检测 *del*（*13q*）、*+12*、*del*（*11q*）（*ATM* 基因缺失）、*del*（*17p*）（*p53* 基因缺失）、基因突变（*p53*、*NOTCH1*、*SF3B1*、*BIRC3*、*MYD88*）、CD38、ZAP70 及 CD49d 表达等，发现具有 *del*（*17p*）和（或）*p53* 基因突变的患者预后最差。*del*（*11q*）基因突变是另一个预后不良标志，但免疫化疗可以改善其预后。将以上临床特征、实验室指标和 CLL 细胞的生物学特征相结合，可以更精确地预测患者预后及危险分层。

不是所有 CLL 患者都需要立即治疗，但观察等待的患者需定期随访。对于需要治疗的患者要根据患者的预后及分期采用不同的治疗方案。

参考文献

1. 中华医学会血液学分会，中国抗癌协会血液肿瘤专业委员会. 中国慢性淋巴细胞白血病 / 小淋巴细胞淋巴瘤的诊断与治疗指南（2015 年版）. 中华血液学杂志，2015，36（10）：809-813.

13. 伯基特淋巴瘤的基因组学特征

伯基特淋巴瘤是起源于生发中心或生发中心后 B 细胞，是

与 *c-myc* 基因和 EB 病毒感染密切相关的高度侵袭性成熟 B 细胞淋巴瘤。根据临床和生物学特征，BL 可分为地方性、散发性和免疫缺陷相关性 BL。应用荧光原位杂交技术检测发现约 90% 病例存在 *c-myc* 基因断裂重排，EBV 几乎存在于所有的地方性 BL 中；在散发性和免疫缺陷相关性 BL 中，EBV 感染率为 30%～40%。

随着分子生物学技术的发展，逐渐发现一些新的致瘤机制，如微小 RNA（miRNA）等研究越来越多。散发性 BL 常见，约占成人非霍奇金淋巴瘤的 1%，占儿童所有淋巴瘤的 30%～50%。无论是成人还是儿童 BL，半数以上的患者就诊时已处于疾病进展期（Ⅲ～Ⅳ期）。BL 对化疗非常敏感，虽然治愈率可达 80%～90%，仍有 10%～20% 的患者复发或死亡。目前的治疗方案容易使患者在化疗早期出现急性肿瘤溶解综合征而死亡，即使出现肿瘤溶解综合征的患者度过危险期，在规律化疗后仍可出现复发。出现肿瘤溶解综合征的患者预后远不及无肿瘤溶解综合征患者。目前的化疗方案毒性较大，充分了解 BL 的发病机制将为治疗提供新的理论依据，有助于开发新的治疗靶点药物。

（1）遗传学

BL 存在 *Ig* 重链、轻链重排，具有 *Ig* 基因自体突变。所有病例都有 MYC 异位 t（8；14）（q24；q32），还有少见的异位 t（2；8）（2q11）或 t（8；22）（22q11）。*MYC* 基因持续表达影响

14 号、2 号或 22 号染色体上 *Ig* 基因的启动子（这些基因分别编码 Ig 重链或 Lambda、Kappa 轻链）。MYC 功能失调，促使细胞进入增殖周期，这在淋巴瘤的发生中起重要作用。MYC 还能激活靶基因，特别是与凋亡有关的基因。*MYC* 基因中的突变进一步增加了其致瘤性。

其他遗传学改变包括 TP53 失活及继发突变，可见于 30% 的地方性 BL 和散发性 BL。值得注意的是 *MYC* 基因异位并非完全是 BL 所特有，有报道显示 MYC 异位继发于滤泡性淋巴瘤的前驱 B 淋巴母细胞白血病 / 淋巴瘤。*ID3* 基因突变在 BL 中出现率为 34%，而在弥漫性大 B 细胞淋巴瘤中并没有发现。

（2）miRNA 与 BL

miRNA 在细胞生命进程中具有重要的作用，如调控细胞周期演进、维持干细胞的自我更新、调控细胞分化和细胞凋亡等。miRNA 表达失调致使细胞增生加速与分化紊乱，从而导致肿瘤的发生、发展。BL 中高表达的 Let-7a 可降低 *MYC* 蛋白和 mRNA 的表达，说明其起着类似抑癌基因的作用。miR-34b 在 *c-myc* 基因易位阴性的 BL 中表达下调，在 *c-myc* 基因易位的 BL 中表达上调，提示 miR-34b 能够调控 *c-myc* 的表达。试验亦发现 has-let-7c 在所有 BL 中表达均下调，也起着类似抑癌基因的作用。Onnis 等对 10 例（EB 病毒阳性 5 例，HIV 阴性 5 例）*MYC* 基因断裂阳性 BL 和 9 例（EB 病毒阳性 1 例，HIV 阴性 8

例）*MYC* 基因断裂阴性 BL 进行研究，发现 hsa-miR-9 在 *MYC* 基因断裂阳性 BL 中表达上调，在 *MYC* 基因断裂阴性 BL 中除 1 例 EB 病毒阳性的老年患者 hsa-miR-9 表达上调外，其他病例均表达下调，说明 EB 病毒能够调控 *MYC* 基因断裂阴性 BL 表达 hsa-miR-9，进一步试验证实 hsa-miR-9 在 *MYC* 基因断裂阴性 BL 中表达下调是由于 *hsa-miR-9-1* 基因异常甲基化所引起。同时作者还对 10 例（EB 病毒和 HIV 阴性）*MYC* 基因断裂阴性的生发中心 B 细胞起源的弥漫性大 B 细胞淋巴瘤和 6 例（EB 病毒阴性 +HIV 阳性 2 例）*MYC* 基因断裂阴性的介于 DLBCL 和 BL 之间未分类的 B 细胞淋巴瘤（DLBCL/BL）进行 *hsa-miR-9* 检测，相对 *MYC* 基因断裂阴性 BL，所有生发中心 B 细胞起源的 DLBCL 中有 hsa-miR-9 过表达，DLBCL/BL 高表达 4 例，2 例表达量与其相当，此现象表明 DLBCL/BL 是一种异质性明显的疾病。hsa-miR-9 低表达可以作为 *MYC* 基因断裂阴性 BL 的一项诊断指标，且 hsa-miR-9 能够调节 *E2F1* 和 *c-myc* 的表达，说明其是一种具有前景的肿瘤标志物。在 BL 细胞系和石蜡标本中 *E2F1* 和 *c-myc* 均高表达，共同促进肿瘤的发生、发展，降低 E2F1 的表达能够抑制肿瘤形成和降低细胞增殖率。hsa-miR-17-5p 和 hsa-miR-20a 在所有 BL 中均高表达，与 *MYC* 基因易位无关，是因为 E2F1 能诱导 hsa-miR-17-5p 和 has-miR-20 表达起源于不同生发中心来源细胞的 BL，具有不同的发病机制，如生发中心亮区来源的 EB 病毒阳性的 Raji 高表达 hsa-miR-9，而生发中心暗区来源的 EB 病毒阴性的 Ramos 低表达 hsa-miR-9，试验进一步验证了 hsa-miR-9 能够正向调控 BCL-6 表达。mir-150 能够通过 c-Myb 蛋白诱导 EB 病毒阳性的 BL 发生分化。在 EB 病毒阳性的 BL 中 miR-127 存在高表达，而在 EB 病毒阴性的散发性和地方性 BL 中 miR-127 的表达与淋巴结反应性增生的表达相似。在记忆 B 细胞中 EBNA1 和 miR-127 的上调，会导致 BLIMP-1、XBP-1 和 IRF-4mRNA 的下调和 BCL-6、CD10 的上调。

（3）自噬与 BL

近几年提出的细胞自噬，一方面可防止有害物质在细胞内累积，防止细胞发生癌变；另一方面可通过限制坏死和炎症促使肿瘤细胞存活于代谢性应激或免疫抑制中，促进肿瘤生长。因此，明确自噬在淋巴瘤中的作用机制，有助于以自噬作为靶点开发新的肿瘤辅助治疗药物。在小鼠淋巴瘤中 p53 蛋白低表达，抑制自噬可以促进 p53 蛋白的表达，从而诱导淋巴瘤细胞凋亡，延长淋巴瘤的复发时间。在 Raji 细胞株中，三氧化二砷（As_2O_3）可以抑制 Raji 细胞增殖，抑制 *BCL-2* 基因和增强 *p53* 基因的表达。同时 As_2O_3 还可激活 Raji 细胞的自噬活性，自噬抑制剂可以抑制 As_2O_3 诱导的自噬活性，上调 *BCL-2* 基因和下调 *p53* 基因的表达。

（4）信号通路与 BL

淋巴增强因子 -1（LEF-1）是转录因子 LEF/TCF 家族成员之

一，是 Wnt 信号通路中重要的核内转录因子，与淋巴造血系统肿瘤的发生、发展有关。曲琦等对 BL 细胞株（Raji 和 Namalwa）研究发现，β-catenin 在 BL 细胞株中高表达，同时验证了经典 Wnt 通路其他相关分子异常（如靶基因 *c-myc* 的转录表达水平）。试验表明 Wnt 信号通路异常与 BL 的发生、发展有关。Walther 等对 18 例 BL 标本和细胞株进行 LEF-1 检测，发现 LEF-1 在 7 株 BL 细胞系和大部分 BL（15 例）中高表达，通过基因芯片检测到 LEF-1 的靶基因功能与细胞信号转导（IGLL1、FZD2、BMPR2、PRKAR1A、ITGB1、ELK3）、细胞增殖和细胞周期调节（CDC27、CCND3、CDKN2C、TOB1、TOB2、E2F2、BTG1、UBE2H、PSAT1、SATB1）、代谢调节（ATP2B4、MAN1A1、CTSH、SAT1）和 B 细胞分化（ID2、IGLL1、PBXIP1）等有关，而 LEF-1 表达与 *MYC* 基因无关，表明 LEF-1 有可能成为 BL 的治疗靶点之一。

MDM2-p53-p21WAF1/CIP1 信号通路是 *p53* 基因通路中的重要通路，*p53* 基因在 BL 中发生突变可使其促凋亡功能丧失，而 MDM2 过表达又可抑制 p53 蛋白的表达，这些蛋白的异常表达导致 BL 细胞周期调控紊乱。最近研究显示，MDM4 在 100%（30/30）的 BL 中表达，仅 23%（7/30）病例弱表达 MDM2。MDM2 蛋白和 mRNA 表达水平与缺乏 *p53* 基因和蛋白表达无关，p53 蛋白和 MDM4 拷贝数获得及 MDM4 mRNA 表达水平呈负相关。该试验表明，p53 通路异常与儿童 BL 的发生、发展有关，MDM4 的表达增加可能是一些病例的主要发生机制。BL 中存在转录因子 TCF3 的异常活化和其负性调控因子 ID3 的异常失活，ID3 的失活阻碍了 TCF3 发挥其抑制效应，加快细胞周期进展和细胞增殖。TCF3 的异常活化通过上调 CCND3 的表达促进 BL 细胞增殖和通过增加 B 细胞受体表达来激活 BL 细胞 PI3K 信号传导通路。

（5）能量限制与 BL

能量限制可延缓衰老、抑制肿瘤细胞的增殖，增强化疗药物对肿瘤细胞的增殖抑制和凋亡诱导效应。谷氨酰胺代谢途径对 MYC 基因诱导的肿瘤至关重要。SIRT4 属于调节能量代谢的线粒体蛋白，可以通过调节线粒体谷氨酰胺代谢，抑制 MYC 诱导的 B 细胞肿瘤形成。

虽然已从多个角度初步认识了 BL 发生的调控机制，但目前的研究仍错综复杂，如果能发现与它们共同作用的基因或蛋白，对 BL 的发生、发展及诊断治疗会有更进一步的认识，将有助于突破肿瘤难题。

参考文献

1. SWERDLOW S H，CAMPO E，HARRIS N L，et al. World Health Orgnization classification of tumours of haematopoietic and lymphoid tissues. 4thed. Lyon：IARC

Press，2008：280-283.

2. LU B，ZHOU C I，YANG W P，et al. Morphological，immuno phenotypicand molecular characterization of mature aggressive B-cell lymphomas in Chinese pediatric patients. Leuk Lymphoma，2011，52（12）：2356-2364.

3. 王粹，徐笑笑，王振兴，等. 成人散发性伯基特淋巴瘤的临床特点分析. 中华医学杂志，2014，94（2）：148-150.

4. 林慧，孙晓非，甄子俊，等. Burkitt 淋巴瘤 69 例临床特点分析. 癌症，2008，27（4）：425-428.

5. 黄慧，徐红艳，杨文萍，等. 儿童伯基特淋巴瘤 29 例临床病理分析分析. 临床与实验病理学杂志，2014，30（2）：216-218.

6. 黄爽，杨菁，张蕊，等. 儿童成熟 B 细胞淋巴瘤并发急性肿瘤溶解综合征 18 例临床分析. 中华儿科杂志，2011，49（8）：622-625.

7. 张众，Xiao Gary Guishan，石宇，等. 细胞生命进程中 micro R NA 调控的意义. 临床与实验病理学杂志，2012，28（5）：477-481.

8. ONNIS A，DE FALCO G，ANTONICELLI G，et al. Alteration of MicroRNAs Regulated by c-Myc in Burkitt Lymphoma. PLoS One，2010，5（9）：e12960.

9. MOLINA-PRIVADO I，RODRÍGUEZ-MARTÍNEZ M，REBOLLO P，et al. E2F1 expression is deregulated and plays an oncogenic role in sporadic Burkitt's lymphoma. Cancer Res，2009，69（9）：4052-4058.

10. 代新珍，陈少红，葛娟，等. Has-miR-9 在伯基特淋巴瘤 EBV+/– 细胞中的差异表达及其与 BCL-6 调控的关系. 南方医科大学学报，2013，33（5）：

661-666.

11. CHEN S H，WANG Z Q，DAI X Z，et al. Re-expression of microRNA-150 induces EBV-positive Burkitt lymphoma differentiation by modulating c-Myb in vitro. Cancer Sci，2013，104（7）：826-834.

12. LEUCCI E，ONNIS A，COCCO M，et al. B-cell differentiation in EBV-positive Burkitt lymphoma is impaired at posttranscriptional level by miRNA-altered expression. Int J Cancer，2010，126（6）：1316-1326.

13. ONNIS A，NAVARI M，ANTONICELLI G，et al. Epstein-Barr nuclear antigen 1 induces expression of the cellular microRNA hsa-miR-127 and impairing B-cell differentiation in EBV-infected memory B cells. New insights into the pathogenesis of Burkitt lymphoma. Blood Cancer J，2012，2（8）：e84.

14. 邱冬梅，陈莉. 细胞自噬：病理学研究的新热点. 临床与实验病理学杂志，2012，28（3）：309-312.

15. XU-MONETTE Z Y，YOUNG K H. The TP53 tumor suppressor and autophagy in malignant lymphoma. Autophagy，2012，8（5）：842-845.

16. 李彩丽，陈静，王蓓，等. 自噬在 As_2O_3 诱导 Burkitt 淋巴瘤 Raji 细胞死亡中的作用及机制研究. 中国药理学通报，2014，30（5）：719-724.

17. 饶翠，林山力，文欢，等. 经典转化生长因子 β/Smad 信号和 Wnt/β-catenin 信号间的相互作用. 浙江大学学报（医学版），2013，42（5）：591-596.

18. METZELER K H，HEILMEIER B，EDMAIER K E，et al. High expression of lymphoid enhancer-binding factor-1 （LEF-1）is a novel favorable prognostic factor

in cytogenetically normal acute myeloid leukemia. Blood, 2012, 120（10）: 2118-2126.

19. KÜHNL A, GÖKBUGET N, KAISER M, et al. Overexpression of LEF-1 predicts unfavorable outcome in adult patients with B-precursor acute lymphoblastic leukemia. Blood, 2011, 118（24）: 6362-6367.

20. WALTHER N, ULRICH A, VOCKERODT M, et al. Aberrant lymphocyte enhancer-binding factor 1 expression is characteristic for sporadic Burkitt's lymphoma. Am J Pathol, 2013, 182（4）: 1092-1098.

21. 曲琦, 黄洪晖, 陈芳, 等. 经典 Wnt 信号通路在非霍奇金淋巴瘤细胞株中作用的初步研究. 肿瘤, 2013, 33（2）: 144-149.

22. LEVENTAKI V, RODIC V, TRIPP S R, et al. TP53 pathway analysis in paediatric Burkitt lymphoma reveals increased MDM4 expression as the only TP53 pathway abnormality detected in a subset of cases. B J Haematol, 2012, 158（6）: 763-771.

23. LOVE C, SUN Z, JIMA D, et al. The genetic landscape of mutations in Burkitt lymphoma. Nat Genet, 2012, 44（12）: 1321-1325.

24. SCHMITZ R, CERIBELLI M, PITTALUGA S, et al. Oncogenic mechanisms in Burkitt lymphoma. Cold Spring Harb Perspect Med, 2014, 4（2）: a014282.

25. SANDER S, CALADO D P, SRINIVASAN L, et al. Synergy between PI3K signaling and MYC in Burkitt lymphomagenesis. Cancer Cell, 2012, 22（2）: 167-179.

26. 郭航, 刘文超, 李燕, 等. 能量限制对肝癌细胞 HepG2 增殖和化疗药物顺铂作用的影响. 临床肿瘤学杂志, 2010, 15（6）: 506-510.

27. JEONG S M，LEE A，LEE J，et al. SIRT4 protein suppresses tumor formation in genetic models of Myc-induced B cell lymphoma. J Biol Chem，2014，289（7）：4135-4144.

14. 血管免疫母细胞性 T 细胞淋巴瘤的基因组学

血管免疫母细胞性 T 细胞淋巴瘤（angioimmunoblastic T-cell lymphoma，AITL）最早于 19 世纪 70 年代被报道为合并有异常蛋白血症的"血管免疫母细胞性淋巴结病"或"淋巴肉芽肿病"。早年该病被认为是一种非肿瘤性疾病，为一种针对 B 淋巴细胞的异常高免疫反应，是一种不典型的淋巴结增生过程。但其临床过程表现为反复复发，且大部分患者最终死亡，具有恶性肿瘤特征。此后渐渐观察到一些病例具有恶性肿瘤的形态学特征，故于 1979 年改称"血管免疫母细胞性 T 细胞淋巴瘤"。但实际上，直至 19 世纪 80 年代，才检测到克隆性的细胞基因的异常和 T 细胞受体（T-cell receptor，TCR）基因重排，从而确定其肿瘤属性。AITL 是一种侵袭性外周 T 细胞淋巴瘤，在欧美最常见（约占 29%），而亚洲相对较少，占 15% ~ 20%。AITL 起源于滤泡生发中心辅助性 T 细胞，具有特异的组织病理特征，协同表达 CD10 趋化因子 CXCL13、细胞程序性死亡因子 1。原位杂交技术发现 50% ~ 90% 的 AITL 患者存在 EBV 编码 RNA（EBER）阳性 B 细胞。

（1）免疫表型特点

目前多数研究认为 AITL 肿瘤细胞起源于生发中心的 CD4+Th 细胞，通过免疫组化和单细胞的分子生物学，证明肿瘤细胞表达 CD10、CD4、BCL-6、CLCX13 和 PD-1，这些都是 Th 细胞的标志。AITL 形态学变化多样使得免疫组织化学在其诊断及鉴别诊断中显得尤为重要。AITL 的免疫标记大致有 3 组：① T 细胞分化抗原，90% 以上病例的瘤细胞表达 CD3，此外常表达 CD2、CD3、CD5 等，大部分肿瘤细胞表达 CD4，为典型的 Th 细胞表型；②肿瘤特异性标志物 CXCI13、PD-1、CD10、CXCR5、CD154；③间接性抗原 CD23、CD35、CD21、VEGF-A、Ki-67。其中 T 细胞分化抗原肿瘤特异性标志物是诊断 AITL 所必需的。AITL 临床表现常不典型，与非特指型外周 T 细胞淋巴瘤（PTCL-NOS）在形态方面有重叠，且 PTCL-NOS 有时可以表达部分 Th 的标记，导致两者鉴别困难。虽然近年来不断有新的特异性抗体如 CXCL13、PD-1 等被应用于两者的鉴别诊断，但仍有一小部分肿瘤无法明确区分。有学者认为，部分 PTCL-NOS 由 AITL 转化而来，而 AITL 的范围也许比目前所认为的要更为宽泛。

（2）克隆和细胞遗传分析

对 TCR 重排的研究发现，很多 AITL 患者中有单克隆或者寡克隆的 T 细胞群，但仅存在于 CD4+Th 细胞，这再次证明

AITL 的细胞起源。进一步研究发现 AITL 患者中出现单克隆或多克隆免疫球蛋白重链（*IgH*）基因重排的比例占 20% ～ 30%，可能与异常免疫调节状态下 EBV 感染的 B 细胞异常增生有关。在 AITL 中最常见的细胞遗传学改变是 +3、+5 和 +x，但这些异常并没有特异性，在 PTCL-NOS 中甚至 B 细胞淋巴瘤中也有发现。Nelson 等对 22 例 AITL 患者进行细胞遗传学检查，常见的异常为 5q+（55%）、+21（41%）、3q+（36%）和 6q-（23%），+5 异常常与 +21 同时存在。Thorns 等应用高通量的基因芯片技术，首次报道在 AITL 患者中发现 11q13+（13%），因该位点上存在基因周期蛋白 D1，推断其可能为该疾病的主要的遗传学异常之一。

（3）分子遗传学特征

研究显示 AITL 是少见的双克隆性肿瘤，国内外大量研究证实大部分 AITL 中存在 *TCR* 基因重排，主要是 *TRB*、*TRG*、*TRD* 基因的重排。此外，约 30% 的患者存在免疫球蛋白（*Ig*）基因重排，这些重排主要发生在背景免疫母细胞性 B 细胞群中。而在 *Ig* 基因重排的患者中，50% 的患者可检测到 EBV 感染，提示 EBV 感染与 AITL 的发病机制及 B 细胞 *Ig* 基因异常重排关系密切。遗传学研究结果尚有争议，常规检测发现 3 号、5 号和 21 号染色体三体、X 染色体扩增及 6q 的缺失最为常见。最近使用矩阵比较基因组杂交技术发现最常见的染色体异常是 22q、19、

1lpl1-q14 的扩增和 13q 的缺失。目前尚未发现预后相关的特异性染色体异常，但染色体异常组合对预后有不良影响。一项研究发现 c-maf 转录因子异常在诱导 T 细胞发生肿瘤的转基因小鼠中高表达，并在人类 AITL 组织中表达升高，提示其可能参与 AITL 的发生。

（4）展望

AITL 作为一种高度侵袭性肿瘤，形态学多样，临床表现复杂，预后差。其发病机制目前尚未明确，也无最佳的治疗方案。继续深入研究 AITL 发病机制及寻求有效地治疗手段必将成为研究的热点。因此，研究 AITL 的基因组学将为从分子学角度解释 AITL 发病机制提供有力依据。

参考文献

1. 付丽，王昭. 血管免疫母细胞性 T 细胞淋巴瘤治疗研究进展. 白血病·淋巴瘤，2010，19（10）：634-636.

15. T 淋巴母细胞淋巴瘤的基因组学特征

淋巴母细胞淋巴瘤是一类来源于不成熟前体 T 或 B 淋巴细胞的典型的高度侵袭型淋巴瘤，其生物学特征类似急性淋巴细胞白血病（ALL）。临床表现主要为全身多处浅表淋巴结肿大，常伴随纵隔肿块、中枢神经系统浸润及骨髓累及等症状，约占非霍奇金淋巴瘤的 2%，其中 85% ~ 90% 为 T 淋巴母细胞淋巴瘤（T-LBL），常见于青少年男性，诊断时中位年龄为 20 岁。

由于 LBL 与急性淋巴细胞白血病（ALL）在细胞形态学、免疫表型、基因型和细胞遗传学及临床表现和预后等方面有相似之处，因此，2008 版 WHO 分类已将 T-ALL 与 T-LBL 归为同一种疾病，定义为定向于 T 细胞系的淋巴母细胞肿瘤。其典型表现为小至中等大的母细胞，染色质中等致密至稀疏，核仁不明显，累及骨髓和外周血（T 淋巴母细胞性白血病），有时原发于淋巴结或结外部位。换言之，当只表现为瘤块不伴或仅有轻微血液和骨髓受累时，应诊断为淋巴瘤。当存在广泛骨髓、血液受累时，采用淋巴母细胞白血病这一术语较为合适。LBL 病因不清，可能由生物、物理和化学等诸多因素造成。此外，分子遗传学改变也可能与其发生有关。该病进展迅速、预后差，目前已明确应采用 ALL 样方案治疗。常规化疗联合预防性鞘内注射、纵隔放疗可降低中枢及纵隔复发风险，造血干细胞移植可延长患者生存。此外，新型化疗药物在 LBL 患者中的作用有待于进一步研究证实。

（1）免疫表型

T-LBL 或 T-ALL 的淋巴母细胞表达 T 淋巴细胞系列特异性相关标志 sCD3，通常表达 TdT，不同程度表达 CD1a、CD2、CD3、CD4、CD5、CD7 和 CD8。这些免疫标志中 CD7 和 CD3

通常表达阳性。特异性标志除 TdT 外，还有 CD99、CD34 和 CD1a。19% ～ 31% 的成人 T-LBL 表达髓系相关抗原，可能提示预后不良，但单独 CD33 表达差异无统计学意义。此外，LBL 患者很少表达自然杀伤细胞相关抗原，如 CD16、CD57。

（2）基因表达

LBL 抗原受体基因重排变异较大，而且没有系列特异性。与 ALL 相比较，特异的细胞遗传学或分子生物学特征资料较少。现有的数据显示，50% ～ 70% 的 T-LBL 患者有染色体异常。最常见的细胞遗传异常为 TCRα/γ（14q11-13）、inv（14）(q11；q32)，以及 9、10、11 号染色体相应 TCRα、β 和 γ 亚基基因的缺失或易位。

通过基因芯片和免疫组织化学技术研究基因的表达谱，表明 ALL 与 LBL 存在差异，表现在几个功能基因组的表达频率不同。Raetz 等研究报道，T-LBL 高表达 MML1，而 T-ALL 则高表达 CD47。*NOTCH1* 基因突变和 *FBXW7* 基因突变在儿童 T-ALL 和 T-LBL 中也存在表达频率差异。在 T-ALL 和 T-LBL 间显示出表达频率不同的基因还有 *TLX1*、*TLX3*、*STIL-TAL1* 及 *TAL1*。此外，研究发现 t（9；17）(q34；q23) 只发生于 LBL。因此，从细胞遗传学角度来讲，ALL 与 LBL 存在差异，二者是同一种疾病的两个阶段的说法可能会被否定。

但是 T-LBL/T-ALL 的分子学基础仍不清楚，2012 年 *Nature*

发表的一篇文章对此进行研究。该研究对 12 例 pre-T-ALL 进行全基因组测序，并在 94 例 pre-T-ALL 患者中评估突变发生的频率。研究发现调节细胞因子受体和 RAS 信号通路的基因发生突变激活功能，发生突变失活的基因有破坏造血系统的 *GATA3*、*ETV6*、*RUNX1*、*IKZF1*、*EP300* 和组蛋白修饰基因。其他频发的突变还包括 *DNM2*、*ECT2L* 和 *RELN*。经过对比发现 pre-T-ALL 全基因组测序结果与正常和髓系白血病干细胞相似。这些研究提示预后不良的 T-LBL 患者加入髓细胞治疗方案可改善预后。

T-LBL 是一种少见的非霍奇金淋巴瘤，具有高度侵袭性，现已将其和 T-ALL 归为同一种疾病，采用 ALL 样方案治疗。经强化治疗续贯维持治疗，成人患者 5 年生存率为 50% ～ 60%。而其发病原因的相关研究已深入基因分子水平，现已有 T 淋巴母细胞淋巴瘤基因组学的报道，这对于积极寻找 T-LBL 的更好的治疗方法具有重要的意义。

参考文献

1. PATEL J L，SMITH L M，ANDERSON J, et al. The immunophenotype of T-lymphoblastic lymphoma in children and adolescents：A Children's Oncology Group report. British Journal of Haematology，2012，159（4）：454-461.

16. 间变性大细胞淋巴瘤的基因组学特征

间变性大细胞淋巴瘤（anaplastic large cell lymphoma, ALCL）是 T 细胞非霍奇金淋巴瘤的一个独特亚型，属高度侵袭性肿瘤，约占成人非霍奇金淋巴瘤的 7%，儿童大细胞淋巴瘤的 20%～30%。1985 年 Stein 等首先将一组高表达 CD30（Ki-1）、以大细胞增殖为主的淋巴瘤命名为 ALCL。Morrus 等发现 ALCL 最常见的染色体异常 t（2；5）(p23；q35)，即 2 号染色体上的间变淋巴瘤激酶（*ALK*）基因和 5 号染色体上的核磷蛋白基因融合产生了融合基因 *NPM-ALK*。

间变性大细胞淋巴瘤是一类表达 CD30 的恶性成熟 T 细胞淋巴瘤，可分为原发系统性和原发皮肤性。约 60% 的 ALCL 因携带有 2p23 染色体重排而表达 ALK 蛋白。在 2008 年 WHO 淋巴造血系统肿瘤分类中，根据 ALK 蛋白表达情况将 ALCL 分为 ALK 阳性 ALCL 和 ALK 阴性 ALCL，并将 ALK 阴性 ALCL 归为暂定类型，需要与结节硬化型霍奇金淋巴瘤、非特殊型外周 T 细胞淋巴瘤、原发性皮肤 ALCL 及其他具有间变特征和（或）CD30 表达的 T 细胞或 B 细胞淋巴瘤相鉴别。广泛开展的全基因组测序为 CD30 阳性 T 细胞淋巴瘤的区分提供了遗传学基础，丰富了 ALK 阴性 ALCL 的诊断依据。2016 年 WHO 分类补充版认为 ALK 阴性 ALCL 不再作为暂定类型，并对其进行基因分型。ALK 阴性 ALCL 患者的预后比 CD30 阳性非特殊型外周 T 细胞淋巴瘤更好。目前关于 ALK 阴性 ALCL 致病机制的研究较少，且国外鲜见利用 Onco Scan FFPE Assay 研究 ALCL 的报道。

（1）免疫表型

ALCL 细胞主要呈现 T 细胞或 NK 细胞表型，前者为主，但几乎所有细胞都存在 TCRβ 的克隆性重排，及在胞膜和高尔基体区高表达 CD30。大多数 ALCL 表达 1 个及以上 T 细胞相关抗原，ALK 阳性及 ALK 阴性 ALCL 在免疫表型上有所不同，CD3、CD2 在 ALK 阴性 ALCL 中高表达，ALK 阳性 ALCL 则高表达上皮 ALCL 膜抗原（EMA）、细胞毒性蛋白（TIAI、颗粒酶 B 和穿孔素）。

（2）*ALK* 基因

ALK 是一种高度保守的基因，位于人类染色体 2p23，在胚胎发育过程中表达于神经系统，出生以后表达逐渐降低，到成年以后只在大脑中部分表达，体现了 ALK 表达的特异性。

ALK 作为一种癌基因在 ALCL 中首次被认识。后来，人们发现 80% ~ 85% 的 ALCL 中都存在 t（2；5）（p23；q35），导致 NPM-ALK 产生。*ALK* 基因还与其他多种基因形成融合基因，导致约 20 种不同 ALK 融合蛋白的形成。融合基因的形成导致 *ALK* 基因活化，异常的 ALK 活性可以抑制细胞的凋亡并促进其生长，从而促进肿瘤的发生及发展，导致肿瘤的复发和不良预后。

ALK 在肿瘤中可介导多个信号传导通路，包括 RAS-ERK、JAK-STAT、PI3K/AKT 及 PLC-γ。这些信号通路不仅可以促进细胞存活和增殖，还可以诱导细胞骨架重构和细胞浸润。

（3）ALK 基因在不同肿瘤中的改变

ALK 基因在肿瘤中发生的改变包括：基因重排（易位和倒位）、点突变、扩增等，其中基因重排最为多见，从而形成了多种融合基因，包括 *NPM-ALK*、*EML4-ALK*、*TFG-ALK*、*KIF5B-ALK* 和 *TPM-ALK* 等。这些融合基因中 ALK 的断裂点相同，不同的是与 ALK 相融合的伴侣基因。点突变或扩增主要在神经母细胞瘤中被发现。除了在 ALCL 中有 *ALK* 基因的改变外，弥漫性大 B 细胞性淋巴瘤、非小细胞性肺癌（NSCLC）、神经母细胞瘤、炎症性肌纤维母细胞瘤、甲状腺癌、结肠癌、肾细胞癌及一些罕见的肉瘤中也发现 *ALK* 基因的改变。一般 ALK 阳性肿瘤较 ALK 阴性者预后差，又由于 ALK 在正常组织中表达的特异性，使得其成为多种肿瘤治疗的新靶点。

（4）ALCL 的分子遗传学特征

20 世纪 80 年代，很多研究组在 ALCL 中发现了一种非随机性的染色体异常，即 t（2；5）（p23；q35）。Morris 等首先对其进行了克隆，确定了受累基因为定位于 2p23 上的间变淋巴瘤激酶基因及 5q35 上的核磷小体（nucleophosmin，*NPM*）基因。正常的起始密码子（AU）基因表达产物为 205 kD 的 I 型穿膜糖蛋白。该蛋白属于胰岛素受体超家族，具有酪氨酸激酶活性，主要表达在发育中和成熟的神经系统中，而在正常淋巴细胞中是不表达的。因此，一旦在淋巴细胞克隆中检测到该蛋白的存在，即可提示为异常克隆性增生。正常的 NPM 基因表达产物为 37 kD 的磷蛋白，其主要作用是穿梭于核与细胞质之间，参与核糖体的合成。在细胞分裂、生长过程中 NPM 表达增高。当发生 t（2；5）异位时，NPM 和 AU 基因发生断裂并重新组合，形成融合基因。ALK 基因断裂点上游片段的表达产物基本为 ALK 蛋白的胞外部分，而下游则为具有激酶活性的胞内部分。由于 ALK 基因片段缺乏启动子，故正常情况下，其基因的蛋白产物在细胞中表达较低，而 NPM 基因的上游片段含有启动子序列。当基因断裂时，就可以形成 NPM-ALK 和 AU-NPM 两种融合基因。但只有含 NPM 启动子的 NPM-ALK 基因才可以在 ALCL 淋巴细胞中表达，因此在 ALCL 细胞中只能检测到 NPM-ALK 的融合基因表达产物。

NPM-ALK 的表达产物是分子量为 80 kD 的融合蛋白（p80蛋白），其氮末端部分为 NPM 的表达产物，氨基酸数目不恒定，一般为 1～117 个，具有黏附连接作用。而融合蛋白的羧基末端部分为 ALK 基因的表达产物，氨基酸数目为 563 个，具有酪氨酸激酶活性。由于融合蛋白中 NPM 表达部分的自我黏附连接作用，使融合蛋白可以发生非配体依赖的偶联激活。而且由于 NPM 基因中存在启动子，使融合基因转录表达数量明显增加，从而导致异常克隆细胞中调控细胞生长的信号异常增高，导致细胞的异常增生和分化障碍不可避免。

（5）*NPM-ALK* 以外的融合基因

在 ALCL 中，15% ～ 20% 含有 ALK 其他类型的融合基因。主要有：① t（2；3）（2q23；3q21）形成的 *TGF-ALK*；② inv（2；2）（2p23；2q35）形成的 *ATIC-ALK*；③ t（X；2）（ql1-12；p23）形成的 *MSN-ALK*；④ t（1；2）（1q21；2p23）形成的 *TPM3-ALK*；⑤ t（2；17）（2p 23；17q 23）形成的 *CLTC-ALK* 等。这些与 ALK 形成的融合基因的表达产物都具有黏附连接作用，因此激活形式与 NPM-ALK 相同。这也就决定了具有上述不同遗传学异常的 ALCL 在临床特征上不存在差异。而且，研究也表明，上述遗传上的异质性也不引起病理形态上的差异。

（6）由 ALK 融合蛋白引起的细胞内信号转导

ALK 融合蛋白之所以在 ALCL 的发病中起重要作用，主要是由于它可以激活多条与细胞生长有关的信号转导途径。这一激活主要是通过其对下游蛋白的磷酸化完成的。当相邻的 ALK 蛋白偶联后，首先在三磷酸腺苷的参与下，使 ALK 本身发生磷酸化；活化的 ALK 又催化磷原子向下游蛋白传递，引起下游蛋白的磷酸化；再通过一系列酶促反应，使细胞生长、抑制凋亡的信号传入细胞引起细胞转化。

一般认为，ALK 蛋白上有 21 个磷酸化位点，具有 SRC 蛋

白同源区 -2 或多聚嘧啶核苷酸序列结合蛋白结构的物质，可以被其磷酸化。目前研究较多的主要有磷脂酶 c-γ、含有 SH2 的蛋白、磷脂酰肌醇 -3- 激酶、生长因子受体连接蛋白 -2 和胰岛素受体底物 -1 等。研究发现，生长因子受体连接蛋白 -2 在细胞转化中起重要作用，可以激活下游的 RAS 蛋白，进而调控分裂原活化的蛋白激酶，促进细胞生长。磷脂酶 c-γ 也在细胞转化中起重要作用，当 ALK 与其结合的位点发生突变时，磷脂酶 c-γ 不能被 ALK 磷酸化，此时发现磷脂酶 c-γ 对 Ba/F3 细胞系的细胞转化能力暂时丧失。但是不久便发现细胞内的磷脂酶 c-γ 的表达增加，从而部分恢复了其细胞转化功能，因此提示磷脂酶 c-γ 在 ALK 的细胞转化中可能起直接作用。磷脂酰肌醇 -3- 激酶主要激活的是抗凋亡途径。当其被 ALK 激活后，其后的 PKB/akt 激酶途径被激活，从而抑制由 BAD 引起的细胞凋亡，使细胞永生化。其他一些信号途径如 SH2 的蛋白和胰岛素受体底物 -1 在细胞转化中的作用并不是很重要，而对于信号转导和转录激活蛋白 -3、蛋白 -5 了解较少。

对信号转导途径的研究可以在分子水平了解 ALCL 的发病机制，从而为探寻新的治疗方法奠定基础，如可以应用抗 ALK 激酶的蛋白来拮抗 ALK 激酶的活性，从而抑制所有可能引起细胞转化的细胞内信号的产生；也可以高选择性地抑制在细胞转化中起重要作用的信号转导途径，从而使这种治疗对正常信号转导的影响降至最低。

（7）ALCL 的基因治疗

基因治疗通过对人体遗传物质进行修正、补充或改造来达到治疗疾病的目的。目前在 *ALCL* 基因治疗中研究最多的是通过腺病毒介导 *p53* 基因（*AdWTp53*）的表达。Turturro 等用 AdWTp53 导入 ALCL 无胸腺的裸鼠细胞系 SUDHL-1 体内，24 ～ 48 小时后发现可以抑制肿瘤的生长，与导入 AdNull 和 PBS 的对照组相比具有明显的差异，这在其他的恶性肿瘤中已经进入了临床试验阶段。随后又证实腺病毒介导细胞周期依赖蛋白激酶抑制剂（CDKIs）Adp27、Adp21 和 Adp16 同样引起细胞系 SUDHL-1 的裸鼠细胞周期停滞和促进凋亡的作用。但是，基因治疗在人体中的应用还需要不断的研究和改进，尤其是寻找合适的载体必须经过大量的临床试验才能有望成为将来治疗 ALCL 的主要手段之一。

（8）展望

ALCL 是一种罕见的淋巴瘤，近年来对 ALCL 的基因研究有了一定的进展。由于 ALCL 的发病率低，以往有限的文献报道大多是回顾性的，故尚未形成规范的治疗方案。未来大规模的临床试验有望最终解决 ALCL 最优化治疗方案的问题。随着对 ALCL 的基因组学的不断研究，对于难治复发的 ALK 阳性 ALCL 和大部分 ALK 阴性 ALCL 患者，有望从基因上找到更多的治疗靶点，开启 ALCL 治疗的新篇章。

参考文献

1. SWERDLOW S H, CAMPO E, PILERI S A, et al. The 2016 revision of the World Health Organization classification of lymphoid neoplasms. Blood, 2016, 127 (20): 2375-2390.

2. AGNELLI L, MEREU E, PELLEGRINO E, et al. Identification of a 3-gene model as a powerful diagnostic tool for the recognition of ALK-negative anaplastic large-cell lymphoma. Blood, 2012, 120 (6): 1274-1281.

3. PICCALUGA P P, FULIGNI F, DE LEO A, et al. Molecular profiling improves classification and prognostication of nodal peripheral T-cell lymphomas: results of a phase III diagnostic accuracy study. J Clin Oncol, 2013, 31 (24): 3019-3025.

4. ROSKOSKI R J R. Anaplastic lymphoma kinase (ALK): structure, oncogenic activation, and pharmacological inhibition. Pharmacol Res, 2013, 68 (1): 68-94.

5. MINOO P, WANG H Y. ALK-immunoreactive neoplasms. Int J Clin Exp Pathol, 2012, 5 (5): 397-410.

6. SOKAI A, ENAKA M, SOKAI R, et al. Pulmonary inflammatory myofibroblastic tumor harboring EML4-ALK fusion gene. Jpn J Clin Oncol, 2014, 44 (1): 93-96.

7. PÉROT G, SOUBEYRAN I, RIBEIRO A, et al. Identification of a recurrent STRN/ALK fusion in thyroid carcinomas. PLoS One, 2014, 9 (1): e87170.

8. AISNER D L, NGUYEN T T, PASKULIN D D, et al. ROS1 and ALK fusions in colorectal cancer, with evidence of intratumoral heterogeneity for molecular drivers. Mol Cancer Res, 2014, 12（1）: 111-118.

9. LEE C, PARK J W, SUH J H, et al. ALK-Positive Renal Cell Carcinoma in a Large Series of Consecutively Resected Korean Renal Cell Carcinoma Patients. Korean J Pathol, 2013, 47（5）: 452-457.

淋巴瘤的免疫异常

在细胞因子网络中，免疫细胞功能的损伤和改变是 B-NHL 恶性细胞聚集的主要原因之一，其中 CD4+T 细胞亚型不仅可以分泌多种不同的细胞因子，辅助 CD8+T 细胞杀伤肿瘤细胞，而且在肿瘤免疫中具有免疫记忆和直接杀伤肿瘤细胞的功能，因而 CD4+T 细胞的抗肿瘤免疫反应在 B-NHL 中起重要作用。在抗肿瘤免疫反应中，T 细胞介导的免疫反应异常活跃，可潜在抑制肿瘤细胞的生长。B-NHL 中，CD4+T 细胞免疫起主导作用且主要是 Th1 细胞免疫反应占优势。CD4+T 细胞通过一定的机制抑制恶性 B 淋巴细胞的生长，其所占百分比的增加与肿瘤患者的预后呈明显正相关。

癌症免疫治疗的重点在于利用产生抗体的 B 细胞、CD8+ 细胞毒 T 淋巴细胞（CTL）、CD4+ 辅助细胞、NK 细胞及 NK/T 细胞等免疫系统的各种效应细胞杀死癌细胞，包括自然免疫法和被动免疫法。主动免疫依靠一种免疫载体在体内形成免疫细胞，而被动免疫包括抗体的导向治疗和过继性免疫治疗。

17. 非霍奇金淋巴瘤的效应细胞免疫异常

（1）CD4+T 细胞亚群的分化与作用

早在 1986 年，Mukai 等观察到小鼠的 CD4+T 细胞克隆在体外反复接受抗原刺激后可产生不同类型的细胞因子，并具有不同的调节功能，从而将 CD4+T 细胞分为 Th1 和 Th2 亚群。区分 Th1 和 Th2 细胞严格依赖干扰素 - γ 和白细胞介素 -4 的分泌：成熟的 Th1 主要分泌 IFN- γ、IL-2 和肿瘤坏死因子 - β 等；Th2 细胞则主要分泌 IL-4、IL-5、IL-6 和 IL-10 等。两种细胞参与不同的免疫反应。Th1 细胞主要介导细胞免疫应答，Th2 细胞主要参与体液免疫反应。

正常状态下外周血液中的 Th1 和 Th2 细胞处于动态平衡状态，两者之比约等于 1，维持正常的细胞免疫和体液免疫功能。当机体受到异己抗原攻击时，Th1 和 Th2 细胞中某一亚群功能升高，而另一亚群功能降低，或相对下降，因此，细胞免疫与体液免疫的强度发生改变。Th1/Th2 细胞功能的动态平衡状态是由多种因素协同调节的，其中以细胞因子的作用最为重要。两个亚群相互作用、相互影响，在免疫应答中发挥中心调节作用。目前许多疾病都有特征性的 Th1 或 Th2 型细胞水平的失衡，Th1 或者 Th2 细胞因子的比例增加可参与器官特异性自身免疫性疾病的发生。近年来发现，Th1 亚群在肿瘤免疫中有宿主保护作用，因此，深入研究 Th1 亚群抗肿瘤免疫的作用机制，将可能有目的地调节肿瘤患者的免疫状态，有利于肿瘤的治疗。

（2）B-NHL 中 CD4+T 细胞 Th1/Th2 细胞因子表达水平的变化

B-NHL 中 T 细胞的作用是目前淋巴瘤研究的热点之一。Gergely 等发现，B-NHL 中存在 Th1/Th2 细胞水平的失衡，主要是 Th1 细胞因子占优势。未经治疗的淋巴瘤患者中，CD4+ 的产细胞因子 IFN-γ 的细胞的 Th1 细胞与正常人的 Th1 细胞相比较，所占的百分比明显增加，而此类患者中 CD4+ 产细胞因子 IL-4 的细胞的 Th2 细胞的水平却明显降低。而且在肿瘤切除后长期存活的患者中，Th1 细胞所占的比例持续升高，而 Th2 细胞所占的比例却持续下降。这表明免疫反应过程中细胞因子的微环境改变，影响 Th1/Th2 细胞的平衡状态，使其向着更有利于 Th1 免疫反应方向改变，即 Th1 型免疫反应在 B-NHL 中占优势，有利于 B-NHL 的消除。Th1 型免疫反应在抗肿瘤免疫方面的作用非常有效，可通过多种方式潜在诱发一种有效的免疫监督，其方式有：① Th1 型反应促使细胞因子平衡向 Th1 方向转化，因此抑制 Th2 型反应，而明显的 Th2 型反应与肿瘤患者的致死后果呈密切的正相关；② IFN-γ 促进细胞毒性 T 细胞和自然杀伤细胞的分化、功能成熟及活化，从而调节一种抗肿瘤反应；③诱导肿瘤细胞的

HLA 分子表达。IFN-γ 可使肿瘤细胞易于被细胞毒性 T 淋巴细胞杀死，如果诱导失败，由于 HLA 表达下调，肿瘤细胞可逃脱免疫监督。在 B-NHL 的治疗中，可以根据 Th1 型细胞反应的作用，直接引导患者的免疫系统向 Th1 型反应方向转变，从而达到对患者的免疫生物学治疗效果。

在未经治疗的 B-NHL 患者中，Th1 型细胞分泌的 IFN-γ 比例增加，但其详细机制还不十分清楚。免疫系统维持这种持续的极化状态，可能由一些未知的激发机制引起，或者由 Th2 变化所导致的间接调节改变而引起，但目前尚未证明 Th2 细胞水平的降低可导致 Th1 细胞水平的升高。曾有研究证明，不仅 Th1 细胞有抗肿瘤作用，Th2 细胞同样也有一定的细胞毒性，由于肿瘤细胞反复的刺激使得 Th2 细胞的细胞毒性降低，而 Th1 细胞的毒性却随着刺激周期的增加而增高，故 B-NHL 中 Th1/Th2 细胞的比例会升高。但在任何情况下，原始的 Th 细胞向 Th1 细胞的极化状态都可以保护宿主免受 B-NHL 的再次侵犯，这一点颇受研究者关注。

此外，也有研究表明，与正常人的 Th2 细胞水平相比，未治疗及肿瘤切除后长期存活的患者中 Th2 细胞水平都呈持续下降趋势，但也有报道 IL-4 在杀伤 B 细胞淋巴瘤细胞方面起重要作用，并且认为在未治疗的弥漫性大 B 细胞淋巴瘤中，Th2 细胞所占的比例增加，由此可见 Th2 细胞水平的变化还未得到一致的结果，还需要更多的实验来进一步研究。

（3）CD4+T 细胞在 B-NHL 的发生发展中的作用

CD4+T 细胞可以处于不同的分化阶段，包括原始 CD4+T 细胞，效应和记忆性 CD4+T 细胞。不同分化阶段的 CD4+T 细胞对 B-NHL 生长的控制作用不同，其中原始 CD4+T 细胞不能阻碍肿瘤的生长，这主要是因为肿瘤细胞并不是有效的抗原递呈细胞，不能直接激活原始 T 细胞，而效应和记忆性 T 细胞，依赖于大量可获得的抗原，不需要树突细胞刺激，就可以控制肿瘤相当长一段时期。而某种情况下肿瘤还会无限制的继续生长下去，这并不是由于 T 细胞无法进入肿瘤部位，或缺乏 MHC Ⅱ类分子或肿瘤共同刺激分子而引起。与正常人的记忆性 CD4+T 细胞相比，肿瘤内的记忆性 CD4+T 细胞对刺激的反应程度有所降低，这或许是记忆性 CD4+T 细胞和肿瘤通过某种方式相互作用，从而使 CD4+T 细胞活性降低，虽然上述结果的机制尚不清楚，但对其机制的了解有助于阐明 CD4+T 在 B-NHL 发病中的作用和提出新的 B-NHL 免疫治疗手段。

众所周知，大部分实体瘤细胞表面表达 MHC Ⅰ类分子，而 B-NHL 细胞主要表达 MHC Ⅱ类分子，这种不同可使肿瘤与 CD4+T 细胞相互作用，并且可递呈抗原给 CD4+T 细胞。肿瘤细胞与 CD4+T 细胞通过一定机制相互作用后，恶性 B 淋巴细胞的分化被阻滞在特异的阶段。实验证明，在滤泡细胞淋巴瘤中，肿瘤内浸润性 CD4+T 淋巴细胞与恶性 B 细胞共同存在，在恶性 B 细胞的刺激下，CD4+T 细胞可表达一种表面标志物 CD25，单独存在的 CD4+T 细胞并不表达 CD25，说明 CD25 可能是一种恶性特征的标志物，而 CD25 的表达又可进一步促使 CD4+T 细胞 Ki-67 抗原的表达，即在 B-NHL 的恶性 B 细胞作用下，CD4+T 淋巴细胞被活化而增生，而这些活化的 T 淋巴细胞对恶性 B 淋巴细胞又有一定的抗肿瘤效应。活化的 CD4+T 细胞能够通过 TCR-MHC Ⅱ 类分子相互作用而促进 B-NHL 中 B 细胞 Ki-67 的表达，从而导致恶性 B 淋巴细胞进入细胞周期的 G1 期，可表现为 mRNA 合成增加，出现 G0 期向 G1 期转变的特征，细胞增大，CD40 表达增强，而进入 G1 期后，CD4+T 细胞却因不能进一步提供合适的信号而无法促进 B-NHL 细胞的增殖，使 B-NHL 细胞的增殖停滞在 G1 期，故 B-NHL 中的恶性 B 淋巴细胞被抑制在细胞分化的特异阶段。

这些研究结果提示了 B-NHL 发生发展的复杂性，进一步的研究表明，恶性肿瘤 B 细胞通过 MHC Ⅱ类分子的相互作用而导致细胞信号转导途径的异常，从而起到抑制 CD4+T 淋巴细胞的调节作用。近年来研究发现，CD4+T 细胞与 CD8+T 细胞一样，对肿瘤细胞有直接杀伤作用。细胞毒 T 淋巴细胞对靶细胞的杀伤，目前认为有 2 种途径，即穿孔素介导和 Fas 介导。而 B-NHL 特异性的 CD4+T 细胞对肿瘤细胞的杀伤以哪种途径为主，至今仍无定论，以往的观点认为 CD4+T 细胞膜表面表达大量的配体（FasL），其通过与 FasL-Fas 结合导致靶细胞凋亡。已有证据表明，当活化的 CD4+T 细胞攻击高表达 Fas 分子的 B 细胞淋巴瘤时，B 细胞淋巴瘤迅速被溶解，Fas 缺陷的小鼠的 B 母细胞就不能被活化的 CD4+T 细胞杀伤，这支持 Fas 系统介导 CD4+T 细胞杀伤瘤细胞的观点。但也有研究证实，活化的 CD4+T 细胞对高表达 Fas 的淋巴瘤与不表达的 B 淋巴细胞的杀伤无差别，不表达穿孔蛋白的小鼠的活化 CD4+T 细胞对 Fas– 和 Fas+ 的靶细胞均无杀伤作用，故认为穿孔素介导 CD4+T 细胞对肿瘤细胞的杀伤。已有研究证实，CD4+T 细胞可以通过其表达的穿孔素所调节的细胞毒性直接杀死 EBV 感染的淋巴肿瘤细胞，这一观点与传统认为的 CD4+T 细胞不含穿孔素相矛盾，因此，还需要更多的研究来证实。Lundin 等通过建立动物实验模型，证实 FasL-Fas 相结合途径并不是 CD4+T 细胞杀死 B 肿瘤细胞的唯一方式，仍有许多其他的途径可杀死肿瘤细胞，包括 CD4+T 细胞通过其分泌的细胞因子如 IFN-γ，间接抑制肿瘤细胞的生长。

（4）CD4+T 细胞免疫反应对 B-NHL 的预后影响

有研究表明，CD4+T 细胞与 B-NHL 患者存活的时间有关。CD4+T 细胞计数增高可以反映有效的抗肿瘤免疫反应，与 CD4+T 细胞水平高的患者相比，浸润性 CD4+T 细胞水平较低的患者的总体存活时间要短，在浸润性 B-NHL 的免疫细胞中，

CD4+T 细胞成分在判断患者的预后方面要比 CD8+T 细胞更重要。

研究发现 T 细胞受体转基因鼠，在没有其他 T 细胞或抗体的情况下，CD4+T 细胞可以杀伤 B 淋巴瘤细胞，而且只有处于活化状态下的 CD4+T 细胞才具有这种作用，对患有 B 细胞淋巴瘤的小鼠注入特异性 CD4+T 细胞，一段时间后 B 细胞肿瘤消失，另有一部分肿瘤的生长速度减慢，这可能是由肿瘤对由 CD4+T 细胞调节的细胞毒性产生耐受所致，而没有注入特异性 CD4+T 细胞的小鼠在较短的时间内死于肿瘤。因此，CD4+T 细胞为 B-NHL 的治疗提供了新的手段。B-NHL 患者复发和预后与特异性 T 细胞群的类型和数量有关，已有研究表明，B-NHL 中 T 细胞反应的范围、群体类型、活化状态及记忆状态是影响肿瘤临床结果的独立性因素。

对浸润性 CD4+T 细胞的特性和表型的研究表明，T 细胞群体可表达表面标志物 CD45RO 和 CD45RA，但肿瘤浸润性 CD4+T 细胞表达 CD45RO 而非 CD45RA，从而表明浸润在肿瘤中的 CD4+T 细胞为记忆性 T 细胞，记忆性 CD4+T 细胞反应可维持 B-NHL 处于一种低度进展状态。有证据表明，当 B-NHL 中的恶性细胞有较高的增殖率时，可发现原始 CD4+T 细胞（CD45RA+）频率比记忆性 CD4+T（CD45RO+）细胞出现频率高，这提示记忆性 CD4+T 细胞在下调肿瘤增殖率方面起重要作用。由此表明，处于活化状态的肿瘤浸润记忆性 CD4+T 细胞计数与 B-NHL 的预后呈正相关。

参考文献

1. TORRES K C，DUTRA W O，GOLLOB K J. Endogenous IL-4 and IFN-gamma are essential for expression of Th2，but not Th1 cytokine message during the early differentiation of human CD4+ T helper cells. Hum Immunol，2004，65（11）：1328-1335.

2. MURAKAMI H，OGAWARA H，HIROSHI H. Th1/Th2 cells in patients with multiple myeloma. Hematology，2004，9（1）：41-45.

3. GERGELY L，ALEKSZA M，VÁRÓCZY L，et al. Intracellular IL-4/IFN-gamma producing peripheral T lymphocyte subsets in B cell non-Hodgkin's lymphoma patients. Eur J Haematol，2004，72（5）：336-341.

4. GUO H F，QIAO Z H，ZHU L，et al. Th1/Th2 cytokine profiles and their relationship to clinical features in patients following nonmyeloablative allogeneic stem cell transplantation. Am J Hematol，2004，75（2）：78-83.

5. MURIS J J F，MEIJER C J L M，CILLESSEN S A G M，et al. Prognostic significance of activated cytotoxic T-lymphocytes in primary nodal diffuse large B-cell lymphomas. Leukemia，2004，18（3）：589-596.

6. FU T H，VOO K S，WANG R F. Critical role of EBNA1-specific CD4+ T cells in the control of mouse Burkitt lymphoma in vivo. J Clin Invest，2004，114（4）：542-550.

18. 霍奇金淋巴瘤的效应细胞免疫异常

霍奇金淋巴瘤是一种淋巴造血系统恶性肿瘤，约占0.4/10万，典型形态学表现是可见肿瘤细胞即 R-S 细胞，而瘤细胞周围存在大量反应性细胞，包括淋巴细胞、组织细胞、浆细胞及嗜酸性粒细胞。近年来对于 HL 免疫表型、分子遗传学特点、组织发生和发病机制的研究，大大促进了人们对 HL 的理解。肿瘤细胞 H/RS 的生存、增殖、免疫逃避、免疫调节的机制与其周围的背景细胞关系密不可分，在 H/RS 细胞和背景细胞研究的基础上，应用免疫组织化学方法检测背景淋巴细胞 T/B 细胞比值、CD4+/CD8+ 和 GrB+/TIA-1+ 细胞比值的表达情况，具有重大意义。

HL 通常发生于淋巴结，尤其多发于颈部淋巴结。相对其他肿瘤，HL 好发于年轻人，男性多于女性（35∶12）。HL 的特征之一就是背景的复杂性。

cHL 背景细胞多为淋巴细胞，在 NLPHL 的背景细胞中 B 淋巴细胞占明显优势，而 cHL 中 T 淋巴细胞占明显优势，这可能与 H/RS 细胞分泌的细胞因子 TARC/CCL17 和 MDC/CCL22 相关。背景中大部分是 CD4+T 细胞，国内研究也证明了这点，cHL 中 CD4+/CD8+ 的均值为 4.10。

一般认为肿瘤浸润淋巴细胞（TIL）是宿主对肿瘤细胞的免疫反应，但是在 cHL 中，如此少量的肿瘤性 H/RS 在以 T 细胞为背景的环境内却能够很好地生存，成为人们研究的课题，这可能与肿瘤细胞 MHC Ⅱ 类分子表达的缺失使得 CD4 细胞通过对 CD8 分子的促进或者抑制的调节来发挥作用有关。T 细胞中 Tr 和 Th2 有抑制作用，而 Th1 为促进作用。背景 T 细胞中 Tr 最多，其免疫表型为 CD4+CD25+FOXP3+。Tr 对效应 T 细胞的抑制效应是通过 3 条途径实现的，同时还参与对 B 细胞的抑制。Th2 细胞则是通过 Th2 分泌的细胞因子抑制细胞免疫效应细胞的增生。Th1 细胞则通过辅助效应 T 细胞的活化发挥作用，目前推测，H/RS 是通过 Tr 和 Th2 来逃避抗肿瘤免疫的。也有研究认为，CD4 各种亚型综合发挥辅助或者抑制免疫反应取决于肿瘤的分期，在肿瘤初期 CD4 细胞发挥辅助作用，但在晚期阶段 CD4 则以 Tr 发挥的抑制作用为主。CD8 细胞依靠靶细胞 MHC Ⅰ 类分子递呈的抗原识别通过穿孔蛋白来介导细胞凋亡的。CD8 数量与肿瘤预后的关系因肿瘤类型不同而不同，如高数量 CD8 的卵巢癌、直肠癌、胰腺癌预后好，但是鳞癌和 EBV 相关的鼻咽癌预后则差。

CD4+/CD8+ 比值由高到低依次为 MCHL ＞ NLPHL ＞ NSHL ＞ LRHL，cHL 亚型与预后的关系是 LRHL ＞ NSHL ＞ MCHL。CD4+/CD8+ 比值与 cHL 组织学预后呈负相关，对此的合理解释为 CD4+ 中占主导的 Tr 和 Th2 抑制 CD8+ 的增生与活化，而 CD8 又是肿瘤细胞免疫的主要细胞。对于 NLPHL，除与 cHL 除组织学相似外，其他方面如细胞形态、分子生物学、免疫表型和临床行为均不同。具有细胞毒功能的 CTL 胞质中存在一组特殊化的溶解蛋白，在介导细胞毒过程中起关键作用，其主要成分包括孔形成蛋白－穿孔蛋白、丝氨酸蛋白酶－粒酶 B 和 T 细胞内抗原（TIA-1），前两者存在于活化的细胞毒细胞，后者存在于所有的细胞毒细胞。TIA-1 除标记 NK 和 CTL 细胞以外，还可以标记中性粒细胞和淋巴细胞。GrB 不仅与活化的 CTL 有关，而且是 NK 细胞 ADCC 作用中的关键分子。有文献报道，GrB+CTL 即活化的毒性细胞的比例与预后呈负相关，也有研究指出 GrB 和 TIA-1 二者中 TIA-1 是与预后更相关的指标，而且显示 TIA-1 是 HL 晚期 DFS 和 EFS 的唯一预后指标。

总之，免疫学研究复杂，根据 T/B 细胞比值和 CD4+/CD8+、GrB+/TIA-1+ 比值在 cHL 各亚型的分布状况并结合组织学类型，cHL 预后则分别表现出与之正相关和负相关的关系。NLPHL 是一类完全不同于 cHL 的类型，其良好预后与其独特的免疫微环境有关，但其相关性还有待研究。另外，相当一部分 cHL 病例的病因与 EBV 感染相关，相应诱导的细胞免疫也不一样，因此，在应用背景细胞蛋白表达来揭示其与组织学类型关系时仍需要大样本病例和 EBV 感染情况的综合分析，而且组织学分型对预后的影响不大，而临床分期更为重要。

参考文献

1. 吴自勍，赵彤，贺海容，等 . cHL H/RS 细胞与背景细胞表达的相关性 . 第一军医大学分校学报，2004，27（2）：91-94.

2. 周新华，赵彤，沈新明，等 . 霍奇金淋巴瘤组织中 H/RS 细胞与其背景细胞的微切割及其 IgH 基因重排检测 . 第一军医大学学报，2004，24（3）：286-290.

3. HUDNALL S D，BETANCOURT E，BARNHART E，et al. Comparative flow immunophenotypic features of the inflammatory infiltrates of Hodgkin lymphoma and lymphoid hyperplasia. Cytometry B Clin Cytom，2008，74（1）：1-8.

4. MARSHALL N A，CHRISTIE L E，MUNRO L R，et al. Immunosuppressive regulatory T cells are abundant in the reactive lymphocytes of Hodgkin lymphoma. Blood，2004，103（5）：1755-1762.

5. LIM H W，HILLSAMER P，BANHAM A H，et al. Cutting edge：direct suppression of B cells by CD4+ CD25+ regulatory T cells. J Immunol，2005，175（7）：4180-4183.

6. YU P，FU Y X. Tumor-infiltrating T lymphocytes：friends or foes ？ Lab Invest，2006，86（3）：231-245.

7. SATO E，OLSON S H，AHN J，et al. Intraepithelial CD8+ tumor-infiltrating lymphocytes and a high CD8+/regulatory T cell ratio are associated with favorable prognosis in ovarian cancer. Proc Natl Acad Sci USA，2005，102（51）：18538-18543.

8. PRALL F，DÜHRKOP T，WEIRICH V，et al. Prognostic role of CD8+ tumor-

infiltrating lymphocytes in stage Ⅲ colorectal cancer with and without microsatellite instability. Hum Pathol, 2004, 35（7）: 808-816.

9. RYSCHICH E, NÖTZEL T, HINZ U, et al. Control ofT-cell-mediated immune response by HLA class Ⅰ in human pancreatic carcinoma. Clin Cancer Res, 2005, 11（2 pt 1）: 498-504.

10. GRABENBAUERG G G, LAHMER G, DISTEL L, et al. Tumor-infiltrating cytotoxic T cells but not regulatory T cells predict outcome in anal squamous cell carcinoma. Clin Cancer Res, 2006, 12（11 Pt 1）: 3355-3360.

11. ALVARO-NARANJO T, LEJEUNE M, SALVAD-USACH M T, et al. Tumor infiltrating cells as a prognostic factor in Hodgkins lymphoma: a quantitative tissue micro array study in alarge retrospective cohort of 267 patients. Leuk Lymphoma, 2005, 46（11）: 1581-1591.

19. NK/T 细胞淋巴瘤的效应细胞免疫异常

鼻腔 NK/T 细胞淋巴瘤约 80% 来源于真正的 NK 细胞，10% ～ 30% 来源于 NK 样 T 细胞，肿瘤细胞在表达 NK 细胞相关标志 CD56（+）的同时，又表达某些 T 细胞相关抗原 CD2（+）、CD45RO、胞质 CD3（+），但不表达膜表面 CD3、CD4、CD5、CD20、CD57、CD16。肿瘤细胞还可表达细胞毒性标志，如 T 细胞限制性细胞内抗原（TIA-1）、颗粒酶 B、穿孔素、nm-23-HI 等。

NK/T 细胞淋巴瘤的效应细胞即调节性 T 细胞（Treg 细胞）是一群持续表达 CD25 的 CD4+T 细胞，具有免疫调节和免疫抑制的作用。国内外大量研究表明，实体肿瘤局部 Treg 细胞增高可作为评估肿瘤预后不良的独立指标。淋巴瘤患者外周血中 Treg 细胞的研究相对较少，多数集中在 B 淋巴细胞瘤方面，有研究显示目前结外 NK/T 细胞淋巴瘤患者外周血中 Treg 细胞比例及意义尚无大宗病例报道。

有研究表明 Treg 细胞的升高可抑制机体的细胞免疫功能，导致肿瘤细胞逃逸机体的抗肿瘤作用，在结外 NK/T 细胞淋巴瘤发病时发挥免疫抑制作用，因此，结外 NK/T 细胞淋巴瘤患者治疗后外周血 Treg 细胞明显下降。同时治疗有效的结外 NK/T 细胞淋巴瘤患者治疗前外周血 Treg 细胞低于治疗无效的患者。治疗前外周血 Treg 细胞增高的结外 NK/T 细胞淋巴瘤患者疗效差，提示其对疾病的疗效有一定的预测作用。

Treg 细胞是近年来肿瘤免疫研究的热点，其在机体的免疫耐受、免疫调节中发挥重要作用，影响肿瘤免疫逃逸的过程。结外 NK/T 细胞淋巴瘤的患者外周血 Treg 细胞影响肿瘤的发生、发展，能否将其应用于临床进行病情监测、疗效判断及预后评估均值得深入研究。

参考文献

1. HARRIS N L, JAFFE E S, DICBOLD J, et al. The World Health Organization classification of neoplastic diseases of the hematopoieticand lymphoid tissue: report of the Clinical Advisory Committee meeting Airlie House, Virginia, November 1997. Histopathology, 2000, 36（1）: 69-86.

2. 李诗敏, 朱雄增. 结外鼻型 NK/T 细胞淋巴瘤的研究进展. 中国癌症杂志, 2006, 16（12）: 1079-1082.

3. QUINTANILLA-MARTINEZ L, FRANKLIN J L, GUERRERO I, et al. Histological and immunopheno typic profile of nasal NK/T cell lymphomas from Peru: high prevalence of p53 over expression. Hum Pathol, 1999, 30（7）: 849-855.

4. FALCAO R P, RIZZATTI E G, SAGGIORO F P, et al. Flow cytometry characterization of leukemic phase of nasal NK/T cell lymphoma in tumor biopsies and peripheral blood. Haematologica, 2007, 92（2）: e24-e25.

5. HARRIS N L, JAFFE E S, DICBOLD J, et al. Lymphoma classification from controversy to consensus: the REAL and WHO classification of lymphoid neoplasms. AnnOncol, 2000, 11（Suppl1）: 3-10.

6. YHIBI S T, TERAMURA T, KURIYAMA K, et al. Molccular analysis of latent membrane protein 1inpatients with Epstein-Barrvirus-associated hemophagocytic lymphohistiocytosis in Japan. Leuk Lymphoma, 2000, 38（3/4）: 373-380.

20. 小 B 细胞淋巴瘤的效应细胞免疫异常

小 B 细胞淋巴瘤主要是 CLL/SLL，近几年新型靶向药物能够直接靶向慢性淋巴细胞白血病的关键致病途径，如破坏 B 细胞受体信号的 BTK、SYK 和 PI3Kδ 抑制剂，抗凋亡蛋白 BCL-2 的拮抗剂 venetoclax，在治疗上取得较大成效。

目前免疫治疗是 B-NHL 的主要治疗手段之一，准确评估患者的免疫功能状态有助于合理选择治疗方案，但是由于机体免疫调节的机制非常复杂，而且化疗如何影响机体免疫功能尚不完全清楚，目前尚无理想的免疫评估指标能准确反映机体的免疫功能状态，这为临床进行有效的干预带来困难。

CD4+CD25+Tregs 是近年来新发现的一种新型 T 抑制细胞，被认为在自身免疫耐受和肿瘤免疫耐受中具有非常重要的作用。在消化系统肿瘤患者的外周血中普遍存在着 CD4+CD25+Tregs 比例增高的免疫抑制现象，而且其比例与患者的病程、Ps 状态存在一定的相关性，因此，我们认为 CD4+CD25+Tregs 可能是一个反映机体免疫状态的较好指标，有望在临床上用于免疫功能的监测，但其在 B-NHL 患者外周血中的分布情况及其免疫抑制中的作用尚不清楚。

目前认为，CD4+CD25+Tregs 来源于胸腺，但也可以在持续性抗原刺激及 IL-10 等细胞因子条件下在外周诱导产生，具有免疫无能性和免疫抑制性两大特征，通过细胞之间直接接触的方式抑制其他免疫细胞的功能，如抑制 CD4+CD25+Tregs 细胞和 CD8+CD25+T 细胞、NKT 细胞的增殖及分泌 IL-2 的功能，抑制 CD8 记忆性 T 细胞的反应能力，下调 DC 的表面共刺激分子的表达，降低抗原递呈的效率等。CD4+CD25+Tregs 几乎抑制目前所有已知的先天和继发免疫反应，被认为是迄今为止所发现的最重要的免疫抑制细胞，在肿瘤的免疫抑制中发挥重要作用，被认为是近年来免疫学领域的重大突破，也是目前免疫学领域的研究热点之一。

CLL 是一种主要以单克隆不成熟的淋巴细胞不断增生为特征的恶性血液病，其发病机制尚不明确。目前有研究认为 CLL 的发病机制与免疫异常有关。CD4+CD25+Treg 是具有独特免疫调节作用的一类特定亚群的 T 细胞，而 Foxp3 是 CD4+CD25+Treg 的特异性标记，促进 CD4+CD25−Treg 转化为 CD4+CD25+Treg，是 CD4+CD25+Treg 发挥独特免疫调节作用的前提。研究提示 Treg 数量减少或功能失调可能导致自身免疫性疾病发生，反之可能促进癌变。目前 Treg 数量增高在 CLL 中的作用和功能尚不清楚，因此研究 Treg 在 CLL 发病机制中的作用已成为热点。

国内有研究结果显示初诊 CLL 患者 CD4+CD25+Treg、CD4+CD25+Foxp3+Treg 数量较健康组显著增高，治疗后 CD4+CD25+Foxp3+Treg 数量较初诊时有所降低，但仍较健康组高，说明 Treg 数量增多可能与 CLL 患者免疫功能紊乱有关。因此，推测 CLL 患者外周血中 CD4+CD25+Foxp3+Treg 数量增多时体内抗肿瘤免疫受到抑制，机体免疫平衡被打破，可能导致肿瘤细胞的活化、增生；治疗后 Treg 数量减少，体内抗肿瘤免疫功能得到部分恢复，有利于机体对肿瘤细胞的清除。

有研究认为 Treg 数量的高低可作为 CLL 的预后指标。2006 年美国 CLL 临床指南提出将临床分期、CD38、β 2-MG、ZAP-70、*IgHV* 基因突变状态、性别、细胞遗传的异常等作为预后指标。本研究中 CD38、ZAP-70、β 2-MG 与 Treg 数量均呈正相关，说明它们水平越高，Treg 数量也越高，提示预后不良。这些预后指标是否促进 Treg 数量增加，是否参与 Treg 在 CLL 中的抗肿瘤抑制而导致免疫失衡有待于进一步研究。临床分期是众所周知的预后因素，分期越倾向中晚期预后越差、生存期越短。有研究发现 Binet A 期患者 CD4+CD25+Foxp3+T 数量明显低于 Binet B/C 期患者。CD4+CD25+Foxp3+T 数量与 CLL 的 Binet 和 Rai 临床分期呈正相关，提示 CLL 患者 Treg 数量增多，且分期越倾向中晚期预后越差。Jadidi-Niaragh 等研究表明 Treg 数量与 CLL 的疾病进展密切相关，其突然升高是否预示着疾病恶化，有待于进一步研究。CLL 的诊断与治疗指南表明 FISH 检测结果中 del 17p13、del 11q22 和 14q32 任一种细胞遗传学异常的患者预后差、生存期短。*IgVH* 基因突变状态是 CLL 中最可靠的预后因子，突变者预后差，生存期短。

综上所述，初诊 CLL 患者 Treg 数量增高，在治疗后有所降低，且 Treg 数量与预后因素如 CD38、ZAP-70、Binet 分期、Rai 分期等呈正相关，这进一步说明 CD4+CD25+Foxp3+Treg 数量增加可能与 CLL 免疫失调有关，其对 CLL 的病情评估、疗效及预后判定有一定的临床价值。

参考文献

1. D'ARENA G, SIMEON V, D'AURIA F, et al. Regulatory T-cells in chronic lymphocytic leukemia: actor or innocent bystander? Am J Blood Res, 2013, 3 (1): 52-57.

2. PIPER K P, KARANTH M, MCLARNON A, et al. Chronic lymphocytic leukaemia cells drive the global CD4+ T cell repertoire towards a regulatory phenotype and leads to the accumulation of CD4+ forkhead box P3+ T cells.Clin Exp Immunol, 2011, 166 (2): 154-163.

3. JADIDI-NIARAGH F, GHALAMFARSA G, YOUSEFI M, et al. Regulatory T cells in chronic lymphocytic leukemia: implication for immunotherapeutic interventions.Tumour Biol, 2013, 34 (4): 2031-2039.

4. D'ARENA G, SIMEON V, DE MARTINO L, et al. Regulatory T-cell modulation by green tea in chronic lymphocytic leukemia.Int J Immunopathol Pharmacol, 2013, 26 (1): 117-125.

5. 中华医学会血液学分会. 中国慢性淋巴细胞白血病的诊断与治疗指南（2011年版）. 中华血液学杂志，2011，32（7）：498-501.

6. D'ARENA G，ROSSI G，VANNATA B，et al.Regulatory T-cells in chronic lymphocytic leukemia and autoimmune diseases.Mediterr J Hematol Infect Dis，2012，4（1）：e2012053.

7. 孙磊，易寿南，陈丽. 下调 Foxp3 基因表达对人调节性 T 细胞功能的影响. 中华医学杂志，2011，91（30）：2124-2128.

8. JADIDI-NIARAGH F，YOUSEFI M，MEMARIAN A，et al. Increased frequency of CD8+ and CD4+ regulatory T cells in chronic lymphocytic leukemia：association with disease progression.Cancer Invest，2013，31（2）：121-131.

9. DASGUPTA A，MAHAPATRA M，SAXENA R. Flow cytometric immunophenotyping of regulatory T cells in chronic lymphocytic leukemia：comparative assessment of various markers and use of novel antibody panel with CD127 as alternative to transcription factor FoxP3.Leuk Lymphoma，2013，54（4）：778-789.

10. LAD D P，VARMA S，VARMA N，et al. Regulatory T-cells in B-cell chronic lymphocytic leukemia：their role in disease progression and autoimmune cytopenias. Leuk Lymphoma，2013，54（5）：1012-1019.

11. BIANCOTTO A，DAGUR P K，FUCHS J C，et al. Phenotypic complexity of T regulatory subsets in patients with B-chronic lymphocytic leukemia. Mod Pathol，2012，25（2）：246-259.

12. WEISS L，MELCHARDT T，EGLE A，et al. Regulatory T cells predict the

time to initial treatment in early stage chronic lymphocytic leukemia.Cancer，2011，117（10）：2163-2169.

13. D'ARENA G, D'AURIA F, SIMEON V, et al. A shorter time to the first treatment may be predicted by the absolute number of regulatory T-cells in patients with Rai stage 0 chronic lymphocytic leukemia.Am J Hematol，2012，87（6）：628-631.

14. JADIDI-NIARAGH F, GHALAMFARSA G, MEMARIAN A, et al. Downregulation of IL-17-producing T cells is associated with regulatory T cell expansion and disease progression in chronic lymphocytic leukemia.Tumour Biol，2013，34（2）：929-940.

15. VISCO C, MORETTA F, FALISI E, et al. Double productive immunoglobulin sequence rearrangements in patients with chronic lymphocytic leukemia. Am J Hematol，2013，88（4）：277-282.

21. 非霍奇金淋巴瘤的调节 T 细胞特征

调节 T 细胞是近年研究较热门的一群具有免疫抑制功能的细胞，其与自身免疫性疾病、肿瘤等密切相关。在淋巴瘤中，Treg 的检测方法不统一，以往研究多采用 CD4、CD25 标记 Treg，但活化的功能性 T 细胞表面也表达 CD25，而且目前还缺乏定义 CD25 低表达和高表达的标准，从而影响了通过 CD4、CD25 标记分选获得 Treg 的准确性及可靠性。有研究发现细胞表面的 CD127 表达与 FoxP3 呈负相关，而 FoxP3 已被证实为最可靠及特异的 Treg 的标记。Treg 上 CD127 低表达，而自身活化的效应 T 细胞则高表达 CD127，因此 CD127 可以很好地区分 Treg 及活化 T 细胞，且 CD127 的下调表达与 CD25 中等 – 强表达具有良好的相关关系，因此 CD127 的低表达可很好地替代 FoxP3 作为检测 Treg 的标记。联合标记 CD4、CD25、CD127 可准确检测 Treg 水平。

（1）B-NHL 患者调节性细胞分析

B-NHL 患者普遍存在着免疫抑制状态，研究其免疫抑制程度对全面评价其免疫功能及制定更合理的综合治疗方案具有重要的指导意义，但是目前尚无理想的免疫评估指标能准确反映机体的免疫功能状态，这为临床进行有效的干预带来困难。

① CD4+CD25+Tregs 细胞在 B-NHL 中的分布及检测

CD25 为 IL-2 受体链，是 T 细胞活化的标志之一，CD4CD25 T 细胞也包含了部分活化的 CD4 T 细胞，因此，以 CD4、CD25 双阳性作为判断 Tregs 细胞的标志尚不准确，持续性表达 CTLA4 是 CD4CD25 Tregs 的特征之一，而且在其发挥抑制功能中起重要作用。

化疗可以导致总淋巴细胞数、CD4 Th 细胞总数减少，而 CD4CD25 Tregs 比例增加、CD8 杀伤细胞的减少，说明化疗对 B-NHL 患者的细胞免疫功能具有明显的抑制作用。CD4CD25 Tregs 的比例增高可能是化疗后免疫抑制的机制之一，CD4 细胞比例增高的原因可能是化疗导致肿瘤负荷缩小，使肿瘤对 CD4 细胞的诱导凋亡作用减弱，导致 CD4 细胞的比例相对增加、CD4/CD8 比值相对升高，而其中 CD4CD25 Tregs 细胞的增加可能是 CD4 细胞比例增加的原因之一。CD4CD25 Tregs 在化疗后比例显著增加可能是由于 CD4CD25 Tregs 的增殖较其他免疫效应细胞缓慢，故对化疗药物的细胞毒作用不敏感，但某些化疗药物可能诱导产生 CD4CD25 Tregs 细胞。

② CD4+CD25 Tregs 比例作为反映免疫功能指标的价值

目前临床上最常用的 CD4/CD8 比值是反映免疫功能状态的指标，但许多研究报道该指标与患者的分期、肿瘤负荷、Ps 状态及患者的生存之间没有很好的相关性。在临床上，化疗后患者发生感染的概率显著增加，说明患者的免疫功能处于抑制状态。另外，CD4 和 CD8 细胞各自包含了很多功能各异的细胞群体，因此 CD4/CD8 比值不能完全反映机体的免疫功能状态。目前认为 CD4CD25 Tregs 比例可能是一个较好地反映细胞免疫功能状态的参考指标，有望在临床上用于免疫功能的监测。当然，免疫系统是由很多功能各异的免疫调节细胞组成的复杂的调控网络，单纯一个指标不能完全反映整体的免疫状态，多个参数结合更有助于评估整体的免疫功能状态。由于 CD4CD25 Tregs 在肿瘤免疫抑制中的重要性，其在肿瘤治疗中的价值也日益受到关注。抑制 Tregs 细胞的功能可诱发抗肿瘤免疫。动物实验结果提示 CD25

单克隆抗体、CTLA4 单克隆抗体、GITREGS 抗体等阻断 Tregs 细胞的抑制功能，可抑制肿瘤生长甚至消灭肿瘤，因此如能将特异性阻断 CD4CD25 Tregs 的方法和增强机体特异性抗肿瘤的免疫功能手段有机结合，将会进一步提高 B-NHL 的治疗效果。

（2）T 细胞非霍奇金淋巴瘤患者调节性细胞分析

①皮肤 T 细胞淋巴瘤（cutaneous T cell lymphoma，CTCL）

研究发现某些 CTCL 患者外周 CD4+CD25+Foxp3+Treg 存在功能障碍，且其抑制功能与肿瘤负荷呈负相关。

②成人 T 淋巴细胞白血病（ATL）

ATL 是一种与 HTLV-1 感染相关的成熟 CD4+T 细胞白血病/淋巴瘤（ATLL），以白血病细胞上表达 CD25 为特征。此类患者有明显的免疫缺陷。

部分 ATLL 细胞具有 Treg 免疫表型，且其能发挥 Treg 功能，产生免疫抑制微环境，以逃逸宿主的免疫应答，为阐明 ATLL 的免疫病理机制提供了新的研究方向。在 CTCL 和 ATLL 中 CD4+CD25+Foxp3+Treg 的表达量各研究报道不同，也有研究认为其表达与健康对照者差异无统计学意义。这些报道结果的不一致性，其原因主要在于目前 ATL 细胞的来源尚不清楚，可能导致了 CD4+CD25+Foxp3+Treg 表达量的不同。目前认为 ATL 细胞起源于天然的 CD4+CD25+Foxp3+Treg，感染 HTLV-1 后发生了恶变，传统的 CD4+CD25–T 细胞恶变后产生了具有 Treg 表型及功能的 ATL 细胞，这些均有待于日后更进一步的研究。此外，CD4+CD25+Foxp3+Treg 表达高的患者，预后可能更好，且 CD4+CD25+Foxp3+Treg 发挥抑制功能跟肿瘤负荷相关，肿瘤负荷高者，Treg 抑制能力差。有研究者探索了 HTLV-1 感染与 Treg 表达的关系，认为 HTLV-1 感染后可能通过分泌细胞因子 CCLL22 等方式诱导 Treg 的表达。这为我们了解 T 细胞淋巴瘤的免疫状态及进行预后判断提供了很好的理论依据。

目前关于 CD4+CD25+Foxp3+Treg 的研究仍较少，仅在 CTCL 和 ATLL 中有部分研究，而其他类型 T 细胞淋巴瘤目前仍鲜见 Treg 研究的相关报道，且目前研究结论并不一致，有待更深层次的 Treg 起源及作用缺陷的机制研究。

参考文献

1. HORWITZ D A, ZHENG S G, GRAY J D. The role of the combination of IL-2 and TGF-beta or IL-10 in the generation and function of CD4+ CD25+ and CD8+ regulatory T cell subsets. J Leukoc Biol, 2003, 74（4）: 471-478.

2. AZUMA T, TAKAHASHI T, KUNISATO A, et al. Human CD4+ CD25+ regulatory T cells suppress NKT cell functions. Cancer Res, 2003, 63（15）: 4516-4520.

3. ICHIHARA F, KONO K, TAKAHASHI A, et al. Increased populations of

regulatory T cells in peripheral blood and tumor-infiltrating lymphocytes in patients with gastric and esophageal cancers. Clin Cancer Res，2003，9（12）：4404-4408.

4. JAVIA L R，ROSENBERG S A. CD4+CD25+ suppressor lymphocytes in the circulation of patients immunized against melanoma antigens. J Immunother，2003，26（1）：85-93.

5. WOLF A M，WOLF D，STEURER M，et al. Increase of regulatory T cells in the peripheral blood of cancer patients. Clin Cancer Res，2003，9（2）：606-612.

6. SASADA T，KIMURA M，YOSHIDA Y，et al. CD4+CD25+ regulatory T cells in patients with gastrointestinal malignancies：possible involvement of regulatory T cells in disease progression. Cancer，2003，98（5）：1089-1099.

7. DIEDERICHSEN A C P，HJELMBORG J B，CHRISTENSEN P B，et al. Prognostic value of the CD4+/CD8+ ratio of tumour infiltrating lymphocytes in colorectal cancer and HLA-DR expression on tumour cells. Cancer Immunol Immunother，2003，52（7）：423-428.

8. PASARE C，MEDZHITOV R. Toll pathway-dependent blockade of CD4+CD25+ T cell-mediated suppression by dendritic cells. Science，2003，299（5609）：1033-1036.

9. KHATTRI R，COX T，YASAYKO S A，et al. Pillars Article：An Essential Role for Scurfin in CD4+CD25+ T Regulatory Cells. Nat. Immunol. 2003. 4：337-342. J Immunol，2017，198（3）：993-998.

10. TOULZA F，NOSAKA K，TANAKA Y，et al. Human T-lymphotropic virus

type 1-induced CC chemokine ligand 22 maintains a high frequency of functional FoxP3+

regulatory T cells. J Immunol，2010，185（1）：183-189.

22. 霍奇金淋巴瘤的调节 T 细胞特征

研究发现在正常人和小鼠外周血及脾脏组织的 CD4+T 细胞中有一持续高表达 CD25 分子（IL-2 受体 a 链）的亚群，去除该类细胞可诱导各种自身免疫性疾病的发生，反之，将这种细胞输入去除胸腺的有自身免疫缺陷的裸鼠体内则可减轻甚至防止自身免疫性疾病的发生，由此表明这群细胞是一类重要的免疫调节细胞，遂将其命名为 CD4+CD25+Treg。此后，逐步研究发现其在诱导维持自身免疫耐受、维持 T 细胞自稳、防止自身免疫性疾病、抗移植排斥、抗感染免疫，甚至在加强对肿瘤的免疫应答中都起重要作用。CD4+CD25+Treg 数量和功能异常是人类和动物自身免疫性疾病和其他炎性疾病的重要原因之一。

（1）CD4+CD25+Treg 的生物学特性

① CD4+CD25+Treg 的起源

天然的 CD4+CD25+Treg 在胸腺中产生，数目很少，在小鼠体内，其占 CD4+T 细胞的 5%～10%，而在人体内只占 2%～3%。实验表明 CD4+CD25+Treg 细胞在胸腺中被检测到的时间先于在外周中，表明其来源于胸腺。荧光标记也最终证实了此群细胞是从胸腺向外周迁移的。近年来，从动物模型获得的大量实验数据证实，胸腺并非是 CD4+CD25+Treg 的唯一来源，外周血中成熟的 CD4+CD25–T 细胞也可在一定条件下被诱导生成 CD4+CD25+Treg，即获得性调节性 T 细胞，这种获得性 CD4+CD25+Treg 亦具有抑制活性。在体外也可通过抑制性细胞因子、药物及未成熟 DC 等诱导获得性 CD4+CD25+Treg 的产生。

②　CD4+CD25+Treg 表面的分子标志

CD4+CD25+Treg 表面的分子标志近年来研究较多，主要包括：CD4、CD25、CTLA-4（CD152）、GITR、CD103、CD62L、CD69、CD134、CD71、CD54、CD45RA、TGF-β1、IL-10、glactin-1、neuropilin-1 等，但这些分子对 CD4+CD25+Treg 并不特异，均可在活化的 T 细胞上表达。研究发现，CD4+CD25+Treg 能够表达一种独特的转录抑制因子即 Foxp3，该分子特异并稳定地表达于 CD4+CD25+CD8– 胸腺细胞和外周 CD4+CD25+Treg 的细胞核内，而其他的胸腺细胞、T 细胞、B 细胞及自然杀伤性 T 细胞均无表达。此外，活化的幼稚 T 细胞、分化的 I 型或 I 型 T 辅助细胞亦均不表达 Foxp3，说明 Foxp3 的表达对 Treg 细胞来说是高特异性的，被认为是 CD4+CD25+Treg 区别于活化 T 细胞的一个特征性标志。此外，Foxp3 的表达对诱导这些细胞的调节功能起关键作用，实验发现将 *Foxp3* 基因导入 CD4+CD25–T 细胞，该细胞受到刺激时呈现与天然 CD4+CD25+Treg 一样的特性，并且这些细胞能够在体外抑制 T 细胞的应答。研究认为 CD127（IL-7 受体）也可以作为该群细胞的一个特异性标志。Foxp3 高表达和 CD127 低表达之间存在良好的相关性，高表达 Foxp3 的 Treg 低表达 CD127，以 CD4、CD25 及 CD127 为分子标记分离的 Treg 纯度要比以其他分子标记分离的纯度高很多。此外，Foxp3 可抑制 CD127 的启动子，从而导致了 Treg 中 CD127 的低表达。

（2）CD4+CD25+Treg 的功能

CD4+CD25+Treg 的免疫无能性是指其在抗原刺激下自身很难扩增和繁殖，具体表现在其对高浓度 IL-2 的单独刺激、固相包被或可溶性抗 CD3 单抗、抗 CD3 单抗与抗 CD28 单抗的联合作用均呈无应答状态，也不分泌 IL-2。在经 TCR 介导的信号刺激并有高浓度外源性 IL-2 存在的情况下，CD4+CD25+Treg 可活化并增殖，但其增殖程度较 CD4+CD25–T 细胞弱很多。CD4+CD25+Treg 在经 TCR 介导的信号刺激活化成为抑制性效应 T 细胞，可抑制 CD4+ 和 CD8+T 细胞的活化和增殖。一旦激活，其抑制功能是非特异性的，除可抑制 CD4+ 和 CD8+T 细胞的活性外，尚可抑制 NK 细胞、B 细胞及其他免疫细胞的功能。这种免疫抑制作用是通过细胞接触依赖性方式进行的。

（3）HL 中 CD4+CD25+Treg 细胞的表达及其作用机制

2004 年，英国学者 MARSHELL 等对 24 例霍奇金淋巴瘤患者浸润性淋巴细胞及其外周血单核细胞（PBMCs）中 CD4+T 细胞的功能进行了研究，结果发现与 PBMCs 不同，HLILs 对丝裂原刺激、初始应答抗原刺激、再次应答抗原刺激均表现为免疫无能性，即这些抗原均不能刺激其增殖应答。将 HLILs 与 PBMCs 进行混合反应，结果发现 HLILs 可抑制 PBMCs 活化。用流式细胞仪进一步检测 HLILs 的细胞表型，发现其包含大量分泌 IL-10 的调节性 T 细胞（Tr1）和 CD4+CD25+Treg。

有研究证实 Treg 细胞可通过以下 3 种途径在 HLILs 抑制 PBMCs 中发挥作用：①中和 IL-10；②抑制细胞间接触；③阻断 CTLA-4。HLILs 中 Treg 细胞大量增加，增加的 Treg 细胞可诱导免疫抑制环境，使 HL 中 R-S 细胞不能被免疫清除。进一步了解 Treg 细胞在 HL 病理机制中的作用，可为 HL 的治疗提供新的思路。

（4）CD4+CD25+Treg 细胞在区分 cHL 中的作用

用流式细胞仪检测 Treg 细胞表达，可将经典霍奇金淋巴瘤、良性病变和 B 细胞非霍奇金淋巴瘤区分开来。美国的 BOSLER 等对此做了研究，证实 cHL 和 B-NHL 中 Treg 细胞表达增加，且首次证实了 cHL 中高表达的 Treg 细胞有助于将 cHL 与 B-NHL 和良性病变区分开来。

（5）HL 中 CD4+CD25+Treg 细胞的产生机制

为明确 HL 瘤细胞能否诱导 CD25+ 细胞的产生，日本学者等将霍奇金淋巴瘤的 R-S 细胞系 KM-H2 与 CD4+ 原初 T 细胞共培养，结果发现共培养体系中有 CD4+CD25+T 细胞产生，且产生的细胞具有 CD25+Treg 细胞的表型特征即表达 CTLA-4、GITR 及 Foxp3，且能分泌产生大量的 IL-10。此外，研究还发现，除产生 CD4+CD25+Foxp3+Treg 细胞外，KM-H2 细胞系亦能诱导生成 CD4+ 细胞毒 T 细胞（CTLs），且产生的 CD4+CTLs 细胞对母系 KM-H2 细胞系表现出强的细胞毒作用。由此得出，KM-H2 细胞系可促进 CD4+ 原初 T 细胞双向分化即向 Foxp3+T 细胞和 CD4+CTLs 细胞分化。进一步研究发现，肿瘤细胞具有抗原递呈细胞（APC）功能，对 CD4+ 原初 T 细胞的双向分化是必需的。除 KM-H2 细胞系外，几种具有 APC 功能的其他细胞系亦能诱导 Foxp3+T 细胞和 CD4+CTLs 细胞生成，而不具有 APC 功能的细胞系不能诱导生成此两种细胞。

综上所述，具有 APC 功能的肿瘤细胞（包括经典 HL 细胞）可诱导 Foxp3+T 细胞和 CD4+CTLs 细胞生成，在维持疾病稳定中发挥了协同、有益的作用，部分解释了 HLILs 中 CD25+Foxp3 多者预后较好。此外，ISHIDA 等在另外一项研究中发现，在受累淋巴结中的 HL 细胞周围有大量淋巴细胞浸润，这些淋巴细胞既表达趋化因子受体 4（CCR4），又表达 Foxp3。而通过细胞趋化实验发现，HL 细胞可诱导 CD4+ 细胞迁移。进一步研究发现，这些迁移的细胞对 T 细胞受体刺激呈低应答，且能抑制自体效应性 CD4+T 细胞的活化 / 增殖，提示由 HL 细胞诱导迁移的 CD4+T 细胞功能上表现为 Treg 细胞，这些 Treg 细胞能为肿瘤细胞提供有利的微环境以逃避宿主的免疫系统。此外，体外实验中还发现，用抗 CCR4 单克隆抗体去除 CCR4+T 细胞后，可抑制 CD4+CD25+T 细胞的迁移。由此提出 HL 发病机制中 CCR4+Treg 细胞的重要性，以探索合理设计的有效治疗方法，如使用 CCR4 抗体或化疗结合 CCR4 抗体，用以克服 CCR4+Treg 细胞在宿主应答肿瘤细胞的免疫抑制作用。

(6) CD4+CD25+Treg 细胞与 cHL 预后

ALVARO 等研究评估 cHL 中 Treg 细胞与 CTLs 在判断疾病预后方面的相关性。入组了 257 例 cHL 患者，用免疫组化法分别检测了 CTLs 细胞标志——粒酶 B 和 TIA-1 及 Treg 细胞标志——Foxp3，并评估了其与疾病预后的关系。研究结果发现，浸润淋巴细胞中 Foxp3+ 细胞数越多，患者无事件生存期和无病生存期越长，而肿瘤组织中浸润的 TIA-1+ 细胞数多者提示疾病进程呈侵袭性。与既往研究结果不同，此研究认为粒酶 B 无明显提示 cHL 患者预后的作用。TODD 等亦做了类似研究，结果发现 Foxp3/GrB ≤ 1 者，EFS 及 OS 均差。SCHRECK 等研究评估了肿瘤浸润性细胞毒 T 淋巴细胞、Th1 细胞、Th2 细胞及 Treg 细胞在预后中的意义，显微镜下定量研究发现，大多数非肿瘤浸润 cHL 病例有大量 Foxp3 和 c-Maf 表达，而 T-bet+ 细胞和 GrB+

细胞均只有极少量表达。进一步研究发现：① T-bet+ 或 Foxp3+ 细胞数量对 OS、DFS、EFS 和无第 2 肿瘤生存均无明显影响；② 大量 GrB+ 细胞对 OS、DFS 和 EFS 无影响，但与无第 2 肿瘤生存呈明显负相关；③ 肿瘤浸润性 c-Maf+Th2 细胞数量少的患者，DFS 和 EFS 明显缩短，即 Th2 细胞数量增多可显著提高患者的 DFS 和 EFS；④ Foxp3+/c-Maf+ 比例低者对预后的影响无统计学差异。但若 c-Maf+/Foxp3+ 比例低，即 Th2 细胞数量少，同时有 Treg 细胞数量多者，DFS 明显缩短。因此得出，Th2 细胞和 Treg 细胞在 cHL 微环境中发挥主要作用，Treg 细胞可能通过 Th2 细胞来抑制抗肿瘤免疫应答，而 Th2 细胞可能发挥比预想中更重要的抗肿瘤免疫作用。

综上所述，霍奇金淋巴瘤浸润性淋巴细胞中存在 CD4+CD25+Treg 细胞表达增高，增加的 Treg 细胞可通过多种机制抑制 PBMC，可区别 HL 和 NHL 及良性病变，且具有较高的敏感性和特异性；可诱导免疫抑制微环境，抑制自身效应性 T 细胞的活化增殖，介导肿瘤的免疫逃逸，而对 Treg 细胞产生机制的研究表明，HL 细胞可诱导 CD4+ 细胞的迁移及 Treg 的分化。而 Treg 细胞在疾病预后中的价值近年来研究较多，大部分研究结果一致，即肿瘤浸润性淋巴细胞中 Foxp3+Treg 细胞数多者，患者预后较好。但亦有研究认为，单纯 Foxp3+ 细胞数量对疾病预后无明显影响。从以上结果也可以看出，就 Treg 细胞在 HL 中表达增高的报道结果较一致，而对 Treg 细胞增加后的影响各研究结果却不尽相同。有研究者认为，其表达增加提示了疾病预后较好，而亦有研究者认为，正是这种增加的 Treg 细胞诱导了肿瘤免疫抑制微环境，并可通过 Th2 细胞等抑制抗肿瘤免疫应答，参与了肿瘤的免疫逃逸过程。此外，Treg 细胞对疾病的预后价值的研究目前仍仅限于检测其表达水平与临床终点指标的对应，而 Treg 细胞表达增高如何改善患者的预后，尚无明确的研究结果。因此，Treg 细胞在 HL 的发生发展中究竟发挥怎样的作用仍需进一步的研究。

参考文献

1. SAKAGUCHI S, SAKAGUCHI N, ASANO M, et al. Immunologic self-tolerance maintained by activated T cells expressing IL-2 receptor alpha-chains（CD25）. Breakdown of a single mechanism of self-tolerance causes various autoimmune diseases. J Immunol, 1995, 155（3）: 1151-1164.

2. ITOH M, TAKAHASHI T, SAKAGUCHI N, et al. Thymus and autoimmunity: production of CD25+CD4+ naturally anergic and suppressive T cells as a key function of the thymus in maintaining immunologic self-tolerance. J Immunol, 1999, 162（9）: 5317-5326.

3. 闫峰，黄振平. 调节性 T 细胞与免疫耐受. 医学研究生学报, 2009, 22（10）: 1093-1097.

4. MCHUGH R S, WHITTERS M J, PICCIRILLO C A, et al. CD4（+）CD25（+）immunoregulatory T cells: gene expression analysis reveals a functional role for the glucocorticoid-induced TNF receptor. Immunity, 2002, 16（2）: 311-323.

5. BRUDER D, PROBST-KEPPER M, WESTENDORF A M, et al. Neuropilin-1: A surface marker of regulatory T cells. Eur J Immunol, 2004, 34（3）: 623-630.

6. BELKAID Y, ROUSE B T. Natural regulatory T cells in infectious disease. Nat Immunol, 2005, 6（4）: 353-360.

7. HORI S, NOMURA T, SAKAGUCHI S. Control of regulatory T cell development by the transcription factor Foxp3. Science, 2003, 299（5609）: 1057-1061.

8. FONTENOT J D, GAVIN M A, RUDENSKY A Y. Foxp3 programs the development and function of CD4+CD25+ regulatory T cells. Nat Immunol, 2003, 4（4）: 330-336.

9. KHATTRI R, COX T, YASAYKO S A, et al. Pillars Article: An Essential Role for Scurfin in CD4+CD25+ T Regulatory Cells. Nat. Immunol. 2003. 4: 337-342. J Immunol, 2017, 198（3）: 993-998.

10. LIU W H, PUTNAM A L, ZHOU X Y, et al. CD127 expression inversely correlates with FoxP3 and suppressive function of human CD4+ T reg cells. J Exp Med, 2006, 203（7）: 1701-1711.

11. LIM H W, HILLSAMER P, BANHAM A H, et al. Cutting edge: direct

suppression of B cells by CD4+ CD25+ regulatory T cells. J Immunol, 2005, 175（7）: 4180-4183.

12. MARSHALL N A, CHRISTIE L E, MUNRO L R, et al. Immunosuppressive regulatory T cells are abundant in the reactive lymphocytes of Hodgkin lymphoma. Blood, 2004, 103（5）: 1755-1762.

13. BOSLER D S, DOUGLAS-NIKITIN V K, HARRIS V N, et al. Detection of T-regulatory cells has a potential role in the diagnosis of classical Hodgkin lymphoma. Cytometry B Clin Cytom, 2008, 74（4）: 227-235.

14. TANIJIRI T, SHIMIZU T, UEHIRA K, et al. Hodgkin's reed-sternberg cell line （KM-H2） promotes a bidirectional differentiation of CD4+CD25+Foxp3+ T cells and CD4+ cytotoxic T lymphocytes from CD4+ naive T cells. J Leukoc Biol, 2007, 82（3）: 576-584.

15. ISHIDA T, ISHII T, INAGAKI A, et al. Specific recruitment of CC chemokine receptor 4-positive regulatory T cells in Hodgkin lymphoma fosters immune privilege. Cancer Res, 2006, 66（11）: 5716-5722.

16. ALVARO T, LEJEUNE M, SALVADÓ M T, et al. Outcome in Hodgkin's lymphoma can be predicted from the presence of accompanying cytotoxic and regulatory T cells. Clin Cancer Res, 2005, 11（4）: 1467-1473.

17. KELLEY T W, POHLMAN B, ELSON P, et al. The ratio of FOXP3+ regulatory T cells to granzyme B+ cytotoxic T/NK cells predicts prognosis in classical Hodgkin lymphoma and is independent of bcl-2 and MAL expression. Am J Clin

Pathol, 2007, 128（6）: 958-965.

18. TZANKOV A, MEIER C, HIRSCHMANN P, et al. Correlation of high numbers of intratumoral FOXP3+ regulatory T cells with improved survival in germinal center-like diffuse large B-cell lymphoma, follicular lymphoma and classical Hodgkin's lymphoma. Haematologica, 2008, 93（2）: 193-200.

19. SCHRECK S, FRIEBEL D, BUETTNER M, et al. Prognostic impact of tumour-infiltrating Th2 and regulatory T cells in classical Hodgkin lymphoma. Hematol Oncol, 2009, 27（1）: 31-39.

23. 三种边缘区淋巴瘤的免疫异常

边缘区淋巴瘤（MZL）是一种较为常见的 B 细胞非霍奇金淋巴瘤，发病率仅次于弥漫大 B 细胞淋巴瘤和滤泡性淋巴瘤。边缘区淋巴瘤约占非霍奇金淋巴瘤的 10%。按照 WHO 分类，MZL 可分为三个亚型：黏膜相关淋巴组织（MALT）淋巴瘤、淋巴结边缘区淋巴瘤（NMZL）和脾脏边缘区淋巴瘤（SMZL），其中以 MALT 淋巴瘤最为常见，约占非霍奇金淋巴瘤的 7.5%。虽然这三种亚型均属于惰性淋巴瘤，但是在临床表现、疾病预后和治疗方面均存在一定差异。边缘区淋巴瘤三种亚型的免疫表型几乎是完全相似的，这也证明它们都来自于边缘区 B 细胞，但缺乏非常特异的免疫标记。瘤细胞通常表达单 sIg（通常为 IgM，有时为 IgG 或 IgD），κ 或 λ 单轻链表达（但是生发中心细胞呈双轻链表达），表达全 B 细胞抗原（CD20、CD79a、CD19）和 CD21 及 CD35，但 CD5、CD10、CD23 阴性，BCL-2 多数呈阳性。免疫球蛋白 IgD 染色在鉴别三种亚型时可以提供帮助（在 SMZL 中呈阳性，而在 NMZL 和 MALT 型淋巴瘤中呈阴性）。免疫组化在其与其他小 B 细胞性淋巴瘤的鉴别中，可以提供很大的帮助。

（1）黏膜相关淋巴组织淋巴瘤免疫异常

黏膜相关组织淋巴瘤全称为结外黏膜相关淋巴组织边缘区 B 细胞淋巴瘤，分为胃 MALT 和非胃 MALT 淋巴瘤，国外文献报道约占新诊断 NHL 的 7％～8％。中国南方淋巴瘤协作组分析了 2002—2006 年 4392 例初治的 NHL，其中 MALT 淋巴瘤占 5.7%，中位发病年龄 54 岁，是最常见的原发 B 细胞结外淋巴瘤，好发部位依次为胃（40%）、肺（14%）、头颈（14%）、眼及附属器（12%）、肠道（10%）及乳腺等。

① Th17 和 FOXP3 调节性 T 细胞与胃 MALT

胃 MALT 淋巴瘤是结外淋巴瘤的一种，约占胃恶性肿瘤的 2％～8％，发病率呈逐年上升趋势。大量研究表明，幽门螺杆菌感染与胃 MALT 淋巴瘤的发病密切相关。胃 MALT 淋巴瘤患者 Hp 感染率高达 90%，经 Hp 根除治疗后，约 80% 的早期病变可完全消退。Hp 主要通过两种途经导致胃 MALT 淋巴瘤的发生，一种是通过炎症机制间接作用于胃上皮细胞；另一种是通过蛋白调整机制和基因改变直接作用于胃上皮细胞。

　　近年来胃 MALT 淋巴瘤逐渐成为研究热点，约占结外淋巴瘤的 30%～50%，发病率呈上升趋势，但其发病机制尚不清楚。目前，胃 MALT 淋巴瘤的发病是否与免疫调节有关，能否通过免疫调节治疗胃 MALT 淋巴瘤等问题探讨较少。FOXP3 调节性 T 细胞是具有免疫抑制功能的 CD4T 细胞亚群，属于肿瘤相关抑制性细胞，参与肿瘤免疫逃逸机制。现发现多数肿瘤患者体内 Treg 细胞数目增多，并抑制宿主的抗肿瘤免疫应答。Th17 细胞是以分泌 IL-17 为特征的 CD4 辅助性 T 细胞亚群，有研究认为其在调控肿瘤免疫应答方面发挥了作用。但目前尚缺乏 IL-17、FOXP3 与胃 MALT 淋巴瘤方面的研究。

　　IL-17 是 Th17 细胞分泌和发挥作用的主要细胞因子，也是调控炎症反应和肿瘤免疫应答的关键分子之一。Kimanga 等发现 Hp 相关性胃炎患者中 IL-17A 和 IL-17F 表达上调。IL-17 可通过刺激血管内皮细胞迁移和血管索形成，上调由成纤维细胞或肿瘤细胞生成的前血管生成因子的表达，从而促进肿瘤血管的生成。Shiomi 等利用 Hp 感染 IL-17 敲除小鼠模型的研究发现，在 *IL-17* 基因缺失的小鼠中中性粒细胞浸润程度较野生型小鼠低。Kindlund 及 Kandulski 等监测到 Hp 感染后胃肠道黏膜内 FOXP3+Treg 细胞增加。FOXP3+Treg 细胞 /CD8+ 可作为胃癌预后的独立预测因素，并认为 FOXP3+Treg 细胞能够抑制宿主的抗肿瘤免疫应答。有研究发现 FOXP3+Treg 细胞的数量在肿瘤浸润淋巴细胞中显著增高。相关研究证明 FOXP3+Treg 在非生发中心型弥漫大 B 细胞淋巴瘤中表达增加。Treg 细胞数量的增加，机体免疫抑制增强，免疫监视功能下降，从而造成肿瘤免疫逃逸，导致肿瘤发生发展。

有研究者认为，Th17 细胞和 Treg 细胞在功能上互相拮抗，Th17 似乎是自身免疫性疾病的启动性细胞，而 Treg 细胞仅能减轻 Th17 所诱发的疾病症状。

② IL-17 和 IL-8 与胃 MALT 淋巴瘤

IL-17 是由辅助性 T 细胞分泌的一种前炎症因子，有研究发现其参与调控肿瘤的免疫应答和炎症反应。IL-8 是一种多功能、多细胞来源的趋化因子，具有免疫调节作用，与血管形成及肿瘤生长转移密切相关。但目前尚缺乏 IL-17 和 IL-8 在胃 MALT 淋巴瘤方面的研究。

IL-17 是一种具有促炎作用的细胞因子，主要由 Th17 细胞分泌，在慢性感染性疾病、自身免疫性疾病中发挥重要作用，并且参与免疫调节及肿瘤的发生。Lida 等认为胃癌中 Th17 细胞浸润肿瘤组织并分泌 IL-17，通过促血管生成作用和中性粒细胞浸润，促进肿瘤的发生。IL-17 的促血管生成作用表现在刺激血管内皮细胞迁移和血管索形成，上调促血管生成因子表达和协同其他血管生成因子。

IL-8 是 CXC 趋化因子家族中的一种，可促进中性粒细胞趋化和脱颗粒。近年来发现，IL-8 与炎症性疾病、肿瘤、免疫性疾病的发生和发展密切相关。有文献报道，IL-8 在 Hp 相关性胃黏膜炎症反应过程中起重要作用，Hp 感染后胃黏膜 IL-8 mRNA 表达增强，在根除 Hp 治疗后，IL-8 表达水平降低。Eftang 等认为 IL-8 在 Hp 感染的上皮细胞中表达水平上调，参与 Hp 相关疾病发生的病理过程。IL-8 可诱导内皮细胞的迁移和增生来介导肿瘤组织血管增生，并通过一定的免疫调节作用影响肿瘤的微环境，从而促进肿瘤的发生。目前，Hp 感染导致慢性活动性胃炎，继而导致黏膜下淋巴细胞浸润→淋巴滤泡形成→MALT 增生→ MALT 淋巴瘤这一模型已为许多学者所承认。正常胃黏膜中不含淋巴组织，Hp 作为抗原长期刺激胃黏膜组织可产生抗 Hp 的特异性免疫反应，在 T 淋巴细胞的辅助作用下，诱导 B 淋巴细胞增殖，形成 MALT，为淋巴瘤的发生提供了组织学基础。Zucca 等研究发现，胃 MALT 淋巴瘤的胃黏膜组织中存在 B 细胞克隆，其在良、恶性淋巴瘤的转变中起主导作用，从而证实了 Hp 相关性胃炎发展到胃 MALT 淋巴瘤的增殖过程。淋巴细胞性胃炎是一种特殊类型的慢性胃炎，以淋巴细胞在胃黏膜上皮和小凹细胞间堆积为特征，与 Hp 的感染有明显的相关性。有报道指出，淋巴细胞性胃炎与胃 MALT 淋巴瘤有一定的相关性，采用巢式聚合酶链反应技术检测出淋巴细胞性胃炎中存在 B 细胞单克隆重排，认为这种 B 细胞单克隆性异常增殖很可能是肿瘤发展过程中的早期阶段，是良恶病变的一个转折点。研究显示，胃 MALT 淋巴瘤与淋巴细胞性胃炎组织中 IL-17 和 IL-8 的表达水平相当，且均明显高于慢性胃炎组，而经 Hp 根除治疗后，胃 MALT 淋巴瘤及淋巴细胞性胃炎中 IL-17 和 IL-8 的表达水平均下调。这就从免疫学角度证明淋巴细胞性胃炎与胃 MALT 淋巴瘤的发病密切相关。淋巴细胞性胃炎可能是胃 MALT 淋巴瘤发生的前期病变，进一步说明 Hp 感染→淋巴细胞性胃炎→胃 MALT →胃 MALT 淋巴瘤的发展过程。有研究发现，IL-17 可以诱导上皮细胞和巨噬细胞分泌 IL-8，但目前具体机制尚不清楚，可能与核因子 κB（NF-κB）和丝裂原激活的蛋白激酶（MAPK）的活化有关。在 Hp 感染的胃黏膜组织中，IL-17 通过介导 IL-8 的产生，从而增强炎症细胞的趋化作用。

（2）淋巴结边缘区淋巴瘤免疫异常

NMZL 来源于淋巴结淋巴滤泡的边缘区 B 细胞，2001 年被 WHO 正式命名。NMZL 少见，占淋巴瘤的 1.8%，但具有独特的形态和临床过程。目前国内外相关研究很少，对其形态、免疫表型和生物学行为特征等的描述还有较多不一致。

NMZL 病理学为 CD5、CD10 和 CD23 阴性，cyclinD1 阴性的边缘带细胞呈肿瘤性增生。除此经典的免疫表型外，有些学者发现少数 NMZL 还表达 CD5、CD23、CD10，甚至散在表达 cyclinD1 等。BCL-2 在 NMZL 与一些单核样 B 细胞反应性增生的鉴别中起关键性作用。据报道 BCL-2 在 NMZL 的阳性率为 76% ～ 93%。

目前，对 NMZL 的临床情况的报道极少，对其预后还未完全清楚。NMZL 虽然来源于边缘区 B 细胞，肿瘤的增殖指数常较低，但多数 NMZL 在诊断时临床分期较高，提示肿瘤细胞较易播散，肿瘤的侵袭性可能较强。

(3) 脾脏边缘区淋巴瘤免疫异常

边缘区是哺乳动物脾脏的一个特征结构。人类的脾脏滤泡区由两层结构组成：内层套区和外层的边缘区域。该边缘区淋巴细胞具有特异性酶免疫表型，与套区淋巴细胞不同，边缘区淋巴细胞的碱性磷酸酶阳性，但 Ig D 和 KiB3 阴性。大多数的套细胞淋巴瘤表达 CD5，有 t（11；14）（q13：q32）易位。此外，PRAD1/cyclinD1 细胞周期蛋白的免疫组化表达出现于套细胞淋巴瘤中。

有观察到 SMZL 患者发生自身免疫性溶血性贫血（HIHA）概率高于其他淋巴瘤。

风湿免疫性疾病如干燥综合征、类风湿病关节炎、SLE 或硬皮病，是恶性淋巴的常见并发症，尤其在脾边缘区淋巴瘤中。

脾边缘区细胞被认为是一个非循环的记忆 B 细胞迁移到滤泡的生发中心，发生免疫刺激而形成，这些细胞的肿瘤转化可能会诱导免疫异常。SMZL 的这些免疫学异常可能是这种淋巴瘤活跃的标志物。

参考文献

1. 杨树东，孙荣超，张丽华，等．胃黏膜相关淋巴组织淋巴瘤的内镜和病理诊断．中国内镜杂志，2005，11（2）：127-129.

2. MORGNER A，BAYERDÖRFFER E，NEUBAUER A，et al. Gastric MALT lymphoma and its relationship to Helicobacter pylori infection：management and pathogenesis of the disease. Microsc Res Tech，2000，48（6）：349-356.

3. OTA H，ASANO N，YAMAUCHI K，et al. Crucial roles of Helicobacter pylori infection in the pathogenesis of gastric cancer and gastric mucosa-associated lymphoid tissue（MALT）lymphoma. Rinsho Byori，2009，57（9）：861-869.

4. SHIOMI S，TORIIE A，IMAMURA S，et al. IL-17 is involved in Helicobacter pylori-induced gastric inflammatory responses in a mouse model. Helicobacter，2008，13（6）：518-524.

5. IIDA T，IWAHASHI M，KATSUDA M，et al. Tumor-infiltrating CD4+ Th17 cells produce IL-17 in tumor microenvironment and promote tumor progression in human gastric cancer. Oncol Rep，2011，25（5）：1271-1277.

6. MENG X Y，ZHOU C H，MA J，et al. Expression of interleukin-17 and its clinical significance in gastric cancer patients. Med Oncol，2012，29（5）：3024-3028.

7. 张英平，朱铁英，王宵伟．幽门螺杆菌感染与胃黏膜炎症反应和IL-8活性的关系．中国实验诊断学，2010，14（8）：1286-1287.

8. EFTANG L L，ESBENSEN Y，TANNÆS T M，et al. Interleukin-8 is the single most up-regulated gene in whole genome profiling of H. pylori exposed gastric

epithelial cells. BMC Microbiol, 2012, 12: 9.

9. KUAI W X, WANG Q, YANG X Z, et al. Interleukin-8 associates with adhesion, migration, invasion and chemosensitivity of human gastric cancer cells. World J Gastroenterol, 2012, 18 (9): 979-985.

10. 甘华田, 欧阳钦, 李甘地, 等. 淋巴细胞性胃炎 B 细胞单克隆形成的检测. 中华内科杂志, 2000, 39 (9): 614-615.

11. JAFE E S, HARRIS N L, STEIN H, et al. World Health Orgainization classification of tumors. Pathology and genetics of tumors of haematopoietic and lymphoid tissues. Lyon: IARC Press, 2001.

12. TRAVERSE-GLEHEN A, FELMAN P, CALLET-BAUCHU E, et al. A clinicopathological study of nodal marginal zone B-cell lymphoma. A report on 21 cases. Histopathology, 2006, 48 (2): 162-173.

13. FELLER A C, DIEBOLD J. Histopathology of nodal and extranodal non-Hodgkins lymphomas. 3rded. Berlin: Springer Press, 2003.

14. ARCAINI L, LUCIONI M, BOVERI E, et al. Nodal marginal zone lymphoma: current knowledge and future directions of an heterogeneous disease. Eur J Haematol, 2009, 83 (3): 165-174.

15. BERGER F, FELMAN P, THIEBLEMONT C, et al. Non-MALT marginal zone B-cell lymphomas: a description of clinical presentation and outcome in 124 patients. Blood, 2000, 95 (6): 1950-1956.

淋巴瘤的表观遗传学异常

　　表观遗传是一种广泛发生于肿瘤的现象，在恶性肿瘤异质性的形成和维持中发挥着重要的作用，主要包括 DNA 甲基化、组蛋白修饰、染色体重塑和非编码 RNA 调控等。表观遗传靶点和肿瘤学研究相关，尤其是许多特定基因的甲基化水平改变对抗肿瘤药物疗效产生影响，这方面药物的开发也凸显出来。

　　DNA 一直被认为是决定生命遗传信息的核心物质，但是新的研究表明，生命遗传信息从来就不是基因所能完全决定的。科学家们已经发现，可以在不影响 DNA 序列的情况下改变基因组的修饰。这种改变不仅可以影响个体的发育，而且还可以遗传下去。这种在基因组的水平上研究表观遗传修饰的领域被称为"表观基因组学"。这使人们对基因组的认识又增加了一个新视点：基因组不仅仅序列包含遗传信息，而且其修饰也可以记载遗传信息。

表观遗传学是研究不涉及 DNA 序列改变的基因表达和调控的可遗传修饰，即探索从基因演绎为表型的过程和机制的一门新兴学科。近年来的研究发现，表观遗传学改变在淋巴系统肿瘤发生发展过程中起重要作用。表观遗传修饰治疗赋予免疫治疗更广的内涵，其可能是极富潜力的免疫治疗策略之一。因此，淋巴瘤中表观遗传学发病机制的研究更加重要，同时也为淋巴瘤的未来精准化治疗提供依据。

组蛋白甲基化是表观遗传调控的另一重要机制，在多种生物学过程中发挥重要作用。组蛋白甲基转移酶和组蛋白去甲基化酶共同作用以调节组蛋白的甲基化状态，从而影响基因的转录过程。相关研究表明，Polycombgroup（PcG）表达的下调与淋巴瘤的形成密切相关。此外，PcG 复合体的表达还可高度调控位于生发中心的反应，可能与特异性 B 细胞成熟有关。Enhancer of zeste homolog2（EZH2）是 PcG 蛋白的催化活性部分，通过使 H3K27 甲基化而抑制基因转录，使靶基因沉默，最终导致肿瘤形成。EZH2 可促进细胞增殖和肿瘤细胞扩散，且其调节异常已被证明与淋巴瘤的发生和疾病进展密切相关。EZH2 在 B-NHL 中不规则表达，且其不规则表达的程度与淋巴瘤的类型和临床特性有关。越来越多的研究表明，生发中心来源的 B 细胞淋巴瘤中，EZH2 表达的上调和 PcG 表达的下调均与淋巴瘤的形成有关。在正常的 B 淋巴细胞中，EZH2 参与组成 PcG 复合体，该复合体继而与特异性靶基因结合，通过染色质修饰，能影响多能造血干细胞定向分化的潜能，其表达失调会导致淋巴瘤的发生。EZH2 在 B 淋巴祖细胞中高表达，且 EZH2 的缺失可诱发早期淋巴细胞增殖缺陷。此外，EZH2 的突变对淋巴细胞的增殖有巨大影响。在 DLBCL 中，EZH2 在 SET 区的错义突变很常见。而在除淋巴瘤外的 21 种肿瘤中，仅有 2 种肿瘤中存在 EZH2 的截断突变，提示 EZH2 的突变特异性存在于淋巴瘤中。MCL 和成人 T 细胞淋巴瘤中也存在 EZH2 的高表达。在侵袭性 B 细胞淋巴瘤中，*c-myc* 的高表达可促进 EZH2 的表达。上述研究大多尚处于临床前阶段，距离制定临床靶向治疗方案还有一段距离，但无疑为组蛋白甲基化的靶向治疗提供了较为坚实的理论基础。

研究发现许多特定基因的甲基化水平对抗肿瘤药物疗效产生影响，DNA 甲基化可能调节 *ADME* 基因表达，同时 *ADME* 基因由于受到癌症疾病状态等影响也可能发生甲基化水平改变。目前设计出来多种有 DNA 去甲基化作用的化合物，特别是 DNMT 抑制剂，可重新激活高甲基化的肿瘤抑制基因，从而更好治疗淋巴瘤。

24. 霍奇金淋巴瘤的表观基因组学发病机制

霍奇金淋巴瘤病因至今不明，约 50% 患者的 R-S 细胞中可检出 EB 病毒基因组片段。已知具有免疫缺陷和自身免疫性疾病的患者，霍奇金淋巴瘤发病风险增加。

①肿瘤细胞的来源：在 cHL 中，肿瘤细胞被称为 HRS 细胞，而在 NLPHL 中称为 LP（爆米花样 POPcorn）细胞。HRS 细胞与 LP 细胞在发病机制上有所不同。虽然两者均起源于生发中心（GC）B 细胞，但是 HRS 细胞极少表达或不表达 B 细胞典型表型，有 IgV 基因突变，导致 GCB 细胞凋亡。因此，推测 HRS 细胞起源于 GC 或后生发中心（post GC）的成熟 B 细胞，即凋亡前的 GCB 细胞。LP 细胞特征性表达多种 GCB 细胞标志（如 BCL-6 和 GCET1），因而推测 LP 细胞起源于抗原选择后向记忆 B 细胞转化阶段的 GCB 细胞。

②信号通路和转录因子活性失调：转录因子的调控异常是 HL 发病机制中的重要因素，其中包括 NF-κB 通路活性增强、JAK/STAT 通路及多种受体酪氨酸激酶激活、T 细胞转录因子 Nctch-1 和 GATA-3 激活等。HRS 细胞通过信号分子的多种遗传学改变导致 NF-κB 活性增强，促进细胞存活。一方面，编码 NF-κB 通路的抑制因子 IkBu、IkBs、NFKBIE 和 TNFAIP3 等存在突变而失活；另一方面，原癌基因表达增加，*REL* 基因组扩大和倍增，导致 REL 蛋白增加，使 NF-κB 活性增强，促进肿瘤细胞增长。

③基因甲基化状态异常：组蛋白甲基化和乙酰化的表观遗传改变对细胞的发育和功能起着重要作用，在 HL 细胞株中发现组

蛋白 H3 处于低乙酰化水平，许多 B 细胞基因的 H3K27 出现多甲基化，具有 B 细胞表型的淋巴瘤细胞株，通过组蛋白乙酰化和 DNA 甲基化等表观遗传学机制，诱导 B 细胞表型下调和非 B 细胞基因上调。

④ EBV 的作用：约 40% cHL 的 HRS 细胞受 EBV 的潜在感染，并且这些病例中，EBV 编码的潜在膜蛋白 1（LMP-1）可与 HRS 细胞表面的 CD40 受体结合，通过模拟一种活化的 CD40 受体激活 NF-κB。另外，编码肿瘤抑制因子 TNFAIP3 蛋白的突变与 EBV 感染也相关，进一步导致了 NF-κB 的活化，NF-κB 活性增强，促进了肿瘤细胞增长。

⑤肿瘤微环境：HRS 细胞存在于多细胞环境中，包括 B 细胞、T 细胞、浆细胞、嗜酸性粒细胞及肥大细胞等，其通过分泌细胞因子和趋化因子来吸引多种浸润细胞，调节微环境，如大部分 HRS 细胞产生趋化因子 TARC/CCL17 和 MDC/CCL22，以及 CD4+T 淋巴细胞。微环境中的 CD4+Th 细胞比例最高，有助于 HRS 细胞的存活和生长。目前发现这些 CD4+Th 多为调节性 T 细胞，其使 HRS 细胞免受细胞毒性 T 细胞和自然杀伤细胞的攻击。另外，HRS 细胞不仅能吸引 Treg 细胞进入淋巴瘤微环境，还能够直接影响 CD4+T 细胞转化为 Treg 细胞。微环境中的反应性 B 细胞高度表达 CD20，是 B 细胞表面的膜蛋白。在背景 B 细胞上 CD20 的表达越多，可能提示预后越好。CD30 属于

肿瘤坏死因子受体家族成员，通过肿瘤坏死因子受体相关因子激活 IKK，激活 NF-κB 的信号通路。另有报道认为 cHL 病损处的反应性 B 细胞同时表达 CD30 和 CD30 配体，可自发性激活 NF-κB，和 HRS 细胞的存活有关。

除上述相关因素外，霍奇金淋巴瘤的表观遗传学研究主要聚焦于基因启动子区域特异性间接沉默基因转录的 CpG 岛甲基化。对霍奇金淋巴瘤细胞株和原始 HRS 细胞中的抑癌基因通过 DNA 甲基化沉默进行研究，发现抑癌基因 CDKN2C（p18-INK4c）、CHEK2 和 RASSF1A 常发生甲基化。同时，前凋亡细胞黏附分子 IGSF4 的基因在 HRS 细胞中常超甲基化，并且 IGSF4 在 HL 细胞株中易位再表达减少了细胞存活，这些都支持 IGSF4 沉默在 HRS 细胞发病中起作用。一种涉及 B 细胞成熟调节和 B 细胞增殖抑制的转录因子 KLF4 在 HRS 细胞中下调并与基因的超甲基化状态相关联。KLF4 在 HL 细胞株中的再表达显示其可以导致细胞大量死亡，证明其抑癌基因的功能。B 细胞特异性下调参与 HRS 细胞的表观遗传学改变。在 HRS 细胞中发现 CD79B、BOB1 和 SYK 通过 DNA 甲基化沉默。HL 细胞株的整体甲基化分析揭示，与正常 B 细胞和其他具有 B 细胞功能的 GCB 细胞源性淋巴瘤的代表组相比，HL 细胞株的基因存在明确的甲基化。HL 细胞株中发现组蛋白 H3 高度乙酰化，并且许多 B 细胞基因如 *H3K27* 出现甲基化，由此可见 HRS 细胞中的 B 细胞基因表观遗传沉默涉及组蛋白修饰。HRS 细胞中许多调节因子的表达失调在表观遗传改变中起作用。PcG 蛋白是重要的染色质修饰因子，其通过建立阻遏性染色质标志发挥作用，如在干细胞中沉默诱导细胞分化的基因。HRS 细胞能上调 PcG 阻遏性复合物家族成员的表达，包括 PcG1 中的 BMI1 和 RING1，以及 PcG2 复合物中的 EZH2、EED 和 YY2。PcG1 和 PcG2 复合物的表达亦可见于正常的 GCB 细胞，但是在两种主要的 GCB 细胞亚群中这两种复合物的表达不共存，增殖中心母细胞表达 PcG2，而非中心细胞表达 PcG1，但是他们共同表达于 HRS 细胞上。PcG 因素参与HRS 细胞表观遗传学改变的程度并不十分清楚。一项报道认为HRS 细胞中大部分基因去甲基化富含 PcG2 复合物的靶点，而另外的研究却表明具有高度甲基化的 HL 细胞株中仅有少数基因富含 PcG2 靶点。KDM6B 是 PcG2 复合物的活性计量因子，发现其在 HRS 细胞中异常上调，作为 H3K27me3 的去甲基酶，可以从组蛋白 H3K27 中去除阻遏性甲基化标志。KDM6B 的沉默增加了已知 *KDM6B* 基因作用位点的 H3K27 甲基化，因此 KDM6B 在HRS 细胞中可能具有活性。

　　HRS 细胞中表观遗传调节因子表达改变的原因仍然不清楚，但是在一些病例中却发现 HRS 细胞中的 9p24 扩增不仅累及 *JAK2* 基因，还累及编码组蛋白去甲基酶的 *JMJD2C* 基因。众所周知，*JAK2* 基因不仅是一种 STAT 转录因子的激活剂，同时也是一种表观遗传调节因子，因此，9p24 扩增使两种组蛋白修饰因子失调，从而引起表观遗传学改变，从而导致 HL 细胞株的产生。

25. 非霍奇金淋巴瘤的表观基因组学发病机制

非霍奇金淋巴瘤是具有很强异质性的一组独立疾病的总称，在我国也是比较常见的一种肿瘤，在常见恶性肿瘤中位列第 9。NHL 病变主要发生在淋巴结、脾脏、胸腺等淋巴器官，也可发生在淋巴结外的淋巴组织和器官。依据细胞来源将其分为三种基本类型：B 细胞、T 细胞和 NK/T 细胞 NHL。临床上大多数 NHL 为 B 细胞型，占 70% ～ 85%。NHL 在病理学分型、临床表现与治疗个体化分层上都比较复杂，是一种有可能治愈的肿瘤，发病率在不同年龄阶段呈明显上升的趋势。

（1）弥漫性大 B 细胞淋巴瘤

DLBCL 是成人淋巴瘤中最常见的一种类型，并且是一组在临床表现、组织形态和预后等方面具有很大异质性的恶性肿瘤。DLBCL 中编码转录共遏因子的转导样增强因子基因 *TLE1*、转录因子基因 *c-MAF* 等 CpG 岛高甲基化很常见。研究发现，伴有核纤层蛋白 A/C 基因（*Lamin A/C*）高甲基化的 DLBCL 患者生存期短，独立于国际预后评分标准（IPS），其可能为一个新的临床评价预后的生物学指标。最新研究显示，侵袭性 DLBCL

中 PRDM1B 的过表达与启动子区甲基化水平有关。另外，microRNA 对组蛋白乙酰化的调控在华氏巨球蛋白血症（一种产生单克隆 IgM 的淋巴样浆细胞淋巴瘤的生物学行为）中起重要作用。某些类型 B-NHL 与霍奇金淋巴瘤在形态学表型、生物学行为及临床表现上有重叠。1998 年，来自欧美的 12 位血液病理专家将此类病变定义为灰区淋巴瘤（gray zone lymphoma，GZL）。最新对纵隔灰区淋巴瘤（mediastinal gray zone lymphoma，MGZL）表观遗传学甲基化谱的研究显示，MGZL 甲基化修饰模式介于经典 HL 和纵隔大 B 细胞性淋巴瘤之间，但与 DLBCL 显著不同。基于此可以利用基因如 *HOXA5*、*MMP9*、*EPHA7* 和 *DAPKl* 的甲基化修饰差异建立类别划分模型。研究发现，*EPHA7* 和 *DAPKl* 的组合对纵隔大 B 细胞性淋巴瘤的判断正确率达 100%。另外，一些 B 细胞淋巴瘤高表达 miR-155，细胞内信号转导蛋白 SMAD 是 miR-155 的作用靶点，高表达的 miR-155 可解除 TGF-β 对 DLBCL 细胞的生长抑制作用。有研究显示，在 7q+ 的 DLBCL 中，miR-96、miR-182、miR-589 和 miR-25 表达上调，预示此类患者经 R-CHOP 方案治疗后可获得较高的总体生存率。miR-18a 的表达与 DLBCL 的总生存率有关，而 miR-18la 和 miR-222 的表达与 DLBCL 的无进展生存有关，表明特异性的 miRNA 可作为 DLBCL 的预后指标。

(2) 套细胞淋巴瘤

在 MCL 中，miR-16-1 可调节细胞周期蛋白 D1（CCNDI）的表达，而 CCND1 是 MCL 预后不良的指标之一。因此，当 CCND1 miR-16-1 位点 mRNA 的 3' 非翻译区缺失，miRNA 的调节作用也随之改变。随着致癌基因 *MYC* 的激活，miR-17-92 簇成员 miR-20a 高表达，预示此类患者预后较差。与正常 B 淋巴细胞相比，MCL 中有 18 种 miRNA 表达下调，21 种 miRNA 表达上调，其中 miR-29、miR-142 和 miR-150 的表达下调及 miR-124a 和 miR-155 的表达上调最为常见。滤泡树突状细胞可激活 miR-18la 依赖途径，下调 Bim 的表达，促使 B 淋巴瘤细胞逃避凋亡，表明在 MCL 中，肿瘤细胞与基质细胞之间的接触可激活 miRNAs，进而调控肿瘤细胞的生存和凋亡。进一步深入探讨 miRNAs 在肿瘤基质细胞介导的 MCL 细胞生长中的作用及相应靶向治疗的设计，是淋巴瘤领域重要的研究方向。

(3) 黏膜相关淋巴组织淋巴瘤

在胃 MALT 中，miR-203 的启动子广泛甲基化并伴有 miR-203 靶基因 *ABLI* 失调，可导致 miR-203 表达水平下降，而提高 miR-203 的表达水平可抑制肿瘤细胞增殖。ABLI 抑制剂可抑制肿瘤细胞生长，表明胃黏膜组织向 MALT 组织转变受 miR-203 启动子甲基化的表观遗传调控，因此，ABLI 可作为治疗 MALT 的新靶点。此外，MALT 中 T 细胞转录因子 FoxP1 的调节异常、

MYC 引起的 miR-34a 水平降低能促进 B 细胞淋巴瘤的分化，与靶基因 *FoxP1* 结合后，miR-34a 表现出较强的抗增殖特性。因此，miR-34a 替代方案可成为治疗这类淋巴瘤的有效策略。

（4）伯基特淋巴瘤

has-miR-9 低表达可特异性区分一种未发生 *MYC* 易位的特殊类型 BL，且能够调节转录因子 *E2F1* 和 *c-myc* 的表达，表明其可作为一种具有前景的肿瘤标志物。另一项研究结果显示，与 EBV 阴性患者比较，EBV 阳性患者标本中 has-miR-127 高表达。此外，has-miR-127 还参与 B 细胞分化过程，表明 has-miR-127 的高表达在 EBV 阳性 BL 的形成中具有重要作用。在原发 BL 中，被 *MYC* 抑制的 miR-26a 表达下降，且 miR-26a 可通过与癌基因 *EZH2* 结合影响细胞周期的进程，提示 *MYC* 通过下调 miRNAs 从而对淋巴瘤的形成产生重要作用。有研究显示 let-7a 的高表达可降低 *MYC* 的表达，表明相关 miRNA 的失调参与了 BL 的发生及其亚型的形成，由此说明特异性的 miRNAs 有可能作为 BL 的分型指标。

（5）多发性骨髓瘤

多发性骨髓瘤（MM）是一种 B 细胞来源的恶性肿瘤，其特征为骨髓内浆细胞的异常增生。约 50% 骨髓瘤患者存在染色体数目和结构异常，其中 13 号染色体缺失是 MM 最常见的遗传学异常，且是 MM 预后差、生存期短的一个独立预测指标。由于

13 号染色体上存在 MM 相关的抑癌基因，对 13 号染色体缺失的研究有助于揭示 MM 发病机制。microRNA 15a 和 microRNA 16 是定位 13 号染色体上 2 个非编码 RNA 家族的成员。最近研究发现，microRNA 15a 和 microRNA 16 可直接通过抑制丝氨酸 / 苏氨酸蛋白激酶 3（AKT3）、核糖体蛋白 s6、丝裂原活化蛋白激酶（MAP-kinases）及 NF-κB 激活物 MAP3KIP3 来调控骨髓瘤细胞生长增殖，减少骨髓新生血管及 MM 细胞和骨髓微环境相互作用的间接影响。最新发现 MDM2 靶向 mciroRNA 介导的表观遗传学沉默与 P53 功能联系密切，这为 mciroRNA 靶向治疗 MM 提供了依据。SET 蛋白是一类包含保守的 SET 结构域、与组蛋白甲基化密切相关的蛋白质。MM SET 蛋白在 t（4；14）MM 患者中过表达。最近研究表明，MM SET 蛋白是 t（4；14）MM 细胞系中染色质结构和转录调控的主要因子之一，与 H3 组蛋白第 36 位赖氨酸高甲基化、第 27 位赖氨酸低甲基化相关，从而导致更加开放的染色质结构状态。MM SET 蛋白表达缺失可改变 MM 细胞对骨髓基质的黏附性，抑制细胞过度增殖及诱导凋亡。Notch 信号通路是一种进化上十分保守的信号转导系统。Notch 受体通过与配体的相互作用转导细胞信号，从而在细胞增殖、分化、凋亡中发挥重要的调控作用。IL-6 是 MM 细胞增殖最重要的细胞因子，其可以被 Notch 基因产物调控。Ghoshal 等研究证实，作为激活 Notch 通路配体的 Jagged 家族 JAG2 在 MM 中是过度表达的，其机制与 JAG2 启动子区表观修饰之异常乙酰化相关。除此之外，胰岛素样生长因子 -1（IGF-1）在 MM 细胞生长和存活过程中同样扮演关键角色。最新研究表明，在 MM 中 IGF-1 对抗凋亡 BH3-only 蛋白表达是通过激活 Akt 和 MAPK 细胞信号途径直接调节的，且组蛋白修饰之 H3K9 去乙酰化参与了 IGF-1 介导的 BH3-only 蛋白表达沉默。

（6）肠病相关 T 细胞淋巴瘤（EATL）

为一类上皮内（IE）T 细胞肿瘤，瘤细胞大且具多形性，与腹腔疾病相关，其免疫表型通常为 CD3+、CD4−、CD8−、CD56−。2016 年 WHO 淋巴瘤分类将以前的 EATL Ⅰ 型和 Ⅱ 型确定为两种不同类型的疾病。Ⅰ 型 EATL 通常与腹腔疾病有关。旧版的 Ⅱ 型 EATL 于 1998 年由 Chott 等描述，具有独特特征，不常见，与腹腔疾病无关或弱相关，肿瘤中包含具有多形性的小到中等大的 IE T 细胞，其免疫表型为 CD3+、CD4−、CD8+、CD56+。Ⅱ 型 EATL 究竟是经典 EATL 的变异型还是一种独特类型淋巴瘤曾有争论。Chan 等提供了有力证据认为 Ⅱ 型 EATL 是独立的疾病类型，该研究发现 18 例中国患者均为 CD3+、CD4−、CD8+、CD56+、TIA+，78% 病例存在 γδ T 细胞受体（TCR），33% 为 αβ TCR。患者均有较罕见、无或轻度绒毛萎缩，无营养不良史，出现小肠穿孔，表现为侵袭性的临床过程（通常 1 年内死亡），所有病例均曾按 ETAL Ⅱ 型对待。研究结论为 ETAL Ⅱ

型是单独的一种疾病类型，现被更名为单形性嗜上皮性肠道 T 细胞淋巴瘤。

（7）外周 T 细胞淋巴瘤

表观遗传在淋巴瘤异质性的形成和维持中发挥着重要作用，研究表观遗传学对肿瘤的个性化治疗具有重要意义。在 T 细胞淋巴瘤的研究中组蛋白去乙酰化酶抑制剂可引起乙酰化组蛋白的蓄积，诱导细胞周期停滞和某些癌细胞株凋亡，其 IC_{50} 值在纳摩尔级别。其代表药物罗米地辛、西达本胺等被广泛应用于治疗 PTCL，包括皮肤 T- 细胞淋巴瘤（CTCL）、血管免疫母细胞淋巴瘤（AITL）等。

很多研究发现外周 T 细胞淋巴瘤中控制 DNA 和组蛋白甲基化的基因存在突变。*DNMT3A*、*TET2* 和 *IDH2* 突变在 PTCL 和 AITL 中尤为常见。据报道，约有 70% 的患者存在这种突变。TET2 的失活损伤了其 DNA 去甲基化功能，而 IDH2 的突变导致 2- 羟基戊二酸（为癌代谢物的一种产物）的聚积，从而阻断 DNA 和组蛋白的去甲基化。这些蛋白能否作为提高 PTCL 疗效的治疗靶点仍需进一步研究。

26. 小 B 细胞淋巴瘤 / 慢性淋巴细胞白血病的表观基因组学发病机制

慢性淋巴细胞白血病 / 小细胞淋巴瘤是一种起病缓慢，有免疫功能缺陷的 B 淋巴细胞恶性增生性疾病，在欧美各国较常见，为最常见的一类白血病。我国、日本及东南亚国家发病率较低。依免疫球蛋白重链可变区（*ICILY*）基因突变存在与否，CLL 分为 2 类，且通常 IGHV 基因序列体细胞高突变者较无突变者预后较好，总体生存期长。CLL/SLL 虽然多以白血病形式出现，但诊断多依赖病理结果。ZAP70 表达及不同位点染色体缺失都与 CLL/SLL 的预后密切相关。扩大 / 融合和（或）高度活跃的增殖中心也是不良预后因素。异常 p53 核表达可以预测 CLL/SLL 中 17p 半合子丢失，且特异度达 100%，灵敏度达 93.3%。单克隆 B 细胞增多症（MBL）是 CLL/SLL 的早期事件，也具有 CLL 免疫表型，通常被界定为外周血淋巴细胞计数低于 5×10^9/L。此类人群分为高计数（$> 0.5 \times 10^9$/L）和低计数（$< 0.5 \times 10^9$/L）。高计数的 MBL 实际上会出现在 12% 的健康人群中，早于所有 CLL/SLL。只有高计数的 MBL 人群需要定期或每年跟踪随访。淋巴结无增殖中心的 SLL 可能需要归类于组织型 MBL。

随着荧光原位杂交（FISH）及比较基因组杂交（CGH）技术的发展，约 80% 的 CLL 患者可检测到染色体异常，如 del（11q23）、11q-、del（17p13）及 6q，且这些异常与预后关系密切。此外，CLL 的生物学特性也与 Richter 转化、ZAP-70、CD38 表达有一定相关性。近年研究表明，表观遗传沉默和选择性 microRNA 过表达在 CLL 发病机制中是同样重要的。利用限制性标记的基因组扫描技术发现，平均 4.8%CLL 患者 CpG 岛高甲基化，抑癌基因如 DAPK1、SFRP1 等参与细胞凋亡。另外，细胞周期调控因子 CDKN2A、CDKN2B 及预后相关标志 ZAP-70、TWIST2 也被证明在 CLL 患者中是高甲基化的。Chen 等利用 TCL-1 转基因小鼠模型发现，在 B 淋巴细胞肿瘤转化前转录激活因子 FOXD3 是高甲基化的，证实通过组蛋白去乙酰化酶 -1 共抑制复合物 NF-κB p50/p50、TCL1 介导 *FOXD3* 基因沉默参与早期转化事件。这对探究 CLL 病因学及研制靶向治疗药物有重要意义。Aiolos 属于 Ikaros 家族成员，是表达在淋巴细胞内的转录因子，对淋巴细胞生长、分化和功能维持起重要作用。最新研究发现，在 CLL 中转录因子 *Aiolos* 基因的异常表达与其启动子区高甲基化及常染色体相关组蛋白标志如 H3K4 甲基化表观遗传修饰有关。CLL 的病情进展差异很大，生存期从几个月到 10 年不等。Rai 和 Binet 临床分期系统可以将 CLL 患者根据临床及实验室特征来分组，并为治疗提供一些帮助，但绝大多数患者在诊断时处于临床分期的早期（Binet A 期或 Rai 0 到 Ⅱ 期），因此需要寻找其他能用于判断预后的指标。Irving 等最近在 118 位 CLL 患者中利用结合亚硫酸氢钠处理和酶解分析（COBRA）研究一组甲基化标志（CD38、HOXA4 and BTG4）的潜在效用中发现，上述 3 个基因位点通常是甲基化的，CD38、BTG4 甲基化较好地预后显示，HOXA4 甲基化显示预后差。而后经相结合法而产生的甲基化整体得分发现，甲基化得分与 CLL 患者第一次治疗的时间显著相关。多因素 COX 回归分析显示，其是第 1 次治疗时间的最强预测因子且独立于 *IGHV* 基因的突变状态和 CD38 的表达，为甲基化标志作为额外的危险分层因素提供了新的理论依据。

27. NK/T 细胞淋巴瘤的表观基因组学发病机制

近年来，已有大量研究从分子生物学角度探讨了 NK/TCL 的发生发展机制。过去认为 EBV 仅通过与 B 细胞和上皮细胞的膜受体结合后感染细胞，后来发现 EBV 也可感染无相关受体的 T 细胞和 NK 细胞。研究发现 NK/T CL 的肿瘤细胞具有细胞毒性表型，从而提出 NK 细胞或 T 细胞很可能是在杀伤其他被 EBV 感染的细胞时发生细胞融合而被感染，进而发生恶变。EBV 感染后可引起两种 NK/T 淋巴细胞增殖性疾病，其中以慢性活动性 EBV（CAEBV）感染为主，这类感染的患者具有发展成为 NK/T CL 的倾向。在年龄分布上，青年人以 CAEBV 为主，而超过 20 岁后，淋巴瘤在 EBV 感染人群中的发病率逐渐上升，提示 EBV 感染的持续刺激可能导致肿瘤的发生。这二者之间有诸多共同特点，如同为第 2 型潜伏感染、6q 部分缺失，以及与细胞增殖、凋亡、侵袭等行为相关的各种基因表达异常。对比取自 NK/T CL 和 CAEBV 的细胞系基因表达谱，可发现 *FGFl4*、

PDCD4、*PCNA*、*MAP2K4*、*ITGAX* 和 *AKAP2* 等 6 个基因表达水平明显上升，其生物学功能覆盖细胞生长、凋亡、黏附等各个方面，可促使细胞的恶性转化。而为何 CAEBV 发生后有些细胞会进展为 NK/T CL 目前还缺乏研究。

随着对表观遗传学地不断探讨和研究，发现过度甲基化使NK/T CL 中一些抑癌基因及少量 *miRNA* 基因沉默。Fu 等发现NK/T CL 患者中抑癌基因 *CADM1* 的甲基化比例高达 80%，远高于 CADMl 的缺失比例（17%），且所有甲基化 CADMl 的病例中同时存在 DAL-1 的启动子区过度甲基化，提示二者具有协同作用。PRDMl 的甲基化比例也高于其缺失比例，而肿瘤的发生可能归结于一条 DNA 上 *PRDM1* 基因缺失和等位基因的甲基化。其他发现的过度甲基化基因还有 *OPCML*、*DLC1*、*TSLC1*、*BLU* 和死亡相关蛋白激酶基因。此外，基因甲基化导致 miRNA 合成减少。Wong 等发现在 B 细胞和 NK/T 细胞来源的淋巴瘤中 miR124-1 的启动子甲基化比例更高。香港一项研究将 25 例NK 细胞淋巴瘤患者原发灶及治疗后组织活检进行一系列甲基化PCR，发现 *p73*（92%）、*p16*（71%）、*hMLH1*（61%）、*RARβ*（56%）和 *p15*（48%）等基因甲基化，且有 84% 的标本甲基化PCR 的结果与病理诊断相吻合，因此提出可将异常甲基化基因作为诊断 NK 细胞淋巴瘤的分子标志物，为表观遗传学在 NK/T CL 临床诊断中的应用提供了先例。

有研究显示，miR-221 在 NK/T 细胞淋巴瘤患者血液中低表达，且其表达水平与患者化疗后的行为状态和总体生存率呈负相关，说明 miR-221 可作为 NK/T 细胞淋巴瘤的诊断和治疗标志物。miR-21 和 miR-155 在 NK/T 细胞淋巴瘤中的表达水平显著增高，而下调 miR-21 和 miR-155 则可上调肿瘤抑制因子第 10 号染色体缺失与张力蛋白同源的磷酸酶（PTEN）、程序性细胞死亡因子 4 和 SHIPI 基因的表达，转染 miR-21 或 miR-155 可使 PTEN、PDCD4 或 SHIP1 表达下调，磷酸化 AKT 表达上调。

另有研究小鼠肿瘤组织的 S100A9 蛋白可促进 NK/T CL 肿瘤细胞的增殖并诱导 PD-L1 的表达，通过与肿瘤细胞表面 RAGE 受体的结合及活化 ERK1/2 信号通路实现阻断 S100A9 蛋白与 RAGE 受体的结合，减弱 S100A9 蛋白对肿瘤细胞增殖的促进效应及对 PD-L1 表达的诱导效应。

上述的研究结果为 NK/T 细胞淋巴瘤和白血病的发病机制提供了新的研究方向。另有研究显示，在 miR-146a 低表达的 NK/T 淋巴瘤组织中，miR-146a 基因启动子发生甲基化，通过去甲基化制剂使甲基化位点发生转变能诱发 miR-146a 的表达，miR-146a 高表达可阻止 NF-κB 的活化，抑制细胞增殖，诱导其凋亡，并提高肿瘤细胞对化疗药物的敏感性。这些结果均显示，miR-146a 可能是 NK/T 细胞淋巴瘤细胞的潜在抑癌基因，有望成为治疗的新靶点。

28. 血液肿瘤的表观免疫治疗

近年来，表观遗传学改变在疾病进程中的作用越来越受到重视。化疗在恶性淋巴瘤治疗中发挥着重要作用，但肿瘤细胞的多药耐药性往往导致化疗失败和疾病复发。而多药耐药的产生机制与肿瘤细胞的表观遗传改变密切相关。此外，组蛋白乙酰化和甲基化修饰发生于多种恶性淋巴瘤中。近年来的研究表明，miRNA对淋巴瘤的发生和肿瘤耐药的调控具有重要作用，因此，针对表观遗传异常的调控可能在未来恶性淋巴瘤的治疗中发挥重要作用。

DNA 甲基转移酶抑制剂（DNA methyl transferase inhibitor，DNMTi）是典型的表观调控药物，通过 DNA 去甲基化，诱导启动子重新表达，沉默基因分化和细胞凋亡，其中去甲基化药物 5-AZA 和地西他滨已用于治疗骨髓增生异常综合征。Zebularine 是 5- 氮杂胞苷衍生物，Herranz 等发现其治疗小鼠 T 细胞淋巴瘤有效，主要通过抑制 DNMTi 发挥抗肿瘤作用，且对正常细胞没有明显的不良反应。使用低剂量地西他滨治疗 CLL 和 NHL 患者 I 期临床试验发现，剂量限制性的骨髓抑制及感染并发症阻止了地西他滨剂量逐步增加到与全甲基化改变或基因重新表达相关的水平。Wang 等研究显示，在 NK 细胞不敏感的细胞系中 PVR 低表达是在 mRNA 和细胞膜表面水平，且其启动子相关的 CpG 岛是高甲基化的，同时用 5-AZA、伏立诺他（vorinostat，SAHA）

处理后，这种异常的表观遗传学状态部分逆转，且 PVR 在
mRNA 和细胞膜表面表达水平被恢复。这种基因表达的恢复可增
强人淋巴瘤 RAJI 细胞对 NK 细胞的敏感性，但当其和 PVR 特异
性封闭抗体共孵育时，此增强的敏感性会减退。Dubovsky 发现，
以 5-AZA 处理过的 CLL 细胞重新发动靶抗原的表达，首次显示
5-AZA 联合去乙酰化酶抑制剂 LAQ824 可有效地恢复 CLL 细胞
的免疫原性。此两种表观修饰的联合也同样引起肿瘤组织抗原和
共刺激因子的表达。此种改变带来 CLL 细胞和效应 T 细胞间超
分子效应复合物的形成，被重新获 APC 功能的 CLL 细胞激活 T
细胞联级反应，揭示了针对 CLL 开发表观遗传修饰治疗可能是
一个有潜力的免疫治疗策略。

组蛋白去乙酰化酶抑制剂（HDACI）是另一种表观调控药
物，通过抑制 HDAC 活性，调节组蛋白及非组蛋白乙酰化水平，
从而开放染色质构型，解除低乙酰化对基因转录的抑制，使异常
沉默基因得以重新表达，实现对疾病的治疗。其代表性药物有丙
戊酸（valproic acid，VPA）和 SAHA 等。体外实验发现，VPA
能够诱导 CLL 细胞凋亡，且增加其对氟达拉滨、黄酮吡多、硼
替佐米及沙利度胺化疗药物的敏感性。糖皮质激素在淋巴系统
肿瘤治疗中占有重要地位。Bachmann 等研究发现，在儿童 ALL
中糖皮质激素耐药与 BIM 基因表观遗传学沉默有关（H3 组蛋白
乙酰化减低），SAHA 可解除 BIM 基因抑制，体外和体内试验显

示，其与地塞米松可产生协同抗白血病作用。此研究为逆转糖皮质激素耐药提供了一种新治疗措施，改善了高危儿童 ALL 治疗。（S）-HDAC42 是一种新型的以生物利用性丁酸苯酯为基础的 HDACI。Bai 等研究表明，（S）-HDAC42 抑制骨髓瘤细胞生存的效力是 SAHA 的 4 ~ 7 倍，且同时通过外源性和内源性的凋亡信号通路介导，干扰与细胞存活相关的细胞信号通路如 Akt 磷酸化和 NF-κB 通路，从而抑制细胞增殖。Romidepsin 是继默克公司开发的皮肤 T 细胞淋巴瘤治疗药 SAHA 之后在美国获准上市的第 2 个 HDACI。最近用 romidepsin 治疗复发的 MM 的 II 期临床试验显示，作为单一用药，虽然一些临床证据提示其存在与治疗相关的生物学反应，但反应率低，未超过 30%，抗肿瘤效能尚有待进一步研究和开发。

随着对淋巴瘤细胞生物学特性的深入理解，基于发病机制研发的 HDAC 抑制剂已成为淋巴瘤治疗中颇具前景的药物。

（1）霍奇金淋巴瘤

目前，通过化疗、放疗和造血干细胞移植等方法可使霍奇金淋巴瘤的治愈率达到 85% 以上，但对于没能获得完全缓解的难治复发患者，预后相对较差，患者的中位生存时间约为 3 年。近年来的临床试验证明，复发难治性 HL 患者使用 HDAC 抑制剂可获得较好的疗效。

帕比司他：临床 I 期试验证实其疗效可观。在以移植后复发的 HL 患者为主要研究对象的临床试验中，72% 的患者肿瘤缩小，2 例达 CR，17 例达部分缓解。主要不良反应为疲劳、厌食和中性粒细胞减少等，可通过调整剂量得到控制。

Mocetinostat：具有抑制 HL 细胞系增殖的作用，且能诱导肿瘤坏死因子 α（TNF-α）的分泌和表达。Ⅱ期临床试验显示，Mocetinostat 单药对经过高强度治疗的复发难治 HL 患者有效，在可评估疗效的 43 例患者中，疾病控制率为 34.8%（15/43）。

（2）B 细胞非霍奇金淋巴瘤

B-NHL 是临床中最常见的一种恶性淋巴瘤，复发率高，因此亟须更加有效的治疗方案。目前，相关临床试验已证明，HDAC 抑制剂对 B-NHL 具有潜在的治疗作用。

Vorinostat（SAHA）Ⅰ期临床试验显示，50% 的患者获得 CR 或 PR，其中 3 例为滤泡细胞淋巴瘤，1 例为套细胞淋巴瘤。常见的不良反应为神经性厌食、高血脂、蛋白尿和血液系统异常，停药后部分血液系统症状可消失。而在 Vorinostat 治疗复发难治性弥漫大 B 细胞淋巴瘤的Ⅱ期临床试验中，仅 1 例（5.6%，1/18）患者获得 CR，在其推荐的可耐受剂量范围内，对于 DLBCL 的疗效有限。因此，Vorinostat 治疗 B-NHL 的疗效仍需更大样本量的临床试验来证明。

Belinostat 治疗复发难治 NHL 和 HL 的Ⅰ期临床试验显示，每日口服 750 ～ 1250 mg 为可接受的安全范围，患者可获得疾病稳定。未来可以着重探讨 HDAC 抑制剂和其他靶向药物联合治疗的效果，从而为复发难治性淋巴瘤提供更为有效的治疗方案。

（3）T 细胞非霍奇金淋巴瘤

T 细胞和 NK 细胞肿瘤为侵袭性淋巴瘤，5 年生存率为 10% ～ 30%，复发难治性患者是亟须解决的临床难题。可喜的是，HDAC 抑制剂在皮肤 T 细胞淋巴瘤的治疗中取得了较好的疗效。

口服 Vorinostat 的 Ⅰ、Ⅱ 期临床试验结果显示其治疗 CTCL 的总体缓解率为 24.4%，中位缓解时间为 11.9 周，中位缓解持续时间为 15.1 周。在 Ⅱ 期多中心临床试验中，根据毒性反应评估范围，最终将每日 400 mg 作为最佳剂量选择。剂量相关毒性包括胃肠功能失调、厌食、脱水、疲乏和骨髓抑制等。与其他药物比较，Vorinostat 具有起效时间短、耐受性好、口服给药方便等优点。2006 年，FDA 批准其用于治疗复发难治性 CTCL。

美国国家癌症研究所进行的 Ⅱ 期临床试验中，Romidepsin 治疗 CTCL 的总体缓解率为 34%，中位缓解时间为 2 个月，中位缓解持续时间为 13.7 个月。相关的不良反应主要为疲乏、厌食和血液系统异常等。因此，Romidepsin 被认为是治疗 CTCL 的重要药物，FDA 已于 2009 年批准其用于治疗复发难治性 CTCL。但这类药物在其他类型 T 细胞淋巴瘤中的应用还需要进一步临床试验的证实。

（4）蕈样霉菌病／赛塞里综合征（mycosis fungoides/ sezary's syndrome，MF/SS）

在 MF 中，miR-155 和 miR-92a 均呈高表达状态。与正常人的 CD4+T 细胞比较，sezary 细胞的 miR-21 表达增高，若使 miR-21 表达沉默，则会导致 sezary 细胞凋亡，表明 miR-21 在 MF 的形成过程中发挥着重要作用。

（5）间变性大细胞淋巴瘤

在 ALCL 细胞系和动物模型中，miR-29a 可通过抑制人髓细胞白血病基因 1 的表达而调控细胞凋亡，抑制肿瘤增殖。因此，miR-29a 将有望成为一种有前景的 ALCL 治疗方式。

（6）非 MF 的 CTCL

miR-326、miR-663b 和 miR-711 的表达上调及 miR-203 和 miR-205 的表达下调可鉴别 CTCL 和良性皮肤疾病，准确率达 90% 以上。以实时定量 PCR 的方法检测 miR-155、miR-203 和 miR-205，区分 CTCL 和良性皮肤病变的准确率和灵敏度均较高，表明特异性的 miRNA 对 CTCL 具有较高的诊断潜能。

随着对细胞遗传学、分子生物学及免疫学的认识逐步加深，淋巴系统肿瘤研究已进入了一个新的阶段，其分类已突破了过去单纯形态学的界限，在诊断、治疗及预后判断上更为全面。作为后基因组时代新兴的、重要的前沿学科的表观遗传学，可以为淋巴系统肿瘤的早期诊断及预后提供新的生物学标记，并为肿瘤治疗提供新的视角和思路。

基于淋巴瘤细胞表面标志物的靶向个体化治疗

非霍奇金淋巴瘤，约占所有淋巴瘤90%，可采用化学疗法、免疫疗法、靶向治疗、放射治疗、造血干细胞移植疗法治疗，或采用联合疗法治疗。霍奇金淋巴瘤占10%的比例，最常见的疗法为化学疗法或放射疗法，或两者联合疗法。

单克隆抗体利妥昔单抗于2012年获得批准用于非霍奇金淋巴瘤的治疗，为所有B细胞淋巴瘤的标准疗法。其他单抗还有阿伦单抗（Campath）、布妥昔单抗酯（Adcetris）、替伊莫单抗（Zevalin）、奥比妥珠单抗（Gazyva）和奥法木单抗（Arzerra）等。利妥昔单抗和布妥昔单抗酯可用于治疗霍奇金淋巴瘤。

近年来国内外针对淋巴瘤的细胞表面标志的靶向个体治疗研究，有的取得了不错的疗效，而有的却不尽人意。但是该疗法是淋巴瘤治疗历史上的一个重大突破，也是研究的热点。

29. 基于 CD20 单克隆抗体的联合治疗

B 细胞淋巴瘤的传统治疗方法限于化疗、放疗、免疫调节、造血干细胞移植支持疗法等。近年来的研究表明，CD20 单克隆抗体（McAb）用于治疗 B 细胞淋巴瘤已经获得了令人鼓舞的疗效。人 CD20 分子又称 B1 分子或 Bp35，分子量为 33 ~ 37 kD，是继膜表面免疫球蛋白（SmIg）之后的第一个被确定的人类 B 细胞分化抗原，表达于早期 B 细胞和成熟 B 细胞阶段，分化为浆细胞后，CD20 表达消失。人 CD20 分子参与 B 细胞分化、发育的调节。已证明人 CD20 分子在 B 细胞淋巴瘤和非霍奇金淋巴瘤中的表达量异常增高。95% 的 B 细胞淋巴瘤患者的瘤细胞膜上有 CD20 分子表达，且表面密度很高，更为重要的是 CD20 分子与单克隆抗体结合后，无显著内化及脱落，使其成为单克隆抗体治疗 B 细胞淋巴瘤的理想靶抗原。

（1）抗 -CD20 单克隆抗体治疗 B 细胞淋巴瘤的效应机制

已有许多相关的研究阐述了抗 -CD20 单克隆抗体可能的作用机制。主要包括：①补体依赖的细胞溶解作用；②抗体依赖细胞介导的细胞毒作用；③补体依赖细胞介导的细胞毒作用；④细胞凋亡。

（2）补体依赖的细胞溶解作用

抗 -CD20 单克隆抗体能够将肿瘤细胞溶解，依赖于补体蛋白能够同已结合在肿瘤细胞表面的 CD20 单克隆抗体的 Fc 段结合，介导补体 C1q 结合到抗体的 Fc 段上，随即激活补体经典活化途径，补体被级联激活，最后形成攻膜复合体（MAC），固定于肿瘤细胞膜上的攻膜复合体形成孔道，细胞外的水分子和离子通过其大量内流，最终导致肿瘤细胞的溶解。有文献报道，膜结合型的补体调节蛋白能下调补体的活化，从而抑制补体对靶细胞的溶解。这是肿瘤细胞免疫逃避机制之一，这些调节蛋白主要包括 CD46、CD55 和 CD59。Harjunpaa 等的试验在加入相应的 CD46、CD55 和 CD59 的特异性单克隆抗体后，抗 -CD20 单克隆抗体介导的 CDC 明显增强，提示抗 -CD20 单克隆抗体治疗 B 细胞淋巴瘤时加入补体调节蛋白的中和抗体，可能会提高其疗效。

（3）抗体依赖细胞介导的细胞毒作用

ADCC 可能是抗 -CD20 单克隆抗体杀伤靶细胞最重要的机制。当抗 -CD20 单克隆抗体与 B 细胞淋巴瘤细胞表面的 CD20 分子结合后，其 Fc 段构象改变而活化，与细胞毒效应细胞表面上表达的 FcR 结合，从而触发这些细胞的杀伤活性，释放穿孔素和颗粒酶，杀伤靶细胞。通过 ADCC 机制，低亲和力的 FcR Ⅲ 阳性细胞即能溶解淋巴瘤细胞。能介导这种溶解作用的细胞毒效应细胞包括颗粒细胞、巨噬细胞和 NK 细胞。Anderson 等试验证明，单克隆抗体 IDEC-C2B8 的 ADCC 作用非常明显，可达到 70% 的杀伤。但不同的实验室有不同的结果，可能与有效靶细胞比例及细胞系敏感性有关。

（4）补体依赖细胞介导的细胞毒作用

抗 CD20 单克隆抗体在与 B 细胞淋巴瘤细胞表面的 CD20 分子结合后，在激活补体的级联反应中，产生的 C3b、C4b 和 iC3b 等补体成分，均是重要的调理素，可与中性粒细胞或巨噬细胞表面相应受体结合，促进靶细胞与吞噬细胞黏附并被吞噬与杀伤。这种依赖 C3b、C4b 和 iC3B 等补体片段的吞噬杀伤称 CDCC。这一机制可被具有趋化作用和过敏毒素作用的因子所加强，如 C5a。尽管 CDCC 可能是一种重要的效应机制，但却常常被忽略或被包括在 ADCC 中。

（5）细胞凋亡

细胞凋亡是指为维持内环境稳定，由基因控制的细胞自主、有序的死亡。发生凋亡的细胞的细胞膜发生皱缩、凹陷，染色质变得致密，最后断裂成小碎片。进一步发展，细胞膜将细胞质分割包围，形成凋亡小体，核提取物进行琼脂糖电泳时出现特征性的 DNA 梯形条带。据报道，许多 B 细胞表面抗原的交联，包括 sIgM、CD19、CD22 和 MHC Ⅱ类分子，都能启动细胞周期停止或凋亡。CD20 分子与相应单克隆抗体的结合，导致 B 细胞淋巴瘤的死亡，是抗 -CD20 单克隆抗体杀伤瘤细胞的又一效应机制。Taji 等用 *BCL-2* 基因重组的 B 细胞淋巴瘤 SU-DHL-4 和 SU-DHL-6 与抗 -CD20 单克隆抗体共同孵育，发现该细胞系表现出明显的生长抑制和死亡。形态学检测亦发现有染色质浓缩及片段化、胞膜发泡等凋亡细胞的典型表现。这些典型表现用流式细胞术检测时也得到证实，提示细胞凋亡对 B 细胞淋巴瘤的死亡至少发挥部分作用。而且发现，C2B8 诱导细胞凋亡的浓度范围为 1～1000 μg/mL，与接受 C2B8 治疗的患者的血清浓度相同。因此，可推测这种细胞凋亡在体内亦可发生。而 CD20+ 细胞在加入抗 -CD20 单克隆抗体后，则无细胞凋亡发生，表明 CD20 分子与其抗体的结合对这种生长抑制是必需的。最大的抑制效应出现在两个滤泡淋巴瘤相关的细胞系，说明细胞类型的特异性在细胞生长抑制及凋亡中可能是关键因素。另外，从细胞的生长曲线来看，死亡细胞不断增加，而活细胞并未减少，提示 C2B8 诱导的细胞凋亡出现在部分细胞群体中，这与 Fas-FasL 诱导的细胞凋亡不同。另有一些学者的研究也证实了抗 -CD20 单克隆抗体可介导 B 淋巴瘤细胞的凋亡，且初步研究了参与细胞凋亡发生的信号分子。研究证实，CD20 分子可作为钙通道启动细胞内信号通路，调节 B 细胞生长和分化。Shan 等用 C2B8、抗 -B1 和 1F5（后二者为鼠抗体）所做的研究发现，对抗 -CD20 单克隆抗体的致细胞凋亡作用而言，嵌合抗体强于鼠单抗，二抗或 FcR 表达细胞可加强凋亡作用。信号途径包括蛋白酪氨酸激酶活化、胞内外钙离子浓度升高、caspase 活化和 caspase 底物裂解。CD20 分子介导的细胞凋亡可被选择性蛋白激酶抑制剂（PP1）、胞内外钙离子螯合剂及 caspase 抑制剂减弱，表明抗 -CD20 诱导的细胞凋亡涉及这些分子的调节。BCL-2 表达的变化不影响抗 -B1 诱导的细胞凋亡，可能因为 BCL-2 家族成员功能的分离作用。而 Fas-FasL 途径可能不参与抗 -CD20 单克隆抗体诱导的凋亡。

（6）基于 CD20 单抗联合治疗的效果

1997 年 11 月 FDA 批准利妥昔单抗用于复发或难治的 CD20 阳性的 B 细胞低度恶性或滤泡型淋巴瘤的治疗。许多文献报道提示利妥昔单抗对低度 NHL 的治疗是有效的，利妥昔单抗与 CHOP、CHOPE 及 ICE 等联合应用治疗侵袭性 NHL 的疗效明显优于单用化疗或单用利妥昔单克隆抗体。利妥昔单抗联合 CHOP 方案可用于治疗新诊断的弥漫性大 B 细胞性淋巴瘤，具有较高的完全缓解率，而且不良反应较小，标准剂量及增强剂量病例之间在疗效上无差异。利妥昔单抗联合 CHOP 方案（R-CHOP）是目前国外治疗侵袭性淋巴瘤的常用方法，研究表明利妥昔单抗联合化疗明显提高了患者的存活率，有部分患者达到了临床治愈的良好效果。

（7）单克隆抗体与化疗的联合

利妥昔单抗主要用于治疗滤泡性和侵袭性 B 细胞非霍奇金淋巴瘤，是肿瘤学领域中第 1 个被认可的靶向治疗药物。经过利妥昔单抗常规治疗 4 个疗程后，B 细胞通常会在 9 ～ 12 个月内恢复到正常水平。

鉴于利妥昔单抗与化疗不同的作用机制，可考虑将两者联合使用。Feugier 等和 Pfreundschuh 等针对 DLBCL 的临床试验发现，利妥昔单抗和 CHOP 方案联合使用能提高治愈率。而 Habermann 等的临床试验结果显示对 DLBCL，无论利妥昔单抗与化疗伴随使用，还是作为化疗后的维持用药使用，其疗效与利妥昔单抗单独使用均无统计学差异。多数文献认为联合使用好处要多一些，如 Forstpointer 等研究对未接受过治疗的 FL 患者，单用利妥昔单抗持续治疗，缓解时间持续了 18 个月；与 FCM（氟达拉滨 + 环磷酰胺 + 米托蒽醌）等化疗方案联合治疗，无病生存 20 ~ 30 个月。对于 MCL 患者，单用利妥昔单抗持续治疗的无病生存期是 12 个月，利妥昔单抗辅助化疗能增加 4 ~ 6 个月。但是，Ghielmini 等发现，对 FL 有裨益的方案却对 MCL 没有明显疗效。新疗法需要观察多种因素，包括不良反应。持续治疗可能引起长时间 B 细胞耗损和 IgM 水平更低。但是持续 2 年以上的观察结果还在研究中。

临床上还存在单抗与化疗同时使用还是依次使用的问题。利妥昔单抗发挥作用需要患者自身的免疫功能，而化疗会损害免疫系统，这样看来似乎先用利妥昔单抗，再用化疗巩固比较合适。但利妥昔单抗在淋巴瘤细胞负荷较小的情况下能更好地发挥疗效，这样看来先化疗合适一些。已有文献报道，利妥昔单抗可改善化疗及自体移植后的效果。Zinzani 等对化疗后没有达到完全缓解或分子缓解的 FL 患者，以利妥昔单抗治疗，两者都得到了改善。Gianni 等对自体移植的 FL 和 MCL 患者给予利妥昔单抗后，患者全部达到了分子缓解。

利妥昔单抗与化疗伴随治疗，也有相似结果。在 Lenz 等对 MCL 患者用氟达拉滨和利妥昔单抗伴随使用和依次使用的 II 期临床试验中，两者无病生存率没有统计学差异。因此，利妥昔单抗单独使用的药物作用时间比化疗药物单独使用的药物作用时间更长，在利妥昔单抗与化疗药物联合应用时，要考虑减少前者的用量。有人主张不必每轮化疗时都使用利妥昔单抗，2～3 个月用药 1 次即可，而且不依赖化疗的疗程，有一定道理。Czuczman 等在利妥昔单抗与 CHOP 方案联合治疗 DLBCL 的临床试验中，在每周期化疗的第 1 天给予利妥昔单抗，结果表明利妥昔单抗与化疗联合能相互促进，发挥更大作用，加速反应速度，延长反应时间，有时还能提高生存率。多数研究认为不论利妥昔单抗与何种化疗药物联合都能提高疗效。鉴于这样的研究结果，为了减少患者治疗的时间和精力成本，推荐在每周期化疗的第 1 天，给予利妥昔单抗。

（8）单克隆抗体作为淋巴瘤缓解后维持治疗

维持淋巴瘤的长期缓解是治疗的主要目标，但是持续化疗维持缓解有很多不良反应，如引起乏力、脱发、白细胞减少导致的严重感染甚至继发性白血病。利妥昔单抗维持治疗没有这些不良反应，与化疗引起的反应相比显得轻微得多，因此，利妥昔单抗是维持治疗药物的最佳选择。但是还需要积累数据和长期观察，才能把利妥昔单抗的这一地位完全确定下来。对化疗有明确反应的淋巴瘤患者以利妥昔单抗作为维持药物，能拥有更长的缓解期。Habermann 等应用 CVP（环磷酰胺＋长春新碱＋泼尼松）方案治疗初治的 FL，而后以利妥昔单抗作为维持药物，每半年用药 4 周，为期 2 年，患者得到了 30 个月的中位缓解期，而对照组为 18 个月。VanOers 等对复发的 FL 患者用 CHOP 方案治疗，而后辅以利妥昔单抗，3 个月用药 1 次，持续 2 年，结果缓解期达 3 年者占 67%，未观察到明显不良反应，而对照组缓解期达 3 年者占 31%。Habermann 等用 CHOP 方案治疗 DLBCL 的临床试验结果也证实，用利妥昔单抗作为维持药物，能获得更长的缓解期。关于利妥昔单抗维持治疗，目前还缺少最佳剂量、持续时间、用药间隔等的临床试验数据。考虑到实施维持治疗的成本，可以采用 375 mg/m^2 的剂量，3 个月 1 次，至少持续 2 年。

（9）CD20 单抗的不良反应

输注利妥昔单抗的不良反应主要是细胞因子释放综合征，表现为发热、寒战、肌张力增高、皮肤潮红、血管性水肿、头痛、恶心、呕吐、皮疹、疲乏、瘙痒、咽喉刺激、肿瘤疼痛及呼吸困难等，与肿瘤溶解综合征的症状和体征相关，可导致呼吸衰竭、肾衰竭及多器官功能衰竭，严重者可致死。细胞因子释放综合征多见于第 1 次输注中，特别是输注开始后的 1 ~ 2 小时。因此，应由经验丰富的肿瘤内科或血液科医生应用利妥昔单抗，输注过程中一旦出现严重不良反应，应立即停止输注并做相应的处置及实验室检查。只有当所有症状消失后，才可重新开始治疗。此时，利妥昔单抗的输注速度应不超过以前的一半，如果再出现严重不良反应，应考虑停止治疗。少数患者可出现血液学异常，通常是轻度、可恢复的，严重的血小板减少和中性粒细胞减少的发生率分别为 1.3% 和 1.9%，贫血的发生率为 1.0%。利妥昔单抗可致 B 细胞减少，从而引起血清免疫球蛋白减少，但其引起的感染发生率明显低于常规化学治疗合并感染的发生率。其他不良反应包括支气管哮喘；个别既往有心血管病变如心绞痛、充血性心力衰竭的患者出现病情加重；轻度、暂时性肝功能指标升高；过敏反应。无力、全身不适、腹泻、消化不良、食欲减退、心动过缓、心动过速、直立性低血压等与输注相关的不良反应的发生率在 1.0% 以下。

（10）展望

利妥昔单抗的问世，不仅为淋巴瘤患者提供了一种全新的治疗途径，而且拉开了单克隆抗体治疗恶性肿瘤的序幕。利妥昔单抗的不良反应小，有效率高达 43% ~ 51%，缓解持续时间为 11.3 个月，对化疗不敏感或者耐药者也有很好的疗效。与化疗药物联合不仅可以增加肿瘤对化疗药物的敏感性，而且与化疗药物之间无毒性叠加。随着生物工程技术的发展，将会有更多的单克隆抗体应用于恶性肿瘤的治疗。

参考文献

1. GHIELMINI M, SCHMITZ S F H, COGLIATTI S, et al. Effect of single-agent rituximab given at the standard schedule or as prolonged treatment in patients with mantle cell lymphoma: A study of the Swiss Group for Clinical Cancer Research (SAKK). J Clin Oncol, 2005, 23 (4): 705-711.

2. FEUGIER P, HOOF A V, SEBBAN C, et al. Long-term results of the R-CHOP study in the treatment of elderly patients with diffuse large B-cell lymphoma: a study by the Groupe d'Etude des Lymphomes de l'Adulte. J Clin Oncol, 2005, 23 (18): 4117-4126.

3. PFREUNDSCHUH M, TRÜMPER L, OSTERBORG A, et al. CHOP-like chemotherapy plus rituximab versus CHOP-like chemotherapy alone in young patients with good-prognosis diffuse large-B-cell lymphoma: a randomised controlled trial by the MabThera International Trial (MInT) Group. Lancet Oncol, 2006, 7 (5): 379-391.

4. HABERMANN T M, WELLER E A, MORRISON V A, et al. Rituximab-CHOP versus CHOP alone or with maintenance rituximab in older patients with diffuse large B-cell lymphoma. J Clin Oncol, 2006, 24 (19): 3121-3127.

5. FORSTPOINTNER R，DREYLING M，REPP R，et al. The addition of rituximab to a combination of fludarabine，cyclophosphamide，mitoxantrone （FCM） significantly increases the response rate and prolongs survival as compared with FCM alone in patients with relapsed and refractory follicular and mantle cell lymphomas：results of a prospective randomized study of the German Low-Grade Lymphoma Study Group. Blood，2004，104（10）：3064-3071.

6. ZINZANI P L，PULSONI A，PERROTTI A，et al. Fludarabine plus mitoxantrone with and without rituximab versus CHOP with and without rituximab as front-line treatment for patients with follicular lymphoma. J Clin Oncol，2004，22（13）：2654-2661.

7. LENZ G，DREYLING M，HOSTER E，et al. Immunochemotherapy with rituximab and cyclophosphamide，doxorubicin，vincristine，and prednisone significantly improves response and time to treatment failure，but not long-term outcome in patients with previously untreated mantle cell lymphoma：results of a prospective randomized trial of the German Low Grade Lymphoma Study Group （GLSG）. J Clin Oncol，2005，23（9）：1984-1992.

8. CZUCZMAN M S，KORYZNA A，MOHR A，et al. Rituximab in combination with fludarabine chemotherapy in low-grade or follicular lymphoma. J Clin Oncol，2005，23（4）：694-704.

9. VAN OERS M H，KLASA R，MARCUS R E，et al. Rituximab maintenance improves clinical outcome of relapsed/resistant follicular non-Hodgkin lymphoma in

patients both with and without rituximab during induction: results of a prospective randomized phase 3 intergroup trial. Blood, 2006, 108 (10): 3295-3301.

10. KEWALRAMANI T, ZELENETZ A D, NIMER S D, et al. Rituximab and ICE as second-line therapy before autologous stem cell transplantation for relapsed or primary refractory diffuse large B-cell lymphoma. Blood, 2004, 103 (10): 3684-3688.

11. LI J M, SHEN Y, CHEN F, et al. Rituximab in combination with cyclophosphamide, vincristine, doxorubicin and prednisone for treatment of initially diagnosed diffuse large cell lymphoma: a multi-center clinical study. Chin J New Drugs Clin Rem, 2004, 23 (1): 5-9.

30. 基于 CD20/CD3 双特异性抗体的联合治疗

双特异性抗体是将效应细胞直接靶向肿瘤细胞，增强其细胞毒性。其同时识别两种分子，提高了抗体的选择性和亲和力，改善了药物的安全性和有效性。

双特异性抗体是一种可以与相同或不同抗原上的不同表位结合的抗体结构，一方面可以靶向 B 细胞表面表达的 CD20 抗原；另一方面可以结合 T 细胞表面的 CD3 受体。它们可以将患者的 T 细胞募集到 B 细胞周围，并且激活 T 细胞消灭 B 细胞。因此其应用前景也愈加重要。

目前，虽然 CD20 靶向抗体利妥昔单抗加上化疗，大大提高了 B 细胞淋巴瘤包括慢性淋巴细胞性白血病患者的疗效。但是，几乎所有滤泡淋巴瘤患者都会发生复发或约有一半患者转变为侵袭性 B 细胞淋巴瘤，如弥漫性大 B 细胞淋巴瘤。尽管挽救治疗，最终都复发而难治，也会死于疾病相关并发症。靶向 B 细胞抗原的单克隆抗体，包括 CD19、CD20、CD22、CD30 和 CD52 已被探索用于治疗的各种 B 细胞恶性肿瘤，但尚未明确证明安全性和功效性优于利妥昔单抗。因此，仍然存在需要开发具有独特机制的 B 细胞靶向治疗药物，以提高 B 细胞恶性肿瘤的治愈率。双特异性抗体（bsAb）是用于免疫治疗的第二代抗体。其平台的主要策略之一是免疫效应 T 细胞的募集掺入抗 CD3 结构域。双特异性 T 细胞诱导剂（BiTE），其一端具有亲和力 CD3，另一端对 CD19 具有亲和力，已被美国和欧洲批准用于治疗的急性淋巴细胞白血病。然而，它们缺乏 Fc 区，这些单链可变片段（scFv）bsAbs 在体内半衰期短。另外，溶解性差，结构差，不稳定，产量低，批量生产比较难。

（1）CD20/CD3 双特异性抗体的结构设计

目前研究最多是 CD20/CD3 双抗，为了克服上述挑战，以 IgG 的形式设计了连接有特异 CD20 和 CD3 双抗原的具有二价结合特异性的四价 bsAb。通过接头 – 铰链结构域（LHD）将抗 CD3scFv 融合到 CD20 抗体从而改善了抗体的稳定性和特性。国外实验表明这种 bsAb 潜在的临床应用价值表现在治疗表达 CD20 的 B 细胞恶性肿瘤中。

B 细胞靶向抗 CD20/CD3 细胞依赖性双特异性抗体（CD20-TDB），是具有近天然抗体结构的全长人源化免疫球蛋白 G1 分子使用"旋钮孔"技术构建而成的。CD20-TDB 在杀死表达 CD20 的 B 细胞中非常活跃，包括白血病和淋巴瘤细胞的研究。

目前这种单克隆抗体还处于实验阶段，未正式应用于临床，但是希望在不久的将来能看到其广阔的应用前景。

目前多个双特异性抗体正在开展用于治疗肿瘤的临床试验，其中较多的是和 Catumaxomab、Blinatumomab 类似的组合形式，含有一个抗 CD3 抗原结合位点，用来募集 T 细胞至肿瘤细胞附近，还有一个结合位点靶向 CD19、CD20、CD33、HER1、HER2 等肿瘤表面抗原。另外，还有其他的一些双特异性抗体组合形式，如 HER2+HER3、IL1α+IL1β、IL13+ IL17 等。

（2）双特异性抗体的应用前景

双特异性抗体药物能够同时阻断几种生物途径，显示出单克隆抗体联合用药无法实现的协同效应，还可被开发成"下一代"诊断设备，可同时检测几种抗原或将抗原结合位点与测定标志物连为一体，未来将在生物医学、药理学和诊断学不断深入研究和应用。

①肿瘤的免疫治疗

开发新的抗肿瘤药物，寻找靶向新靶点的双特异性抗体，同时双特异性抗体也能和其他药物联合使用，旨在将增加靶向特异性，减少对非肿瘤细胞的杀伤作用，从而更好精准治疗淋巴瘤。

②临床诊断

由于双特异性抗体检测相应肿瘤细胞的方法得到简化，所以在诊断工具中是十分有前景的。双特异性抗体具有高度敏感性和特异性，用于检测的双特异抗体药物，其中的一个结合域同被检测病原体、病毒或肿瘤细胞结合，另一结合域同过氧化物酶或碱性磷酸酶结合。

③医学影像

双特异性抗体的肿瘤成像可以两步完成，使用双特异性抗体对肿瘤细胞进行预标记，再注射放射性同位素成像，与放射性同位素标记抗体成像相比，其特异性、灵敏度更好，并且背景信号低，原因在于未结合的放射性同位素可以被迅速清除。

双特异性抗体当前还被应用于开发简单、快速和高度敏感的细菌病毒感染及癌症诊断等。

参考文献

1. JEMAL A，BRAY F，CENTER M M，et al. Global cancer statistics. CA Cancer J Clin，2011，61（2）：69-90.

2. BAUER K，RANCEA M，ROLOFF V，et al. Rituximab，ofatumumab and other monoclonal anti-CD20 antibodies for chronic lymphocytic leukaemia. Cochrane Database Syst Rev，2012，11（11）：CD008079.

31. 基于 CD19/CD3 双特异性抗体的联合治疗

CD19/CD3 双特异性抗体是一种以 T 细胞作为效应细胞的新型肿瘤免疫治疗分子，由 2 种单链抗体可变区片段（scFv）及中间的柔韧性链接肽组成，因此具有 2 个特异性抗原结合位点，可同时与 T 细胞表面白细胞分化抗原 3（CD3）及靶细胞表面特异性抗原结合，形成免疫突触，不需要 MHC I类分子及共刺激分子参与激活细胞毒性 T 细胞杀伤肿瘤细胞。Blinatumomab 是首个被 FDA 批准用于临床治疗的双特异性抗体，以 CD19 作为靶点，对 B 淋巴细胞恶性肿瘤，包括复发 / 难治 B 淋巴细胞白血病、非霍奇金淋巴瘤治疗效果显著。

（1）双特异性抗体

Bispecific T-cell engager（BiTE）是双特异性抗体中有代表性的一个亚类，由 2 种单链可变区片段（scFv）及中间的柔韧性链接肽组成，具有 2 个特异性抗原结合位点，可以同时与 CTL 表面 CD3 分子复合物和靶细胞表面特异性抗原结合，无须主要组织相容性复合体（MHC）-I类分子及共刺激分子参与，激活多克隆 CTL 并促进细胞因子释放，从而高效精准地杀伤肿瘤细胞。由于 BiTE 相对分子质量小，容易穿透肿瘤组织，理论上可以识别并结合靶细胞的任何肿瘤标志，因此，可以针对不同靶细胞选择其特征性的表面抗原，增强 CTL 杀伤靶细胞的特异性。例如，血液系统肿瘤中病毒癌基因编码的蛋白或特异性表达的

CD19、CD20 等表面抗原。实体肿瘤中也存在一些肿瘤特异性抗原或高表达的肿瘤抗原，如癌胚抗原（CEA）、人表皮生长因子受体 -2（HGF-2）、上皮细胞黏附分子（EpCAM）、表皮生长因子受体（EGFR）等。最早应用于临床试验的 BiTE 是 Micromet 公司研发的 blinatumomab。其利用 DNA 重组技术构建 4 个抗体可变区片段和 3 条链接区域，2 个长的连接区域与 CD3、CD19 抗体可变区结合，中间通过 1 条短链（5 个氨基酸大小）将其串联，相对分子质量约为 55000 kD，在中国仓鼠卵巢细胞中持续表达分泌。CD19 是相对分子质量为 95000 kD 的跨膜糖蛋白，表达在 > 90% 的 B 淋巴细胞起源的肿瘤细胞表面，可以增强 Src 家族酪氨酸激酶和磷脂酰肌醇 3 激酶的信号转导功能。CD3 表达于 CTL 表面，通过盐桥（saltbridge）与 T 细胞受体（T cell receptor，TCR）相连，参与 CTL 活化的信号转导。体外实验表明，blinatumomab 能够高效杀灭肿瘤细胞，药物浓度最低至 1 pg/mL 时，或者效应 / 靶细胞比例低至 2 : 1 时即能有效杀死 CD19+ 靶细胞。

（2）双特异性单链抗体 BiTE 的作用机制

BiTE 是一类具有显著抗肿瘤效应的双特异抗体，能够靶向性激活自身 T 细胞杀伤肿瘤细胞。BiTE 由两个单链可变片段（scFv）组成，一个 scFv 识别 T 细胞表面蛋白 CD3，而另一个 scFv 识别特异性肿瘤细胞表面抗原。BiTE 这种结构和特异性结合蛋白，将 T 细胞物理性地桥接肿瘤细胞而形成 T 细胞 –BiTE– 肿瘤细胞复合物，诱导免疫突触形成，刺激 T 细胞活化，产生细胞因子杀灭淋巴瘤细胞。

①多克隆 T 细胞增殖与活化。由于 BiTE 结构上缺乏抗体可结晶段（Fc），不会激活包括巨噬细胞、中性粒细胞和自然杀伤细胞在内的免疫细胞，然而却能高效激活静止期的 T 细胞，这是以表达相关靶抗原的肿瘤细胞存在为前提的。BiTE 首先刺激 T 细胞表达早期标志物 CD69 和 CD25，随后上调 T 细胞表面的 CD2 和淋巴细胞功能相关抗原（IFA-2）等黏附分子的表达，随后 T 细胞分泌干扰素（IFN）、肿瘤坏死因子（TNF-α）、IL-6、IL-4、IL-10 和 IL-2 等细胞因子，最终 T 细胞进入 S 期大量增殖，并通过募集 CD8+ 和 CD4+T 细胞，发挥杀伤溶解肿瘤细胞的作用。

②作用机制：介导靶细胞死亡。T 细胞和靶细胞表面通过 IFA-1 和细胞间黏附分子（ICAM-1）等受体 – 配体相互作用得以紧密接触，形成一个临时性结构，该结构以 TCR–MHC– 抗原肽三元结构为簇状中心，周围环形分布着黏附分子，称为免疫突触。BiTE 介导 T 细胞和肿瘤细胞中间形成免疫突触，二者相互作用接触的区域形成密闭的袋状结构，T 细胞内的颗粒由高尔基体区向细胞接触区移动，颗粒内的颗粒酶和穿孔素释放，穿孔素为在靶细胞膜上形成的多聚穿孔素管状通道，颗粒酶可通过这些

孔进入靶细胞，致靶细胞凋亡。在 BiTE 存在的情况下，肿瘤细胞出现细胞膜起泡的形态变化，经过一系列反应后靶细胞死亡，而 T 细胞仍然保持活性进行下一轮的杀伤过程。BiTE 不仅可以介导 CD8+T 细胞和表达 MHC I 类分子的肿瘤细胞之间形成免疫突触，还能介导 T 细胞和不表达 MHC I 类分子的肿瘤细胞之间形成免疫突触，并且不需要共刺激分子参与，因此 BiTE 介导活化的 T 细胞可以避开肿瘤细胞表面 MHC 系统表达减少或消失这一免疫逃逸机制。

（3）Blinatumomab 在 B 淋巴细胞肿瘤中的应用

①在 NHL 中的应用

Blinatumomab 最早用于成人非霍奇金淋巴瘤治疗的临床实验，在 2010 年 ASH 年会上得到更新。进入第一阶段临床试验患者大部分为 III～IV 期的难治或复发的 NHL 患者，包括：套细胞性淋巴瘤、滤泡性淋巴瘤、弥漫大 B 细胞性淋巴瘤，90% 以上患者之前接受过以 CD20 单抗为基础的化疗。Blinatumomab 剂量为 $0.5～9.0\ \mu g/(m^2 \cdot d)$，中位疗程数为 3 个，再用 $60\ \mu g/(m^2 \cdot d)$ 维持治疗 2～6 周，结果显示 $60\ \mu g/(m^2 \cdot d)$ 为治疗 NHL 的推荐剂量。在此剂量下，总体有效率为 82%。对有效患者行单药 4～8 周方案治疗，随访至第 3 年时，仍有 61% 的患者处于缓解状态。由于此临床试验中观察到的一些药物不良反应，且 Blinatumomab 单药应用时患者达到 CR 时最小剂量为 15

μg/（m²·d），一些专家建议患者应用 Blinatumomab 时第 1 周接受 5 μg/（m²·d），第 2 周接受 15 μg/（m²·d），再用 60 μg/（m²·d）维持 2～6 周。Blinatumomab 的其他应用方案在临床试验中。

②成人急性淋巴细胞白血病（ALL）

成人 ALL 联合化疗或造血干细胞移植后，微小残留病变的存在是影响其预后的重要因素，通常在 MRD 检测阳性后 4～5 个月疾病复发，预后较差，因此，有效清除 MRD 可以避免复发，延长 ALL 患者的无瘤生存期。

德国研究小组在一项 Ⅱ 期临床试验中，为研究 Blinatumomab 单药是否可使 MRD 转阴，选取 21 例 MRD 持续阳性或经诱导、巩固治疗后复发阳性的成人 ALL 患者为研究对象，给予 Blinatumomab15 μg/（m²·d），每个周期包含 4 周的药物持续静脉注射和 2 周的治疗间歇期，除 1 例因可逆转 3 级不良反应终止试验，其余 80% 的（16/20）患者均在第 1 个周期内 MRD 转为阴性，最常见的 3～4 级不良反应为可恢复的淋巴细胞减少。78% 的患者达到中位随访期 MRD 无复发生存。随访至第 33 个月，12 例仍为完全缓解。9 例进行异基因造血干细胞移植者，其中 6 例持续缓解；11 例未行干细胞移植患者中，6 例仍为完全缓解。这项临床试验证实 Blinatumomab 治疗化疗后复发 MRD +ALL 的有效性和耐受性。随后的一项 Ⅱ 期验证性试验中，选取 116 例 MRD 阳性 ALL 患者给予 Blinatumomab 15 μg/

（$m^2 \cdot d$），77.9% 的患者治疗 1 个周期后 MRD 转阴，全部治疗结束后 MRD 反应率为 79.6%。所有患者均出现 ≥ I 级不良反应，常见为发热、头痛、震颤、寒战、恶心和呕吐。

③儿童急性淋巴细胞白血病

曾有报道 9 例移植后复发 / 难治儿童前 B-ALL 患者接受 5 ～ 15 μg/（$m^2 \cdot d$）剂量的 Blinatumomab 治疗，连续静脉滴注 4 周为 1 个周期，其中 4 例在 1 个周期后达到 CR，2 例经过联合化疗减少肿瘤负荷后使用药物治疗 2 个周期达到 CR，CR 病例中 4 例进行造血干细胞移植。2011 年一项 I / II 期临床试验，在 I 期纳入 49 例复发 / 难治、移植后复发 / 难治或经历 ≥ 2 次骨髓复发的儿童 ALL 患者，结果发现，15 μg/（$m^2 \cdot d$）为最大耐受剂量，剂量递增方案可降低细胞因子释放综合征（CRS）发生率。在 II 期试验阶段，70 例患者采用 5 ～ 15 μg/（$m^2 \cdot d$）递增剂量［疗程中第 1 周 5 μg/（$m^2 \cdot d$），后 3 周 15 μg/（$m^2 \cdot d$）］，2 个周期治疗后 27 例患者（38.6%）达到完全缓解，其中 14 例（51.9%）MRD 转阴。结果提示，Blinatumomab 可使部分移植后复发的儿童 ALL 患者获得完全缓解，为再次造血干细胞移植创造条件。

（4）展望

2014 年 11 月 Blinatumomab 被美国 FDA 批准用于治疗成人 Ph 染色体阴性复发 / 难治急性 B 淋巴细胞白血病，并授予其突破性治疗药物资格、优先审评及孤儿药地位。由于其临床试验的有效性，在血液系统恶性疾病中的应用不断扩展。但是也存在一些问题，Blinatumomab 相对分子质量小，半衰期短，需持续静脉注射，不适合在医院以外应用。研究发现，在 Blinatumomab 治疗后复发的患者中，有 10% ～ 20% 检测出 CD19 表达阴性并耐药，其机制尚在研究中。因此，Blinatumomab 与化疗联合应用治疗某些特殊类型疾病如 Ph 染色体阳性 ALL 及 Blinatumomab 治疗后适宜的骨髓移植时机选择等都有待进一步探索。

参考文献

1. STAERZ U D, KANAGAWA O, BEVAN M J. Hybrid antibodies can target sites for attack by T cells. Nature, 1985, 314（6012）: 628-631.

2. SURYADEVARA C M, GEDEON P C, SANCHEZ-PEREZ L, et al. Are BiTEs the "missing link" in cancer therapy？ Oncoimmunology, 2015, 4（6）: e1008339.

3. NAGORSEN D, KUFER P, BAEUERLE P A, et al. Blinatumomab: a historical perspective. Pharmacol Ther, 2012, 136（3）: 334-342.

4. BAEUERLE P A, REINHARDT C. Bispecific T-cell engaging antibodies for cancer therapy. Cancer Res, 2009, 69（12）: 4941-4944.

5. LÖFFLER A, KUFER P, LUTTERBÜSE R, et al. A recombinant bispecific single-chain antibody, CD19 x CD3, induces rapid and high lymphoma-directed

cytotoxicity by unstimulated T lymphocytes. Blood，2000，95（6）：2098-2103.

6. FRANCIS J，DHARMADHIKARI A V，SAIT S N，et al. CD19 expression in acute leukemia is not restricted to the cytogenetically aberrant populations. Leuk Lymphoma，2013，54（7）：1517-1520.

7. NAGORSEN D，BAEUERLE P A. Immunomodulatory therapy of cancer with T cell-engaging BiTE antibody blinatumomab. Exp Cell Res，2011，317（9）：1255-1260.

8. HUEHLS A M，COUPET T A，SENTMAN C L. Bispecific T-cell engagers for cancer immunotherapy. Immunol Cell Biol，2015，93（3）：290-296.

9. STINCHCOMBE J C，BOSSI G，BOOTH S，et al. The immunological synapse of CTL contains a secretory domain and membrane bridges. Immunity，2001，15（5）：751-761.

10. CHOI B D，CAI M，BIGNER D D，et al. Bispecific antibodies engage T cells for antitumor immunotherapy. Expert Opin Biol Ther，2011，11（7）：843-853.

11. HAAS C，KRINNER E，BRISCHWEIN K，et al. Mode of cytotoxic action of T cell-engaging BiTE antibody MT110. Immunobiology，2009，214（6）：441-453.

12. BRISCHWEIN K，PARR L，PFLANZ S，et al. Strictly target cell-dependent activation of T cells by bispecific single-chain antibody constructs of the BiTE class. J Immunother，2007，30（8）：798-807.

13. MITTAL D，GUBIN M M，SCHREIBER R D，et al. New insights into cancer immunoediting and its three component phases--elimination，equilibrium and

escape. Curr Opin Immunol, 2014: 16-25.

14. FERRONE S, WHITESIDE T L. Tumor microenvironment and immune escape. Surg Oncol Clin N Am, 2007, 16 (4): 755-774, viii.

15. VIARDOT A, GOEBELER M, SCHEELE J S, et al. Treatment of Patients with Non-Hodgkin Lymphoma (NHL) with CD19/CD3 Bispecific Antibody Blinatumomab (MT103): Double-Step Dose Increase to Continuous Infusion of 60 μg/m2/d Is Tolerable and Highly Effective. Blood, 2010, 116 (21): 2880.

16. TOPP M S, KUFER P, GÖKBUGET N, et al. Targeted therapy with the T-cell-engaging antibody blinatumomab of chemotherapy-refractory minimal residual disease in B-lineage acute lymphoblastic leukemia patients results in high response rate and prolonged leukemia-free survival. J Clin Oncol, 2011, 29 (18): 2493-2498.

17. TOPP M S, GÖKBUGET N, ZUGMAIER G, et al. Long-term follow-up of hematologic relapse-free survival in a phase 2 study of blinatumomab in patients with MRD in B-lineage ALL. Blood, 2012, 120 (26): 5185-5187.

18. SCHLEGEL P, LANG P, ZUGMAIER G, et al. Pediatric posttransplant relapsed/refractory B-precursor acute lymphoblastic leukemia shows durable remission by therapy with the T-cell engaging bispecific antibody blinatumomab. Haematologica, 2014, 99 (7): 1212-1219.

19. VON STACKELBERG A, LOCATELLI F, ZUGMAIER G, et al. Phase I/Phase II Study of Blinatumomab in Pediatric Patients With Relapsed/Refractory Acute Lymphoblastic Leukemia. J Clin Oncol, 2016, 34 (36): 4381-4389.

20. BRAIG F，BRANDT A，GOEBELER M，et al. Resistance to anti-CD19/CD3 BiTE in acute lymphoblastic leukemia may be mediated by disrupted CD19 membrane trafficking. Blood，2017，129（1）：100-104.

32. 基于其他淋巴瘤表面分子的抗体治疗

淋巴瘤的抗淋巴细胞表面抗原单克隆抗体（单抗）的靶向治疗是近年肿瘤特异性免疫治疗研究中进展较快并取得较大成功的一个领域。其中抗 B 淋巴细胞（B 细胞）表面 CD20 抗原的利妥昔单抗用于人类治疗已有 20 年之久，是治疗各种 B 细胞淋巴瘤的关键药物之一。其对淋巴瘤有高度敏感性且不良反应较小，现正被用于成千上万的淋巴瘤患者。对免疫系统的调理作用使得其也被应用于其他血液系统疾病（如血小板减少性紫癜和冷球蛋白血症）及非血液系统疾病（如风湿性关节炎和其他自身免疫病）的治疗。但关于其使用的最佳治疗方案，以及是否需要与其他治疗方法联合使用，还没有定论。

（1）几种常见治疗淋巴瘤的单克隆抗体

①二代 CD20 抗体——奥法木单抗

奥法木单抗是一个完全人源化的二代 CD20 抗体，通过 CDC 和 ADCC 途径靶向淋巴瘤细胞，在体外实验中能比利妥昔单抗更稳定地介导 CDC 反应。奥法木单抗提高 CDC 的能力，使其在单药使用时，能够轻度提高利妥昔单抗耐药的患者的生存期。但是后续更多的研究证明，奥法木单抗联合化疗，在前线用过氟达拉滨和阿来组单抗及利妥昔单抗的患者中有获益。2009年，FDA 依据 Hx-CD20-402 和 Hx-CD20-406 研究结果，加速批准了奥法木单抗用于治疗氟达拉滨和阿来组单抗耐药的 CLL 患者，而奥法木单抗联合苯丁酸氮芥的临床Ⅲ期研究正在进行中。在 FL、DLBCL、MCL 患者中，奥法木单用于利妥昔单抗治疗失败、不适于移植的患者的临床实验正在进行中。

② Obinutuzumab

Obinutuzumab（奥滨尤妥珠单抗）是由罗氏公司研发的人源化的Ⅱ类 CD2 抗体，通过 ADCC 介导细胞死亡。体外研究中发现，Obinutuzumab 在小鼠模型中减少淋巴瘤细胞的能力比利妥昔单抗和奥法木单抗强 1.5 ~ 2.5 倍。在 GAUDIN 这个Ⅰ期研究中，21 名多线治疗复发耐药的 CD2 阳性的非霍奇金淋巴瘤患者的最常见不良反应出现在注射期间，对药物的总体耐受性良好。根据上述的Ⅰ期研究结果设计了Ⅱ期 GAUGUIN 研究，剂量组有 1600/800 mg，在惰性 NHL 患者中，总客观反应率为 55%，PFS 为 11.9 个月。在联合化疗治疗方面，也有临床Ⅲ期研究比较了 Obinutuzumab 和利妥昔单抗联合苯丁酸氮芥在初治的 CLL 患者中的疗效，结果提示，Obinutuzumab 联合苯丁酸氮芥相比苯丁酸氮芥单药，有更高的客观反映率、PFS，在除 del17 分型外所有亚组都能获益，而 Obinutuzumab 组相比于利妥昔单抗组，有更高的 CR 率和 PFS。根据这些结果，FDA 授予 Obinutuzumab 联合苯丁酸氮芥突破性疗法，用于未经治疗的 CLL 患者。

③放射标记的 CD20 单抗：Ibritumomab Tiuxetan（IDEC-Y2B8，商品名 Zevalin）

放射标记的单抗是治疗淋巴瘤的一个新方式，其利用了药物自身的放射性。而 IbritumomabTiuxetan 是利妥昔单抗鼠源等价抗体，抗原表位和利妥昔单抗的相同，而结合在药物本身的共价物 Tiuxetan 则螯合了放射粒子钇 90（^{90}Y）。因其不放射伽马光，故而可被用于门诊。临床Ⅰ期的研究结果提示，惰性和大 B 细胞淋巴瘤中，IDEC-Y2B8 被证明有持续性效果，TPP 达到 28.3 个月，与利妥昔单抗相比，ORR 和 CR 率都高于对照组，这使得 FDA 批准其用于复发耐药、低级别、滤泡状或转化的 NHL 的治疗。该药最常见的不良反应是持续 1 ～ 4 周的血细胞减少，长期随访中发现 1% 患者会出现 MDS 或 ALL。在非惰性的淋巴瘤 / DLBCL 中，IDEC-Y2B8 治疗后的总客观反应率为 52%，反应持续时间为 36 个月。目前，IDEC-Y2B8 在滤泡状淋巴瘤中的地位是 R-CHOP 治疗后的巩固治疗，相比于无巩固治疗的患者，不仅患者 PFS 有获益，而且 77% 在诱导治疗阶段为 PR 的患者会转化为 CR，总的 CR 率为 87%。

④ CD30

CD30 抗体是一个跨膜蛋白，胞外区和 TNF 受体家族有同源序列。正常情况下，CD30 仅表达于激活的 B 和 T 淋巴细胞表面，以及病毒感染的淋巴细胞。细胞膜上的 CD30 能够将一种可溶性 CD30 蛋白释放到血液中，并且可被检测到。多种肿瘤中都表达 CD30，包括霍奇金淋巴瘤、纵隔原发 B 细胞淋巴瘤、HHV-8 相关性淋巴瘤、T 细胞淋巴瘤 / 白血病等。

⑤抗 CD30 抗体偶联药物：Brentuximab Vedotin

Brentuximab Vedotin（BV）是一个将 CD30 单抗与 MMAE（单甲基奥瑞他汀）相偶联的药物。在表达 CD30 肿瘤的细胞上 MMAE 与单抗偶联可引起细胞周期阻滞而导致细胞凋亡。在一个多中心的研究（SG035-0003）中，对 102 名移植后复发的霍奇金淋巴瘤患者给予 BV 治疗，总客观反应率为 75%，34% 的患者达到 CR。达到 CR 的患者中位药物反应期（DoR）为 20.5 个月。3 年的随访证明，总生存期 OS 为 40.5 个月。基于此研究和 SG035-0004 研究，FDA 加速批准了 BV 用于以下情况：①干细胞移植失败或者不能进行移植的患者；②系统化疗失败 1 次以上的 ALCL（间变性大细胞淋巴瘤）患者。同时，FDA 增加了一个提醒：BV 的使用可能与进展性多灶淋巴脑病相关，并且不能与博来霉素同时使用，因其可能会加剧肺毒性。此外，除了单药使用 BV，其与化疗联合可能会出现协同作用，基于早期的临床研究，2012 年一个比较 BV 联合 AVD 和 ABVD 标准化疗方案哪个更优的临床Ⅲ期研究在 HL 患者中实施。此外，在初治的 CD30+T 细胞淋巴瘤患者中，有Ⅲ期临床研究比较了 CHP 联合 BV 和 CHOP 方案哪个更优。BV 是否能够与化疗联合从而被更广泛地用于 HL 患者中？让我们期待这些研究结果的发布。

⑥ CD52

CD52 是一个小的膜糖蛋白，缺乏胞内段，但是能够通过交叉连接给细胞提供共刺激信号。这个抗原在正常和恶性 B 和 T 淋巴细胞中高度表达，其功能可能与调节性 T 细胞相关，抑制 T 细胞迁移。

⑦ CD52 单抗：阿来组单抗

早在 20 世纪 70 年代，来自剑桥的科学家就发现一个靶向 CD52 的单抗（Campath）能够诱导 T 细胞的凋亡，而 CD52 抗体则是第一个人源化的抗体，能够通过 CDC 和 ADCC 作用导致淋巴细胞凋亡。2001 年 FDA 就批准了将阿来组单抗用于烷化剂和氟达拉滨治疗失败的 CLL 患者。不过，根据既往的研究观察结果，阿来组单抗有两个特点：一是静脉注射时会出现寒战、发热、皮疹等，二是对于直径比较大的肿瘤（尤其是直径大于 5 cm者），药物反应不佳。2007 年，FDA 授予阿来组单抗单药一线治疗 CLL 的适应证，是基于一项临床Ⅲ期研究，阿来组单抗与苯丁酸氮芥相比较，PFS 提高了 3 个月（14.6 个月 *vs.* 11.7 个月），不过总生存期并无差别。在 CLL 患者群体中，Del17p 和 TP53

突变是预后较差的亚型，相比于非 Del17p 和 TP53 突变的患者，应用氟达拉滨联合环磷酰胺 ± 利妥昔单抗能够达到 45% 的完全反应率，突变患者的 CR 率仅为 2%，PFS 也有 11.3 个月。尽管有研究显示，阿来组单抗能够帮助患者提高移植成功率，不过，随着新的抑制剂的研发，阿来组单抗的优势将变得很微弱。阿来组单抗用于治疗 T 幼淋巴细胞白血病（T-PLL）的中位生存期仅 7.5 个月。2001 年报道了将阿来组单抗用于经治的 T-PLL 的患者，ORR 可以达到 76%（其中 CR 率 60%）。因此，阿来组单抗用于初治和复发的 T-PLL 患者，尽管疗效比以前的药物好，但是复发几乎是不可避免的事情，大部分专家还是建议巩固治疗后将自体 / 异体干细胞移植作为进一步的治疗方案。

⑧ CD22

CD22 是一个跨膜蛋白，胞外段含有 7 个免疫球蛋白域，仅在 B 细胞表达，为 B 细胞受体（BCR）的负调控子。靶向 CD22 的单抗分为单纯 CD22 单抗（Epratuzumab）和抗体药物偶联药物（CMC-544），以及单抗重组免疫毒性药物这三种。其中，单纯 CD22 单抗在 I/ II 期单药治疗 FL 的研究中仅显示了很弱的效果。那么 CMC-544 效果如何呢？在一个研究 inotuzumab 和利妥昔单抗在 FL、DLBCL 和耐药性 NHL 中的作用 I/ II 期临床研究中，结果显示，联合 inotuzumab 和利妥昔单抗对于那些不适合进行化疗的 FL 患者是一个有前景的选择。然而在临床 III 期研究中（NCT01232556），中期分析发现试验组（inotuzumab+ 利妥昔单抗）中 53% 的患者由于疾病进展而终止治疗。单抗重组免疫毒性药物是指将该蛋白的 Fv 片段结合在一个毒物上，与 CD22 相关的该类药物包括 BL22 和 Moxetumomab Pasudotox 等，这些药物目前都在进行早期临床实验。

⑨ CD37

CD37 是一个重度糖化的跨膜蛋白，表达于 B 细胞的各个阶段，也表达于 CLL、伯基特淋巴瘤、MCL 和 FL 中。最早关于 CD37 抗体的研发在 20 年前，不过直到近期产生了小调节子免疫药物研发（SMIP）后，才使得 CD37 的研发再度引起重视。CD37-SMIP 是一个同源二聚蛋白，由 CD37 可变区（VL 和 VH）和 IgG I 效应区构成的，这和传统的单克隆抗体不同，体内的半衰期也较长。目前关于此类药物的研究在临床前及早期临床中进行。有些药物早期临床结果值得期待，如 otlertuzumab 在复发耐药的 NHL 中联合苯达莫司汀和利妥昔单抗治疗，ORR 率为 83%，CR 率为 32%。

⑩ CD79

CD79 是 CD79a 和 CD79b 构成的二聚体，与细胞表面的免疫球蛋白一起构成 B 细胞受体（BCR）。Polatuzumab Vedotin 是一个 CD79 单抗偶联 MMAE 的药物，目前正在进行临床 II 期亚药的 B 细胞 NHL 的临床研究，在利妥昔单抗联用的中期分析中，

ORR、PR 和 CR 率在 DLBCL 中分别为 51%、38% 和 14%，在 FL 患者中则为 60%、30% 和 30%。

综上所述，尽管目前各种类型的单抗治疗淋巴瘤都存在一定的局限性，特别是对于巨块型淋巴瘤效果差，容易对鼠或其他非人源化的单抗成分发生免疫反应，出现抗鼠免疫球蛋白抗体或者抗嵌合体免疫球蛋白抗体，缩短单抗的半衰期而限制整体疗效，加之单抗治疗还可能抑制免疫功能，使患者抗感染能力明显降低等，但随着治疗方案的完善和抗体制备技术的提高，单抗在淋巴瘤的临床治疗中将得到更加广泛和有效的应用。单抗在淋巴瘤的治疗中已经是不可或缺的一环。无论是抗体单独使用还是联合化疗，都能够给患者带来或多或少的获益。在抗体研发的新时代，单抗是骨架，新技术、新靶标是希望，联合一些非化疗药物或许亦能给淋巴瘤的治疗带来惊喜。

（2）展望

单克隆抗体作为治疗性药物应用于临床，无疑是医学领域的里程碑，被称为生物制药业的"重磅炸弹"。近年来，靶向治疗淋巴瘤的抗体药物一直是研究的热点，未来的研究方向是继续寻找新的治疗靶点和开发具有创新结构的高活性抗体分子，以期达到人们期望的无化疗时代。

参考文献

1. DU J, WANG H, ZHONG C, et al. Structural basis for recognition of CD20 by therapeutic antibody Rituximab. J Biol Chem, 2007, 282（20）: 15073-15080.

2. LI B, ZHAO L, WANG C, et al. The protein-protein interface evolution acts in a similar way to antibody affinity maturation. J Biol Chem, 2010, 285（6）: 3865-3871.

3. LI B, ZHAO L, GUO H, et al. Characterization of a rituximab variant with potent antitumor activity against rituximab-resistant B-cell lymphoma. Blood, 2009, 114（24）: 5007-5015.

4. LI B, SHI S, QIAN W, et al. Development of novel tetravalent anti-CD20 antibodies with potent antitumor activity. Cancer Res, 2008, 68（7）: 2400-2408.

5. LI B, ZHANG X, SHI S, et al. Construction and characterization of a bispecific anti-CD20 antibody with potent antitumor activity against B-cell lymphoma. Cancer Res, 2010, 70（15）: 6293-6302.

6. ZHAO L, TONG Q, QIAN W, et al. Eradication of non-Hodgkin lymphoma through the induction of tumor-specific T-cell immunity by CD20-Flex BiFP. Blood, 2013, 122（26）: 4230-4236.

7. STRAUSS S J, MORSCHHAUSER F, RECH J, et al. Multicenter phase II trial of immunotherapy with the humanized anti-CD22 antibody, epratuzumab, in combination with rituximab, in refractory or recurrent non-Hodgkin's lymphoma. J Clin Oncol, 2006, 24（24）: 3880-3886.

8. HADDAD E, PACZESNY S, LEBLOND V, et al. Treatment of B-lymphoproliferative disorder with a monoclonal anti-interleukin-6 antibody in 12 patients: a multicenter phase 1-2 clinical trial. Blood, 2001, 97（6）: 1590-1597.

9. MONE A P, CHENEY C, BANKS A L, et al. Alemtuzumab induces caspase-independent cell death in human chronic lymphocytic leukemia cells through a lipid raft-dependent mechanism. Leukemia, 2006, 20（2）: 272-279.

10. DEARDEN C E, MATUTES E. Alemtuzumab in T-cell lymphoproliferative disorders. Best Pract Res Clin Haematol, 2006, 19（4）: 795-810.

11. TEO E C, CHEW Y, PHIPPS C. A review of monoclonal antibody therapies in lymphoma. Crit Rev Oncol Hematol, 2016, 97: 72-84.

基于淋巴瘤患者免疫异常的生物治疗

淋巴瘤作为一种起源于免疫组织的恶性疾病,其发生、发展与机体的免疫功能状态密切相关,而 T 淋巴细胞亚群、NK 细胞及免疫球蛋白是机体免疫防御机制的重要组成部分。针对淋巴瘤发生的免疫异常的一些治疗也是现代肿瘤治疗的一种新的策略。

针对恶性淋巴瘤发生的一系列免疫异常,近几年来开展的免疫疗法——过继性细胞免疫治疗(adoptive cellular immunotherapy,ACI),已经取得了很大的成效。随着对人类免疫系统的认识和淋巴瘤发生机制的深入研究,淋巴瘤的免疫治疗的疗效不断提高,特别是在过继性细胞免疫治疗中,利用近代转基因技术和细胞培养技术等,使得细胞免疫疗法彻底治愈淋巴瘤成为可能。过继性细胞免疫治疗亦称被动细胞免疫治疗,是指通过向机体输注在体外扩增的自身或同种特异性或非特异性的免疫细胞,直接或间接杀伤肿瘤细胞。目前,用于肿瘤治疗研究中的过继免疫细胞有肿瘤浸润性淋巴细胞（TIL）、CIK 细胞、自然杀伤细胞（NK）、树突状细胞（DC）、CAR-T 细胞等。

33. 淋巴瘤患者免疫异常的个体化检测

近 20 年来，细胞遗传学和分子生物学技术的飞速发展极大地推动了淋巴瘤的相关研究，使人们对淋巴瘤的认识从细胞简单的形态学描述深入到对信号传导通路及分子作用机制的探讨。近年来临床肿瘤学研究表明恶性肿瘤患者通常伴有免疫功能抑制或损害。

（1）非霍奇金淋巴瘤

非霍奇金淋巴瘤为淋巴系统恶性肿瘤中最常见的一种，肿瘤细胞主要局限于淋巴结及其他淋巴器官中，可伴有骨髓浸润。由于肿瘤细胞在淋巴器官中异常增殖，破坏正常淋巴组织，可导致机体免疫功能受损，机体抗肿瘤免疫反应减弱又会导致肿瘤恶化，病情加重。研究表明机体抗肿瘤免疫反应以细胞免疫为主，T 淋巴细胞亚群对机体的免疫应答调控和维持免疫稳定起重要作用，CD4 细胞为免疫应答中的主要反应细胞，CD8 细胞可对靶细胞产生细胞介导的细胞毒作用，同时对 CD4 细胞具有调节性抑制作用，CD4/CD8 比值可反映机体细胞免疫功能状态。有研究结果表明：初治和复发 NHL 患者 CD3、CD4 细胞和 CD4/CD8 比值均显著降低，CD8 细胞增多；缓解期患者 T 细胞亚群恢复正常，提示 NHL 患者细胞免疫功能明显受到抑制，且与病情有关。

NK 细胞是机体免疫监视的主要成分，具有细胞免疫和免疫调节作用，对肿瘤细胞具有 MHC 非限制性细胞毒作用，被视为机体抗肿瘤的第一道防线。Frydecka 等研究了 30 例 NHL 治疗前后 NK 细胞活性变化，治疗前 NK 活性明显低于正常对照。经放化疗后取得临床缓解的 19 例患者 NK 活性恢复正常。研究发现初治患者 NK 细胞数量明显减少，反映 NHL 患者免疫功能降低，缓解期患者 NK 细胞恢复正常，复发患者 NK 细胞尽管低于正常对照，但统计学分析无显著差异，可能与病例数少有关。可见 NHL 患者存在 NK 细胞数量减少和活性降低。值得注意的是无论初治复发还是缓解期，患者外周血 CD19+B 细胞均显著减少，其机制尚不清楚，我们推测可能由于肿瘤细胞在淋巴器官中异常增殖，破坏了正常淋巴器官的结构和功能，导致正常多克隆 B 细胞发育分化受到抑制。IL-2 是辅助性 T 淋巴细胞分泌的一种可溶性淋巴因子，能激活调节 T、B、NK、LAK 细胞的增殖和功能，从而发挥抗肿瘤效应，这些生物学作用必须通过和淋巴细胞膜上特异性高亲和力的受体（mIL-ZR）相互作用来完成。肿瘤患者 mIL-ZR 表达越高，则抗肿瘤效应就越强，反之抗肿瘤效应越弱。有研究采用 FCM 定量检测了 NHL 患者 mIL-ZR，发现初治患者 mIL-ZR 明显减低，缓解期患者恢复正常。复发患者又下降，提示 NHL 患者 mIL-ZR 可反映患者免疫功能状况和病情。

关于免疫检测的方法很多。应用流式细胞仪分析患者细胞免疫功能有助于判断病情。但传统的免疫组织化学检查也是必不可少的检测手段。我们在进行个体化检查的时候，尽可能完善这些检测，为全面的精准治疗做好准备。

（2）霍奇金淋巴瘤

经典型 HL 细胞在形态及免疫学上丢失了几乎所有细胞来源的特征。只有基因方法才可以显示出其起源于生发中心 B 细胞，显示肿瘤细胞带有经过典型突变、重排的 Ig 基因，接触生发中心后亦不变。尽管来源于 B 细胞的 HL 细胞缺乏 B 细胞及生发中心 B 细胞的大多数分子特征，却获得了生发中心 B 细胞缺乏的一些分子，包括 CD30、CD15、TARC 及 TRAFI。几乎所有经典霍奇金淋巴瘤病例 R-S 细胞 CD30 阳性，75% ～ 85% 病例 CD15 阳性，CD45 通常阴性。目前认为，CD15 可作为 HL 的预后指标，唾液型的 CD15 表达提示预后不良。另一预后不良的指标是 cHL 出现 BCL-2 表达，对 117 例 BCL-2、P53、P21 表达的研究显示，BCL-2 表达是一个独立的预后不良标志。40% 的病例可检测出 CD20，但表达强度不定，且阳性细胞数量很少。约 90% 病例表达 BSAP。R-S 细胞的 BSAP 免疫染色较反应性 B 细胞弱，故容易鉴别 BSAP+ 的 R-S 细胞。EBV 编码的潜伏期膜蛋白 1（LMP1）随着组织病理亚型和流行病因素的不同，表达强度也有所差异，如 NSHLLMP1 表达为 10% ~ 40%，MCHLLMP1 表达可高达 75%。某些病例少数 R-S 细胞可出现一种或多种 T 细胞抗原表达，表达强度较弱。< 5% 病例可弱表达或不表达 Oct2 和（或）BOB.1（B 细胞 Oct 活化因子 1）。cHL 病例的组织芯片研究显示，84% 的 cHL 可有 CyclinE1 的过表达。

霍奇金淋巴瘤这些典型的免疫表型都可以通过免疫组织化学的方法检测出来。

参考文献

1. WANG J，KE X Y. The four types of Tregs in malignant lymphomas. J Hematol Oncol，2011，4：50.

34. 过继性 DC-CIK 细胞输注治疗淋巴瘤

细胞因子诱导的杀伤细胞即 CIK，是单个核细胞在 CD3 单抗和多种细胞因子（包括 IFN-g、IL-2 等）的作用下培养获得的一群以 CD3+CD56+ 细胞为主要效应细胞的异质细胞群，其既具有 T 淋巴细胞强大的抗肿瘤活性，又具有 NK 细胞（自然杀伤细胞）的非 MHC（主要组织相容性抗原）限制性肿瘤杀伤能力。CIK 细胞具有杀瘤活性高、杀瘤谱广、对正常组织毒性低、体外可高度扩增等特点，是目前临床上广泛使用的过继性免疫治疗细胞。

DC 称为"树突状细胞"，因其成熟时伸出许多树突样或伪足样突起而得名。DC 是由 2011 年诺贝尔奖获得者、加拿大籍科学家 Ralph M.Steinman 于 1973 年发现的，是目前发现的功能最强的抗原递呈细胞（APC）。研究表明 DC 是唯一能够显著刺激初始 T 细胞增殖的 APC。而其他 APC（如单核巨噬细胞、B 细胞等）仅能刺激已活化的或记忆性的 T 细胞。DC 是机体适应性 T 细胞免疫应答的始动者，在肿瘤免疫中具有极其重要的作用。

DC-CIK 即 DC 和 CIK 细胞在体外共培养，然后回输给患者。严格地说，最终的效应细胞是经 DC 体外活化的 CIK 细胞。多项研究表明，DC 与 CIK 具有协同作用，共同孵育后，DC 表面共刺激分子的表达及抗原递呈能力均明显提高，而 CIK 的增殖能力和体内外细胞毒活性也得以增强，因此，DC-CIK 较单独的 CIK 治疗更为有效。若将肿瘤抗原负载的 DC 与 CIK 共培养，可刺激产生肿瘤抗原特异性的 T 细胞，这样的 DC-CIK 治疗兼具特异性和非特异性双重肿瘤杀伤作用，比未负载肿瘤抗原的 DC 刺激活化的 CIK 活性更强，常常被用于临床和科研。

（1）树突状细胞诱导的杀伤细胞（DC-CIK）治疗恶性淋巴瘤

恶性淋巴瘤是临床常见恶性肿瘤，且近年来发病率呈逐年增高趋势。尽管随着医学的不断发展，恶性淋巴瘤的治疗方法取得了较大的进展，但常规的放、化疗仍然不能够完全缓解，且存在治疗后复发的情况。

（2）DC-CIK 细胞来源

DC 分布广泛，骨髓、外周血、脐血、胎肝、肿瘤组织和正常组织均能分离或诱导出 DC。CIK 的来源包括自体外周血、骨髓、脐血及异体来源的细胞。因自体来源的细胞避免了免疫排斥和交叉感染的机会，方便采集，安全性较高，故多数应用于临床的 DC-CIK 免疫治疗均采用患者自身外周血进行诱导分化，而用于体外实验的病例则多采用正常人外周血单个核细胞诱导分化 DC-CIK。不同来源的 DC-CIK 生物学特性不同，如骨髓来源的细胞增殖活性较外周血稍差，在细胞毒性方面与外周血 CIK 相似；脐血来源的细胞与外周血相比，GVHD 发生率低、增殖速度快、杀伤活性强、对肿瘤细胞的作用显著优于外周血 CIK；脐血 CIK 以诱导肿瘤细胞坏死为主，而外周血 CIK 则以诱导肿瘤细胞凋亡为主。

对 DC-CIK 细胞体外抗淋巴瘤细胞的研究，因无须考虑 GVHD 的发生而采用了健康志愿者的外周血来制备 DC-CIK，实验证实了 DC 与 CIK 共培养既激活了抗原负载 DC 介导的 MHC 限制性细胞毒性作用，又发挥了 CIK 的非 MHC 限制性细胞毒性作用，增加了对淋巴瘤细胞的杀伤作用。

（3）DC-CIK 的制备方法

DC 仅占外周血单个核细胞的 1% 以下，CIK 主要效应细胞为 CD3+、CD56+ 双阳性细胞群，在外周血仅有 1% ～ 5%，但经过体外培养后，CD3+、CD56+ 细胞能够大量扩增。经典的 DC-CIK 制备方法如下。

① DC 制备方案：将收集的外周血单个核细胞重悬于无血清培养基中，置于 37℃，5% CO_2 培养箱孵育 2h，去除非贴壁细胞，加入 rhGM-CSF（1000 U/mL）和 rhIL-4（500 U/mL）刺激细胞向 DC 分化，根据生长情况每 2～3 天进行一次半量换液；在培养的第 5 天加入肿瘤抗原裂解物 50 g/mL，刺激抗原特异性的 DC 产生；在培养的第 6 天，加入 IL-1、IL-6 和 TNFα 等细胞因子刺激 DC 成熟。

② CIK 制备方法：从外周血分离制备单个核细胞悬液，将细胞浓度控制为 1×10^6/mL 进行培养，加入 IFN-γ 1000 U/mL 培养 24 h 后加入抗 CD3 单克隆抗体 50 ng/mL、rhIL-2（300 U/mL）和 rhIL-1（100 U/mL），每 3 天更换新鲜培养液和 rhIL-2 并调整细胞浓度至 2×10^5/mL，培养 15 天细胞数可增长 754 倍。在 30 天的观察期内，细胞增殖高峰时间在第 21～第 28 天，细胞数可增长 1000 倍以上。

③ 收集 DC 细胞及 CIK 细胞：按 1∶10 比例共培养，在培养结束前取样进行无菌检测，在培养 14 天后收集细胞，其数量达到 1×10^{10} 以上，用上述提取的肿瘤细胞膜刺激，用 ELISPOTASSAY 检测 IFN、IL-2、TNFα、IL-10、IL6、TGF-1、PGE-2 等，证实 DC-CIK 细胞在肿瘤细胞刺激后分泌更多的炎性因子，同时分泌

少许的免疫调节因子。

（4）DC-CIK 细胞免疫治疗的适应证

DC-CIK 已应用于多发性骨髓瘤、非霍奇金淋巴瘤、急性髓系白血病、急性淋巴细胞白血病等。Leemhuis 等进行的临床 I 期自体 DC-CIK 细胞治疗，其中 7 例进展期霍奇金淋巴瘤，2 例非霍奇金淋巴瘤均为自体移植术后复发。对 9 例患者共进行 21 个疗程细胞回输，结果显示患者不良反应小，临床没有出现特殊不适。治疗后，2 例患者部分缓解，2 例患者病情稳定，显示体外扩增的 DC-CIK 细胞可用于进展期恶性血液病高危患者自体移植后微小残留病灶的清除。

（5）DC-CIK 细胞免疫治疗途径

DC-CIK 细胞免疫治疗通常采用静脉输注，皮下注射至腋下、腹股沟等处淋巴结，亦有部分病例采取 DC、CIK 细胞分别皮下淋巴结注射和静脉输注。

（6）DC-CIK 细胞治疗淋巴瘤有效的可能机制

CIK 细胞是一种能够对多种肿瘤细胞造成杀伤的细胞毒性 T 淋巴细胞，主要是 CD3+/CD56+ 细胞，可表达 CD4 或 CD8，不仅拥有 T 淋巴细胞的抗癌活性，还兼具 NK 细胞的非 MHC 限制性杀瘤的特性。其杀瘤的机制可大致分为识别和杀伤。由于 CIK 细胞对肿瘤的杀伤具有非 MHC 限制性，细胞毒活性能够被抗淋巴细胞功能相关抗体所阻滞，提示上述因子在 CIK 细胞识别癌症及肿瘤过程中起重要作用。当成功识别肿瘤细胞后，CIK 细胞除了表面的 CD3+ 及 CD56+ 产生最大的释放量对肿瘤造成杀伤外，还会通过释放 Fasl 蛋白诱导细胞凋亡。而 DC 细胞则是目前所知的抗原递呈功能最强的抗原递呈细胞，其能有效地对幼稚 T 细胞造成刺激，达到活化和诱导特异性抗原免疫反应发生的目的。因此，通过 CIK 与 DC 细胞的共同培养，能显著提高 CIK 细胞的增殖速率。

有研究报道，培养 15 天，DC-CIK 细胞增殖到原始数目的 60 倍。而 CIK 细胞仅增殖到原始数目的 40 倍，DC-CIK 细胞则能扩增至 60 倍。DC-CIK 细胞可表达更多的 CD8+ 细胞和 CD3+/CD56+ 细胞，产生大量的细胞毒性淋巴细胞和 NK 细胞样淋巴细胞，使抗淋巴瘤细胞的免疫效应进一步增强。此外，在同一效靶下，DC-CIK 细胞的细胞杀伤活性显著高于 CIK 细胞，有效地提高了细胞的抗肿瘤活性。

CIK 细胞能够分泌较多的辅助性 T 细胞 1（Th1）类细胞因子，如 IL-12、IFN-γ，以调节体内其他细胞因子的分泌，促进肿瘤细胞对 CIK 杀伤作用的敏感性，起到抑制肿瘤和杀伤肿瘤的作用。将 CIK 细胞与 DC 共培养后，上述细胞因子的分泌量显著增加。另外，在 DC-CIK 组中，IL-17 的分泌量明显增多，亦有助于增强抗淋巴瘤的免疫效应。可见，大量分泌细胞因子也是 DC-CIK 细胞抗淋巴瘤免疫效应的重要机制。

（7）DC-CIK 细胞免疫治疗疗效的判断

DC-CIK 疗效的观察主要注重于几个方面：DC-CIK 的扩增倍数、DC-CIK 分泌细胞因子的含量、应用于患者后微小残留病灶检测是否转阴、融合基因检查是否转为阴性及是否能提高患者持续 CR 率、延长患者 OS 期。

（8）问题与展望

目前用于临床的 DC-CIK 均无明显的严重不良反应，但可出现发热、皮疹、肌痛、手足麻木、注射部位疼痛等轻微症状，考虑与培养体系的成分，如 IL-2、IFN-γ 等的残留有关。针对上述不良反应，在治疗前给予解热镇痛药物进行预防，或治疗后对症治疗均可得到缓解。但是作为一个新的治疗手段，DC-CIK 过继性免疫治疗的方案和标准尚待进一步规范和统一。对 CIK 细胞的作用机制还未完全了解，对其不良反应治疗效果还缺乏大规模随访及临床调查，大容量制备 DC-CIK 及回输技术尚不成熟，价格昂贵等问题尚未解决。应用时机、不良反应、给药途径和方法等问题亦需要深入探讨。可以预见，随着 DC-CIK 过继性免疫治疗技术的不断改进和完善，DC-CIK 必将成为新一代过继细胞免疫治疗的最佳方法之一。

参考文献

1. 刘小兰，关涛，苏丽萍. 树突状细胞与细胞因子诱导的杀伤细胞共培养抗非霍奇金淋巴瘤作用研究. 白血病·淋巴瘤，2013，22（8）：466-469.

2. 孙蕙，陈健，蔡鹏，等. 用抗原特异性树突状细胞激活的淋巴细胞治疗复发难治性非霍奇金淋巴瘤. 中国实验血液学杂志，2010，18（1）：219-223.

3. 脱帅，张宁苏，张宁，等. 树突细胞联合细胞因子诱导的杀伤细胞对原发性肝脏淋巴瘤生长和术后复发转移的抑制作用. 解放军医学杂志，2010，35（12）：1449-1454.

4. 董敏，孔德胜，洪珞珈. 诱导培养加自体 DC 及 CIK 细胞回输治疗急性髓系白血病的近期临床疗效观察. 中华血液学杂志，2012，9（33）：23-23.

5. 艾丽梅，毛淑丹，宋盈盈. DC-CIK 细胞体外抗淋巴瘤细胞的免疫效应研究. 中国免疫学杂志，2010，26（10）：898-900.

6. 陈刚. DC-CIK 细胞免疫治疗在晚期恶性肿瘤中的临床研究. 医药前沿，2012，2（19）：217-218.

7. 张志伟，宋鑫. DC-CIK 细胞临床制备规范化研究. 中国肿瘤，2011，20（2）：85-88.

8. 陈曦，王欢，张勇，等. 老年非霍奇金淋巴瘤个体化分组治疗的疗效. 中国老年学杂志，2015，35（11）：3018-3019.

35. 过继性 NK 细胞输注治疗淋巴瘤

NK 细胞过继性免疫疗法是细胞生物治疗方法之一，自然杀伤细胞是一类固有免疫细胞，是机体防御感染和抗肿瘤的第一道防线。作为免疫系统中一种重要的效应细胞，NK 细胞在肿瘤过继性免疫治疗中越来越受到重视。这种方法是向肿瘤患者回输经体外诱导培养的 NK 细胞，在机体中直接或间接杀伤肿瘤细胞，从而达到治疗肿瘤的目的。NK 细胞无须预先致敏，且无主要组织相容性复合物（MHC）限制性，可杀伤肿瘤细胞或被感染的细胞，具有广谱的抗肿瘤作用。NK 细胞能够靶向 MHC I 分子缺失的肿瘤细胞，通过释放细胞毒性穿孔素和颗粒酶，从而诱发肿瘤细胞凋亡；亦可通过分泌一系列细胞因子，如 IFN-γ 及肿瘤坏死因子（TNF）等，调节免疫反应而间接杀伤肿瘤细胞。因此，NK 细胞在抗肿瘤免疫细胞治疗中具有巨大的潜力。目前，全球范围内有多家大型医疗机构正在进行或已经完成 NK 细胞过继治疗的临床试验。然而，基于 NK 细胞的肿瘤治疗仍存在很多尚未解决的难题，包括如何获得足够量的 NK 细胞及如何在体内保持 NK 细胞的活力等。

（1）NK 细胞的来源

科学家于 20 世纪 60 年代鉴定出 NK 细胞，发现其具有杀伤癌细胞及被感染细胞的功能。NK 细胞的表型为 CD3CD56，主要分布于骨髓、外周血和脾脏中，占外周血淋巴细胞的 10% ~ 20%。主要来源于骨髓中的 CD34 造血干细胞（HSC），通过发育形成 NK/T 祖细胞，进一步发育为成熟的 NK 细胞或 T 细胞。研究发现，NK 细胞可以从 CD33、CD13 骨髓前体细胞发育而成。在 NK 细胞发育过程中，细胞表面标志物也随之改变，如在 NK/T-pNK 的发育中，IL-2/15Rβ（CD122 受体）的表达会发生变化；从 NK 前体细胞（precursor NK，pNK）发育成非成熟 NK 细胞（iNK）过程中，Flt3 及 IL-7Rα 的表达下降，与此同时 IL-2β、CD2 和 2B4（CD244）的表达上升。IL-15 在 NK 细胞的发育过程中也是必不可少的细胞因子，其和其受体 IL-15R 介导了 NK 细胞从 pNK 发育成 iNK。

目前，在临床实验中 NK 细胞的来源是人的外周血单核细胞（PBMC）和 HSC 等，体外诱导可以获得临床级别的 NK 细胞。但是由于 PBMC 需要新鲜血液，不能冻存及运输而限制了其使用。HSC 来源的干细胞在体外能够诱导分化得到 NK 细胞，具有能够冻存及运输的优势，但在诱导分化过程中仍然存在一些问题。因此，如何在体外获得大规模、高质量的 NK 细胞是目前 NK 细胞过继治疗所需面对的问题。

（2）NK 细胞的激活

在 NK 细胞过继治疗过程中，除了获得足够数目的细胞之外，还需要保持 NK 细胞的活性。NK 细胞的活性取决于其活化受体和抑制受体间的动态平衡。活化受体 NKG2D、NKP46、NKp30 和 NKp44 为 NK 细胞的活化提供激活信号，最终引发细胞毒性和生产细胞因子。通过可逆地与跨膜信号衔接蛋白结合，一些细胞表面活化受体刺激蛋白酪氨酸激酶依赖性途径进行信号传递。这些衔接蛋白均含有细胞质免疫受体酪氨酸活化基序，该基序是由一个相同的氨基酸序列与配对酪氨酸和亮氨酸组成〔YXX（I/L）x6-12YXX（I/L）〕。序列通常位于受体－配体结合的跨膜胞质区中，如 T 细胞受体和高亲和力人免疫球蛋白 EFc 段受体 I（Fc ε R I），并通过跨膜受体复合物和蛋白酪氨酸激酶之间的相互作用，介导和启动早期和晚期信号传导。另外，一些不直接与细胞表面免疫受体酪氨酸活化基序结合的受体也参与 NK 细胞的活化，包括 NKG2D，其与 DAP10 跨膜信号衔接蛋白、整合素和细胞因子受体相关。NKG2D 配体，如 MICA、RAET1 家族和 NKp30 配体 B7H6，识别相关的分子在正常细胞很少表达，但在感染或癌变期间表达上调。

NK 细胞也表达细胞表面抑制性受体，通过蛋白酪氨酸磷酸酶拮抗活化途径抑制 NK 细胞活化。典型的抑制性受体是杀伤细胞抑制受体（KIR），其识别"自我"，随后传递负调控的信号，最终通过抑制信号通路来抑制 NK 细胞的活化。KIR 的配体是存在于正常细胞的 MHC I 类分子。这些抑制性受体是存在于胞质内的免疫受体酪氨酸抑制基序。通过与配体结合，胞质内基于酪氨酸的抑制基序发生酪氨酸残基的磷酸化、招募脂质或酪氨酸磷酸酶。蛋白酪氨酸激酶和蛋白酪氨酸磷酸酶底物的酪氨酸磷酸化状态是 NK 细胞效应信号传播的重要分子。

细胞因子是免疫系统中调节细胞增殖、存活、激活状态和效应功能的重要分子。NK 细胞的发育、存活和行使功能需要细胞因子，包括 IL-2、IL-12、IL-15、IL-18 和 IL-21 等。基于对 IL-15 或 IL-15 受体缺陷型小鼠的研究，IL-15 在 NK 细胞发育和信号激活中发挥关键作用。IL-12、IL-15 和 IL-18 促进 NK 细胞寿命延长，并在第 2 次刺激后，NK 细胞功能增强。这种细胞因子的使用可增强 NK 细胞对病毒感染和肿瘤细胞的杀伤作用。对细胞因子 - 细胞因子受体间信号网络的深入了解，将使人们对细胞因子在临床使用中维持和（或）活化 NK 细胞的抗肿瘤潜力越来越感兴趣。

（3）NK 细胞的体外扩增

①细胞因子扩增策略

在传统方法中，通常使用 IL-2 短期刺激培养 PBMC，扩增产生淋巴因子激活的杀伤细胞（LAK 细胞）用于临床治疗。单独使用 IL-2 进行共培养时刺激产生的 LAK 细胞主要为 T 细胞，CD56 NK 细胞所占比例较低，因此通常采用多因子刺激单核淋巴细胞用于过继治疗。Liu 等采用 IL-2 与 INF-α 体外诱导 PBMC，获得多种细胞因子诱导的杀伤细胞（CIK 细胞），用于治疗肾细胞癌。结果表明，74 例患者的 3 年无进展生存期和总生存期分别为 18% 和 61%，与对照组相比，能够显著延长患者的生存时间。此外，有学者利用 IL-2 和 CD-3 单克隆抗体联合刺激 PBMC，使 CIK 细胞的数目能够增长几百倍。但 CIK 细胞是一异质细胞群，其中大多数为 CD3CD56 细胞，相对较小的部分为典型的 T 细胞和 NK 细胞。虽然 CIK 细胞在临床治疗中取得一些令人鼓舞的效果，但由于 CIK 细胞毒力不高和细胞扩增速度较低等，在临床应用中受到了限制。因此，诸多学者利用 NK 细胞的特性，在 PBMC 中利用多因子诱导产生大量高细胞毒性的 NK 细胞用于肿瘤患者的治疗，并且取得了一定临床疗效。Siegler 等利用 PBMC 中的 CD3CD56 NK 细胞与 IL-2、IL-15 和抗 CD3 抗体联合培养，在体外诱导培养 18 天后，产生大量的 NK 细胞〔（85.5±17.2）×10〕，扩增倍数为 268.3±66.8，能够显著杀伤 K562 细胞系。在共培养过程中，IL-2 和 IL-15 的加入能够显著提高 NK 细胞的增殖能力。进一步研究发现两者发挥着不同的功能，IL-2 能够激活 CD3CD56 NK 细胞，是增殖必需的刺激因子；而 IL-15 调节 NK 细胞、NK/T 细胞及 CD8 T 细胞的存活，在 NK 细胞的存活、激活和分化中扮演着重要的角色。研究发现，IL-15 和 IL-12 联用共培养 NK 细胞能够诱导 NK 细胞大量表达 IFN-γ、TNF-α、粒细胞－巨噬细胞集落刺激因子（GM-CSF）等细胞因子。周智锋等探索了更多种细胞因子组合对 NK

细胞体外扩增作用，发现 IL-2、IL-12、IL-15 和 IL-18 联合使用能有效地扩增外周血来源的 NK 细胞，扩增倍数 >1000 倍，并且促进 NKG2D、NKp30、NKp44 和 NKp46 等细胞活化性受体表达上调，使抑制性受体 CD158b 和 CD159a 表达下调。此外，一些化合物也可以刺激 NK 细胞扩增和增强细胞毒作用。姚义荣等发现白桦脂酸能显著增强 NK 细胞对胰腺癌细胞系 SW1990 的杀伤作用。

②滋养层细胞及其表达外源性分子扩增策略

在体外培养过程中，NK 细胞的增殖时间过长，容易导致细胞衰竭及细胞功能的丧失。另外，大量细胞因子的加入增加了回输风险和生产成本。培养细胞的方法能够显著减少细胞因子的加入，同时能够刺激 NK 细胞增殖，增强并保持其杀伤肿瘤细胞的毒性作用。Miller 等将辐射致死的骨髓单个核细胞（BMMNC）作为饲养细胞，与骨髓来源的 CD34 干细胞共培养后能够诱导 CD34 干细胞分化成为 CD3CD56 NK 细胞，进一步用于过继治疗。近年来，研究者发现，利用 K562 细胞构建表达膜型 IL-15，比可溶性的 IL-15 能够在体外更好地刺激 NK 细胞的增殖。此外，4-1BB/4-1BBL 信号通路对于 NK 细胞的活化具有重要作用，还能够提高其抗凋亡能力，延长 NK 细胞生存期。因此，研究者构建双表达外源性膜型 4-1BBL 及 IL-15 或 IL-12 的细胞系，与 NK 细胞共培养后能够诱导其快速增殖，并增强其细胞毒性作用，抑制肿瘤细胞的生长。在 NK 细胞信号通路中，激活信号分子也常用于刺激 NK 细胞的增殖及细胞毒性的保持。在 K562 细胞基础上联合构建 4-1BBL 和 mMICA 膜型分子（K562-4-1BBL-mMICA），MICA 是活化受体 NKG2D 的配体，多表达于活化的 NK 细胞、CD8+ 细胞及 γδT 细胞中。当 K562-4-1BBL-mMICA 细胞与 NK 细胞共培养后能激活 NK 细胞，显著增强其细胞毒性作用。

③细胞质膜颗粒表达外源分子扩增策略

利用基因工程的方法，构建表达膜性分子用于刺激 NK 细胞增殖。开发一种新型的扩增 NK 细胞的方法尤为重要。最近，研究人员开发出一种不使用饲养细胞而使用膜型颗粒物用于 NK 细胞增殖的方法。同样利用 K562 细胞系共表达 IL-15 及 4-1BBL，通过辐射灭活、破碎及梯度离心的方法，获得表达有 IL-15 及 4-1BBL 的膜型颗粒物，用于 NK 细胞的刺激，能够在体外获得大量具有活性的 NK 细胞，同时减少回输后风险，降低细胞生产成本。

④ NK 细胞的扩增效率

使用细胞因子（IL-2 等）和抗 CD3 单克隆抗体体外诱导 NK 细胞扩增，可以获得 $2 \times 10^6 \sim 2 \times 10^7$ 个细胞，扩增效率达到 $200 \sim 1000$ 倍。但也有报道称，利用不同细胞因子组合及饲养细胞的共同培养，仅可以在体外扩增约 300 倍的细胞。此外，还可以通过 CD34 脐带血在体外诱导分化成为 NK 细胞，然后进行患者回输。还有研究者利用人胚胎干细胞（hESC）或诱导性多功能干细胞（iPSC）在体外诱导产生 CD34 hSC，进一步分化成为 NK 细胞。Knorr 等对从 hESC 或 iPSC 诱导的 CD34 细胞进行嵌合抗原受体改造，使其能够识别肿瘤相关特异性抗原并对肿瘤细胞进行杀伤。然而，基于 hESC 和 iPSC 的 NK 细胞过继治疗法仍然停留于临床前实验，在临床中的使用仍需进一步研究。

体外扩增效率一直是制约 NK 细胞过继治疗发展的瓶颈。虽然与滋养层细胞共培养扩增 NK 细胞取得了一定的效果，但这些方法仍然存在很多不容乐观的缺点。K562 细胞系或转染 EB 病毒的淋巴细胞系均是肿瘤细胞来源的，其基因成分可能进入患者体内。虽然在生产过程中使用辐射滋养层细胞等措施，但这种风险仍然不可忽视。共培养体系复杂多变，需要较大体积的培养体系支持细胞的代谢活动，大大提高了生产成本。探索新型的不需滋养层细胞共培养的 NK 细胞扩增方法，将避免活的肿瘤来源的细胞注入患者体内。

（4）NK 细胞在肿瘤过继治疗中的应用

①自体 NK 细胞过继治疗

自体 NK 细胞过继治疗应用广泛，在血液肿瘤和实体瘤中都有应用。研究表明，自体 NK 细胞过继治疗肿瘤安全，如利用热休克蛋白 70（HSP70）和 IL-2 预处理体外活化的自体 NK 细胞，可以提高对细胞膜 HSP70 阳性的肿瘤细胞的杀伤活性。然而，有些临床研究并没有获得令人满意的疗效。自体 NK 细胞过继治疗神经胶质瘤仅有部分患者获得部分缓解。一些转移癌和复发的淋巴瘤患者应用自体 NK 细胞后没有显示出临床效果。近期一项研究通过 FN-CH296 刺激 T 细胞和 OK-432 扩增 NK 细胞，过继治疗复发或转移的直肠癌、食管癌、胃癌和大肠癌患者，结果表明 NK 细胞对机体无不良反应，在最后一次细胞回输的 4 周后，外周血细胞毒作用升高接近 2 倍。

②同种异体 NK 细胞过继治疗

NK 细胞表达 KIR，后者阻止 NK 细胞对表达有自身 MHC I 分子的肿瘤细胞的杀伤作用。因此，近年来研究者开展了大量的同种异体（而非自体）NK 细胞进行肿瘤的过继治疗的探索。

同种异体 NK 细胞可来源于造血干细胞，也可来源于非造血干细胞。对于人类白细胞抗原（human leukocyte antigen，HLA）配型不符合或疾病进展较快的患者，以家族成员 HLA 半相合的造血干细胞作为 NK 细胞来源是理想的选择。因此，在大多数临床试验中，在自体造血干细胞或半相合造血干细胞移植后，进行 NK 细胞过继治疗的主要目的是防止复发或延迟复发。有研究组探索在 HLA HSCT 后进行同种异体 NK 细胞过继治疗血液肿瘤，发现在输注同种异体半相合 NK 细胞时没有发生移植物抗宿主病（GVHD）。在这些研究中，一些患者出现抗肿瘤效应，总体复发率下降，甚至在没有进行同种异体造血干细胞移植条件下，出现肿瘤消退的良好结果。

Miller 等首次建立了晚期肿瘤患者安全、有效的 HLA 半相合 NK 细胞过继治疗方法。在此项研究中，19 例急性髓细胞性白血病（AML）患者接受 HLA 半相合 NK 细胞和 IL-2，5 例获得完全缓解。发现患者与供体之间 KIR-HLA 不相配的 NK 细胞具有更强的肿瘤杀伤作用，不发生 GVHD。基于在 AML 中显示出来的良好效果，有很多研究组探索利用同种异体 NK 细胞过继治疗肿瘤。一系列针对血液肿瘤的临床试验正在进行中，包括白血病、多发骨髓瘤和骨髓异常增生性疾病等。此外，一系列利用同种异体 NK 细胞过继治疗实体瘤的临床试验也正在进行中。结合化疗给复发转移的乳腺癌和卵巢癌患者过继输注体外扩增的同种异体 NK 细胞，获得一定的临床疗效。晚期非小细胞肺癌患者过继输注体外扩增的同种异体 NK 细胞安全、有效。这些研究证明，同种异体 NK 细胞过继疗法不但对血液肿瘤有效，对实体瘤也有良好的疗效。值得关注的是，有临床试验表明输注完全不相关供体的同种异体 NK 细胞同样具有安全性。

（5）未来 NK 细胞临床应用的研究热点

NK 细胞属于机体固有免疫应答细胞，杀伤靶细胞不受 MHC 限制，能够快速杀伤靶细胞；在杀伤肿瘤细胞过程中，无须预先致敏，是一种广谱的、安全的抗肿瘤细胞。在临床使用中，NK 过继治疗肿瘤取得一定的成果，但同时也存在一些问题，如 NK 细胞的靶向性、自体移植 NK 细胞失活问题等。为此，研究者开始探索嵌合抗原受体 NK 细胞（chimeric antigen receptor NK-cell，CAR-NK）免疫疗法，使得 NK 细胞能够特异地识别靶细胞，提高其杀伤靶细胞毒性作用。慢性淋巴细胞白血病细胞组成型表达 CD19，是一种合适的靶标。研究结果表明，虽然天然杀伤细胞系 NK-92 能够广泛杀伤肿瘤细胞，却无法杀死淋巴来源的细胞。进行 CAR 修饰后能够靶向 CD19，对急性淋巴细胞白血病具有良好的治疗效果。NK-92 缺失绝大部分抑制性杀伤细胞免疫球蛋白受体，高表达激活性受体，含有丰富的穿孔素和颗粒酶，是一种极好的过继免疫治疗细胞，同时也是 FDA 批准进行临床试验的唯一的 NK 细胞系。在 CAR-NK 的研究中，NK-92 也常作为效应细胞以研究 CAR-NK 在临床中的使用效果。嵌合抗原受体的导入，能够赋予 NK 细胞更好地靶向作用，在血液肿瘤患者的治疗中具有很好地应用前景。在多发性骨髓瘤治疗中，为了能够增强 NK 细胞的杀伤作用，研究者对 NK-92 细胞进行改造，嵌入抗 CD138 抗原的单链抗体，因 CD138 在多发性骨髓瘤细胞中高表达，改造后的 NK-92 细胞能够高效特异地杀伤 CD138 阳性的骨髓瘤细胞。在骨髓瘤患者体内，CS-1 高表达于骨髓瘤细胞表面，是一个很好的靶向分子。Chu 等通过对 NK 细胞的改造，获得靶向 CS-1 蛋白的 CS-1-CAR 的 NK 细胞，发现 CS-1-CAR-NK 细胞能够在体外及体内实验中靶向杀伤 CS-1 阳性的骨髓瘤细胞。除此之外，AML 的相关抗原 CD123、肿瘤干细胞抗原 CD133 等也常用于 NK 细胞的改造，取得良好的效果。

嵌合抗原受体（chimeric antigen receptor，CAR）技术在肿瘤治疗中，主要用于 T 细胞的改造，被成功用于 CD19 ALL 和 CLL 的治疗。但是 CAR-T 会带来严重的不良反应，如细胞因子释放综合征和 GVHD 等。NK 细胞是一种安全的效应细胞，能够避免 CAR-T 细胞中带来的细胞因子风暴、肿瘤溶解综合征等，并且 CAR 修饰后的 NK 细胞可以有效提高 NK 细胞靶向肿瘤的效应。CAR-T 不但能够杀伤肿瘤细胞，还有一部分细胞在记忆性 CA 内持续发挥作用，而 NK 细胞缺乏克隆扩增能力，在临床应用中是一种相对安全的效应细胞。CAR-NK 能够用于同种异基因的移植，增强其抗肿瘤作用，而不会引起 GVHD。但研究发现，CAR-NK 细胞的转导技术及其增殖能力均不及 CAR-T 细胞，这也限制 CAR-NK 细胞的进一步作用。因此，开发新一代的 CAR-NK 细胞对 NK 细胞的过继性治疗具有重要意义。

NK 细胞是固有免疫细胞，在机体抗肿瘤过程中扮演着重要的角色。体外扩增的 NK 细胞是一种广谱、安全的细胞制剂，在肿瘤治疗中具有重要作用。在 NK 细胞过继性治疗过程中，需要大量的 NK 细胞。基于对 NK 细胞发育、增殖及凋亡等机制的深入研究，研究者开发出一系列的体外大量扩增 NK 细胞的策略，如多细胞因子联合应用、膜型分子、质膜颗粒刺激因子等，进而在体外获得能满足临床使用的 NK 细胞数目。然而，仍存在一些尚未解决的问题，如如何提高 NK 细胞在体内的存活时间，更高效的扩增？如何增强 NK 细胞对肿瘤细胞的识别与杀伤能力，如何在 GMP 水平生产大规模的 NK 细胞等。随着精准医学、转化医学、高通量测序技术等前沿生物医学技术的发展，相信人们会不断解决存在的问题，如开发 CAR-NK 细胞技术，为 NK 细胞的靶向治疗提供令人鼓舞的临床应用前景。

参考文献

1. VIVIER E，UGOLINI S，BLAISE D，et al. Targeting natural killer cells and natural killer T cells in cancer. Nat Rev Immunol，2012，12（4）：239-252.

2. VIVIER E，UGOLINI S. Natural killer cells：from basic research to treatments. Front Immunol，2011，2：18.

3. KRZEWSKI K，STROMINGER J L. The killer's kiss：the many functions of NK cell immunological synapses. Curr Opin Cell Biol，2008，20（5）：597-605.

4. MALHOTRA A，SHANKER A. NK cells：immune cross-talk and therapeutic implications. Immunotherapy，2011，3（10）：1143-1166.

5. NARNI-MANCINELLI E，UGOLINI S，VIVIER E. Tuning the threshold of natural killer cell responses. Curr Opin Immunol，2013，25（1）：53-58.

6. ROMAGNÉ F，VIVIER E. Natural killer cell-based therapies. F1000 Med

Rep，2011，3：9.

7. ROMEE R，LEONG J W，FEHNIGER T A. Utilizing cytokines to function-enable human NK cells for the immunotherapy of cancer. Scientifica （Cairo），2014，2014：205796.

8. COOPER M A，ELLIOTT J M，KEYEL P A，et al. Cytokine-induced memory-like natural killer cells. Proc Natl Acad Sci U S A，2009，106（6）：1915-1919.

9. LIU L，ZHANG W，QI X，et al. Randomized study of autologous cytokine-induced killer cell immunotherapy in metastatic renal carcinoma. Clin Cancer Res，2012，18（6）：1751-1759.

10. SIEGLER U，MEYER-MONARD S，JÖRGER S，et al. Good manufacturing practice-compliant cell sorting and large-scale expansion of single KIR-positive alloreactive human natural killer cells for multiple infusions to leukemia patients. Cytotherapy，2010，12（6）：750-763.

11. 周智锋，李洁羽，陈明水，等 . 细胞因子组合体外扩增人 NK 细胞的研究 . 中华肿瘤防治杂志，2014，21（3）：193-197.

12. 姚义荣，王营，刘军权，等 . 白桦脂酸对人 NK 细胞杀伤 SW1990 胰腺癌细胞影响及机制探讨 . 中华肿瘤防治杂志，2015，22（1）：34-38.

13. DOWELL A C，OLDHAM K A，BHATT R I，et al. Long-term proliferation of functional human NK cells，with conversion of CD56（dim）NK cells to a CD56（bright）phenotype，induced by carcinoma cells co-expressing 4-1BBL and IL-12. Cancer Immunol Immunother，2012，61（5）：615-628.

14. YANG H，TANG R，LI J，et al. A New Ex Vivo Method for Effective Expansion and Activation of Human Natural Killer Cells for Anti-Tumor Immunotherapy. Cell Biochem Biophys，2015，73（3）：723-729.

15. LANKESTER F，HAMPSON K，LEMBO T，et al. Infectious Disease. Implementing Pasteur's vision for rabies elimination. Science，2014，345（6204）：1562-1564.

16. OYER J L，IGARASHI R Y，KULIKOWSKI A R，et al. Generation of highly cytotoxic natural killer cells for treatment of acute myelogenous leukemia using a feeder-free，particle-based approach. Biol Blood Marrow Transplant，2015，21（4）：632-639.

17. FUJISAKI H，KAKUDA H，SHIMASAKI N，et al. Expansion of highly cytotoxic human natural killer cells for cancer cell therapy. Cancer Res，2009，69（9）：4010-4017.

18. LAPTEVA N，DURETT AG，SUN J，et al. Large-scale ex vivo expansion and characterization of natural killer cells for clinical applications. Cytotherapy，2012，14（9）：1131-1143.

19. DENG X，TERUNUMA H，NIEDA M，et al. Synergistic cytotoxicity of ex vivo expanded natural killer cells in combination with monoclonal antibody drugs against cancer cells. Int Immunopharmacol，2012，14（4）：593-605.

20. VOSKENS C J，WATANABE R，ROLLINS S，et al. Ex-vivo expanded human NK cells express activating receptors that mediate cytotoxicity of allogeneic

and autologous cancer cell lines by direct recognition and antibody directed cellular cytotoxicity. J Exp Clin Cancer Res, 2010, 29（1）: 134.

21. SPANHOLTZ J, PREIJERS F, TORDOIR M, et al. Clinical-grade generation of active NK cells from cord blood hematopoietic progenitor cells for immunotherapy using a closed-system culture process. PLoS One, 2011, 6（6）: e20740.

22. LUEVANO M, MADRIGAL A, SAUDEMONT A. Generation of natural killer cells from hematopoietic stem cells in vitro for immunotherapy. Cell Mol Immunol, 2012, 9（4）: 310-320.

23. Knorr D A, Kaufman D S. Pluripotent stem cell-derived natural killer cells for cancer therapy. Transl Res, 2010, 156（3）: 147-154.

24. KAUFMAN D S. Toward clinical therapies using hematopoietic cells derived from human pluripotent stem cells. Blood, 2009, 114（17）: 3513-3523.

25. WOLL P S, GRZYWACZ B, TIAN X, et al. Human embryonic stem cells differentiate into a homogeneous population of natural killer cells with potent in vivo antitumor activity. Blood, 2009, 113（24）: 6094-6101.

26. MILANI V, STANGL S, ISSELS R, et al. Anti-tumor activity of patient-derived NK cells after cell-based immunotherapy--a case report. J Transl Med, 2009, 7: 50.

27. 陈蓉明, 郑秋红, 应敏刚, 等. HSP70-TKD 诱导的 NK 细胞杀伤肝癌细胞的实验研究. 中华肿瘤防治杂志, 2008, 15（15）: 1129-1132.

28. 陈蓉明, 龚福生, 应敏刚, 等. HSP70-TKD 诱导 NK 细胞对胰腺癌细胞杀伤作用及其机制的探讨 . 中华肿瘤防治杂志，2013，20（3）：181-184.

29. PARKHURST M R，RILEY J P，DUDLEY M E，et al. Adoptive transfer of autologous natural killer cells leads to high levels of circulating natural killer cells but does not mediate tumor regression. Clin Cancer Res，2011，17（19）：6287-6297.

30. Sakamoto N，Ishikawa T，Kokura S，et al. Phase I clinical trial of autologous NK cell therapy using novel expansion method in patients with advanced digestive cancer. J Transl Med，2015，13：277.

31. ILIOPOULOU E G，KOUNTOURAKIS P，KARAMOUZIS M V，et al. A phase I trial of adoptive transfer of allogeneic natural killer cells in patients with advanced non-small cell lung cancer. Cancer Immunol Immunother，2010，59（12）：1781-9.

32. GELLER M A，COOLEY S，JUDSON P L，et al. A phase II study of allogeneic natural killer cell therapy to treat patients with recurrent ovarian and breast cancer. Cytotherapy，2011，13（1）：98-107.

33. QIAN X，WANG X，JIN H. Cell transfer therapy for cancer：past，present，and future. J Immunol Res，2014，2014：525913.

34. BOISSEL L，BETANCUR M，WELS W S，et al. Transfection with mRNA for CD19 specific chimeric antigen receptor restores NK cell mediated killing of CLL cells. Leuk Res，2009，33（9）：1255-1259.

35. CHENG M，CHEN Y，XIAO W，et al. NK cell-based immunotherapy for malignant diseases. Cell Mol Immunol，2013，10（3）：230-252.

36. JIANG H，ZHANG W，SHANG P，et al. Transfection of chimeric anti-

中国医学临床百家

CD138 gene enhances natural killer cell activation and killing of multiple myeloma cells. Mol Oncol, 2014, 8（2）: 297-310.

37. CHU J, DENG Y, BENSON D M, et al. CS1-specific chimeric antigen receptor （CAR）-engineered natural killer cells enhance in vitro and in vivo antitumor activity against human multiple myeloma. Leukemia, 2014, 28（4）: 917-927.

38. HUANG J, LI C, WANG Y, et al. Cytokine-induced killer （CIK） cells bound with anti-CD3/anti-CD133 bispecific antibodies target CD133（high） cancer stem cells in vitro and in vivo. Clin Immunol, 2013, 149（1）: 156-168.

39. PIZZITOLA I, ANJOS-AFONSO F, ROUAULT-PIERRE K, et al. Chimeric antigen receptors against CD33/CD123 antigens efficiently target primary acute myeloid leukemia cells in vivo. Leukemia, 2014, 28（8）: 1596-1605.

40. PORTER D L, LEVINE B L, KALOS M, et al. Chimeric antigen receptor-modified T cells in chronic lymphoid leukemia. N Engl J Med, 2011, 365（8）: 725-733.

41. GRUPP S A, KALOS M, BARRETT D, et al. Chimeric antigen receptor-modified T cells for acute lymphoid leukemia. N Engl J Med, 2013, 368（16）: 1509-1518.

42. KALOS M, LEVINE B L, PORTER D L, et al. T cells with chimeric antigen receptors have potent antitumor effects and can establish memory in patients with advanced leukemia. Sci Transl Med, 2011, 3（95）: 95ra73.

43. OLSON J A, LEVESON-GOWER D B, et al. NK cells mediate reduction of

GVHD by inhibiting activated，alloreactive T cells while retaining GVT effects. Blood，2010，115（21）：4293-4301.

44. KOEPSELL S A，MILLER J S，MCKENNA DH JR. Natural killer cells：a review of manufacturing and clinical utility. Transfusion，2013，53（2）：404-410.

36. 多细胞输注治疗淋巴瘤

1989 年，以色列学者 Gross 等首次提出了 CAR-T 细胞的概念，他们将靶向肿瘤抗原的抗体可变区与 T 细胞受体（TCR）的恒定区融为一体，构建出一种嵌合抗原受体（CAR）。结果发现，表达这种 CAR 的 T 细胞能以无 MHC 限制性的方式识别特异性肿瘤抗原，同时激活杀伤 T 细胞（CTL），发挥杀伤肿瘤细胞作用。CAR 主要由胞外抗体识别区域和胞内信号转导区域构成，两者通过多肽接头和跨膜区连接。习惯上根据 CAR 胞内信号转导区域中所嵌入共刺激信号分子数量的不同，将 CAR 分为 3 代：第 1 代 CAR-T 细胞的胞内部分仅含 CD3 ζ 结构域，虽然能诱导 T 细胞的激活和最初的细胞毒性反应，但是存活时间短且只有很低或者没有 IL-2 的产生；第 2 代 CAR-T 细胞将共刺激分子如 CD28、CD137 的胞内部分融合到 CD3 结构域的上游，效果比第 1 代明显增强，因而应用最广泛；第 3 代 CAR-T 细胞则同时融合 2 种共刺激分子到 CD3 结构域的上游，其抗肿瘤活性与第 2 代 CAR-T 细胞相比尚无定论。2015 年 ASH 的报道中，更是出现了在第 3 代基础上再融合有 CD27 分子的第 4 代 CAR-T。

（1）CAR-T 细胞在淋巴瘤治疗中的临床应用

大多数 CAR-T 细胞治疗淋巴瘤都是靶向 CD19 抗原。事实上，第一次 CAR-T 细胞临床试验的对象是 NHL 患者。许多临床试验使用 CAR-T 细胞治疗低危 FL 和中危 DLBCL。这些试验的结果很大程度上令人鼓舞，但同时也伴随有类似治疗白血病患者的不良反应发生。在贝勒医学院进行的早期临床试验比较了 FL 和 DLBCL 患者对第 1、第 2 代 CAR-T 细胞的疗效。有 6 例患者接受了第 1 代（CD3 信号域）和第 2 代（CD3 和 CD28 信号域）两种类型的 CAR-T 细胞治疗，治疗前没有预处理。这些患者在输入 CAR-T 细胞后，未见不良反应。另外，相对于第 1 代 CAR-T 细胞，第 2 代 CAR-T 细胞持续时间更长，表达水平更高。但是没有任何证据显示这些患者有持续性的肿瘤消退。这项研究表明，共刺激信号域对于 CAR-T 细胞持久性的重要性。

2012 年，Kochenderfer 等报道了用靶向 CD19 的 CAR-T 治疗进展性的 FL，患者接受了由环磷酰胺和氟达拉滨组成的预处理治疗方案。有 3 例患者治疗后部分缓解，有 1 例患者在治疗后 7 个月疾病进展，再次使用相同的预处理和 CAR-T 治疗方案，该患者再次获得了 PR。这些患者输入 CAR-T 细胞后，经历较少像细胞因子风暴（CRS）类似的不良反应，具体原因仍不清楚。

近几年，NCI 报道了用靶向 CD19 CAR-T 细胞治疗复发

DLBCL，7 例 DLBCL 患者中有 4 例患者达到 CR，CR 患者中有 3 例目前仍处于 CR，持续时间为 9 ～ 22 个月。输入 CAR-T 细胞后出现的急性不良反应包括发热、低血压、谵妄和其他神经系统毒性，可在 3 周内消除。由于 CD19 除了表达于 B 肿瘤细胞表面以外，还表达于成熟 B 细胞、前体 B 细胞及浆细胞，故 CAR-T 细胞会杀伤正常 B 细胞及浆细胞，导致低免疫球蛋白血症，需要静脉补充免疫球蛋白。此外，1 例患者在 CAR-T 细胞输注后 16 天，不明原因死亡。这是第 1 个成功使用 CAR-T 细胞治疗 DLBCL 的报告，证明使用 CAR-T 细胞治疗难治性 B 细胞恶性肿瘤的可行性和有效性。

（2）2015 年 ASH 年会关于 CAR-T 细胞治疗淋巴瘤的最新报道

2015 年 Ryan 等报道了用 PD-L1 抑制剂联合 CD19 CAR-T 细胞治疗 NHL 的研究，证实了 PD-L1 在一些 NHL 亚型的瘤细胞上高表达，能与 CAR-T 细胞上的 PD1 相互结合，抑制 CAR-T 细胞的抗瘤活性，而 PD-L1 抑制剂可以解除这种抑制，从而提高 CAR-T 细胞的抗肿瘤活性，更深入的研究正在进行中。瑞典的研究人员报道了一项使用第 3 代 CD19 CAR-T 细胞治疗复发难治性淋巴瘤和白血病的报道。11 例患者接受了治疗，6 例获得了 CR 或 CCR。4 例发生 CRS 的患者病情稳定，2 例发生中枢神经系统毒性的患者需要住院治疗。2015 年 ASH 还介绍了 2 个有关第 4 代 CAR-T 细胞治疗淋巴瘤的报道，一个是治疗 DLBCL 个例报道，该患者至 2019 年仍 CR。另一个则治疗了 13 例患者，8 例 CR，3 例有反应但在治疗中死于各种并发症，2 例死于疾病进展。值得注意的是，这些患者都是难治性淋巴瘤。另外，还有用 CD30 CAR-T 细胞治疗 CD30+HL 的报道，9 例患者接受治疗，1 例 CR，1 例 VGPR，4 例 SD，3 例病情进展。总之，各种 CAR-T 细胞的疗效千差万别，大量的临床试验正在评估，第 4 代 CAR-T 的出现及其疗效的具体评估似乎更值得期待。

（3）CAR-T 细胞在淋巴瘤治疗中的问题及展望

CAR-T 细胞治疗淋巴瘤虽然显示了一定的疗效，但和 B 细胞急性淋巴细胞白血病相比，CAR-T 细胞治疗淋巴瘤的疗效仍然不太满意，如何提高疗效是今后面临的最大难题，需从以下几个方向努力。

构建更好的 CAR-T 细胞：现有的 4 代 CAR-T，除了第 1 代基本确定被淘汰后，其余三代的抗肿瘤活性孰强孰弱及其优势，还无从比较。而不同的基因载体也会影响 CAR-T 细胞功能，目前正在使用的载体有慢病毒、反转录病毒、质粒等。

CAR-T 治疗前的处理问题：多个研究已经证实患者在输注细胞前接受化放疗去除淋巴细胞能增强 CAR-T 细胞的抗肿瘤活性。但是具体方案的实施及去除的程度，目前尚没有定论。

CAR-T 细胞和其他治疗联合应用的问题：和 PD-L1 抑制剂合用，有可能提高疗效，和其他靶向药物的联合，如何联合，联合时机及适应证，都需要进一步研究。

此外，CAR-T 细胞治疗的不良反应处理也是比较棘手的问题，CAR-T 细胞治疗在显示出临床有效性的同时，也出现CRS、脱靶效应、神经系统毒性等。如何控制这些不良反应，将是过继性细胞治疗所面临的挑战。目前降低这些毒性的措施包括调整细胞培养方法，使 CAR-T 细胞在作用过程中产生更少的细胞因子，或者在输注细胞后使用药物来阻断细胞因子的作用。还有一种方法是给 CAR-T 细胞导入自杀基因，当急性不良反应发生时可以启动自杀基因。

相信随着研究的深入、技术的提高及全球的合作，CAR-T细胞在不久的将来会成为一种高效低毒的治疗方法，为更多淋巴瘤患者带来治愈的希望。

（4）淋巴细胞输注治疗淋巴瘤

近年来淋巴瘤和白血病，尤其是造血干细胞移植后淋巴细胞增殖病的免疫治疗已经取得了肯定的效果，其治疗主要采用有特异性免疫识别能力的淋巴细胞输注的方式。这种免疫治疗的方法和以往以化疗和放疗为主的治疗有很大区别。化疗所用的化学药物和放疗所用的放射线并不能识别肿瘤细胞，只是破坏细胞的生长过程，对身体内正常细胞和正常组织也有严重的杀伤作用。化疗或者放疗剂量增大会损伤人的机体，剂量减小又不能完全消灭肿瘤，临床医生在治疗患者时处于两难的状态。淋巴细胞是人体内监视肿瘤发生的主要细胞，如果人的淋巴细胞的功能出现了问题，尤其是监视和消灭肿瘤的淋巴细胞数量大大减少，就不能顺利监控肿瘤，患者就可能发生肿瘤或者白血病。特异性淋巴细胞输注是用改造的人类淋巴细胞做过继性免疫治疗，将有抗肿瘤功能的淋巴细胞大量生产出来，成为专职的抗肿瘤淋巴细胞，然后从静脉输注给患者。这些淋巴细胞进入人体后，能够找到肿瘤细胞，将它们包围起来，释放细胞因子，消灭这些细胞。

用淋巴细胞输注的方式治疗肿瘤经历了不同的发展阶段，针对不同类型的肿瘤或者白血病可采用不同的方式。例如，采用细胞因子诱导抗肿瘤淋巴细胞增殖的方式，称为 cytokine induced killer（CIK）疗法；对能够找到肿瘤抗原的病例，用人工合成肿瘤抗原来激活淋巴细胞的方式，称为"CTL"疗法。我们对一些特殊类型的淋巴瘤，采用改造的母亲淋巴细胞输注给孩子团，这种治疗淋巴瘤的方式还没有公认的名称，可称其为"NIMA"疗法。

（5）CAR-T 细胞治疗后的 CRS

CRS 即细胞因子风暴是指机体感染微生物后引起体液中多种细胞因子如 TNF-α、IL-1、IL-6、IL-12、IFN-α、IFN-β、IFN-γ、MCP-1 和 IL-8 等迅速大量产生的现象，是引起急性呼吸窘迫综合征和多器官衰竭的重要原因。三种 CRS 分级标准如表 1。用 IL-1 受体拮抗剂 anakinra 或 IL-6 受体特异性抗体 tocilizumab 阻断这些细胞因子，可以在不影响 CAR-T 细胞扩增和疗效的情况下阻止 CRS。

表 1　三种 CRS 分级标准的比较

	Penn grading scale	CTCAE v4.0	2014 Lee etal.
1 级	轻度反应：使用支持治疗如退烧药、止吐药	轻度反应：没有规定是否暂停治疗和干预手段	症状不是危及生命的，只需要系统治疗如发热、恶心、疲劳、头痛、肌痛、心神不安
2 级	中度反应：有一些 CRS 相关的器官功能失调的提示（如 2 度的肌酐、3 度的肝功能检查）。需要住院治疗来控制 CRS 相关症状，包活发热性中性粒细胞减少，需要治疗（不包括对低血压进行液体复苏）	规定了治疗或输注干预，但对系统治疗快速响应（如抗组胺药、非甾体抗炎药、麻醉剂、液体），预防药物在 24 小时内使用	出现需要中度干预的症状，需氧量 <40% 或低血压需液体支持或低剂量的升压药或 2 度的器官毒性
3 级	更严重的反应：需要住院治疗来控制症状相关的器官功能失调，如 CRS 相关的 4 级肝功能异常或 3 级的肌酐异常。排除对发热和肌痛的控制，包括对使用静脉液体治疗低血压或低剂量血管升压药，凝血障碍者需要新 鲜冰冻血浆或沉淀物或浓缩纤维蛋白原，缺氧需要补充氧气（鼻管给氧、高流量氧气、持 续正压通气或双级正压通气）。需要控制发热和（或）中性粒细胞减少症的引起的感染的患者可能会有 2 级 CRS	延长的反应 [（对症治疗没有快速缓解，和（或）对输注简单停止）]，首次缓解后再次出现症状；规定了对临床后遗症进行住院治疗（如肾损伤、肺浸润）	症状需要大量干预，需氧量 > 40%，低血压需要高剂量或多种升压药，或 3 级氧毒性或 4 级转氨酶升高
4 级	危及生命的并发症，如低血压，需要高剂量血管升压药，缺氧需要机械通气	危及生命的后果，规定了血管升压药或机械通气	危及生命的症状，需要机械通气支持或 4 级的氧毒性（排除转氨酶升高）

37. 基于淋巴瘤患者个体化的精准联合治疗

恶性淋巴瘤是淋巴细胞在分化不同阶段发生恶变的一类疾病，以单克隆淋巴细胞的增殖失控为特点。目前，已知基因异常和生物学改变是淋巴瘤发生和演进的重要起始因素。近年来，表观遗传学改变在疾病进程中的作用也越来越受到重视。化疗在恶性淋巴瘤治疗中发挥着重要作用，但肿瘤细胞的多药耐药性往往导致化疗失败和疾病复发。

多药耐药的产生机制与肿瘤细胞的表观遗传改变密切相关。组蛋白乙酰化和甲基化修饰发生于多种恶性淋巴瘤中。因此，针对表观遗传异常的调控可能在未来恶性淋巴瘤的治疗中发挥重要作用。

（1）组蛋白乙酰化在淋巴瘤治疗中的作用

组蛋白乙酸转移酶（HAT）和组蛋白去乙酰化酶（HDAC）共同决定着组蛋白乙酰化的程度，调节染色质结构与功能蛋白表达之间的动态平衡。HDAC 抑制剂通过抑制 HDAC 的活性，重塑染色质结构，进而参与基因转录的调控。随着对淋巴瘤细胞生物学特性的深入理解，基于发病机制研发的 HDAC 抑制剂已经成为淋巴瘤治疗中效果较好的药物。

①霍奇金淋巴瘤

化疗、放疗和造血干细胞移植等可使霍奇金淋巴瘤的治愈率达到 85% 以上，但没能获得完全缓解的难治复发患者，预后相对较差，中位生存时间约为 3 年。近年来的临床试验证明，复发难治性 HL 患者使用 HDAC 抑制剂可获得较好的疗效。

帕比司他（Panobinostat）：临床 I 期试验证实其疗效可观。在以移植后复发的 HL 患者为主要研究对象的 II 期临床试验中，72% 的患者肿瘤缩小，2 例达 CR，17 例达部分缓解。主要不良反应为疲劳、厌食和中性粒细胞减少等，部分不良反应可通过调整剂量得到控制。

Mocetinostat：具有抑制 HL 细胞系增殖的作用，且能诱导肿瘤坏死因子 α（TNF-α）的分泌和表达。II 期临床试验显示，Mocetinostat 单药对经过高强度治疗的复发难治 HL 患者有效，在可评估疗效的 43 例患者中，疾病控制率为 34.9%（15/43）。

②B 细胞非霍奇金淋巴瘤

B-NHL 是临床中最常见的一种恶性淋巴瘤，由于其复发率高，因此亟须更加有效的治疗方案。目前，相关临床试验已证明，HDAC 抑制剂对 B-NHL 具有潜在的治疗作用。Vorinostat（SAHA）的 I 期临床试验显示，50% 的患者获得 CR 或 PR，其中 3 例为滤泡细胞淋巴瘤，1 例为套细胞淋巴瘤。常见的不良反应为神经性厌食、高血脂、蛋白尿和血液系统异常，停药后部分血液系统症状可消失。而在 Vorinostat 治疗复发难治性弥漫大 B 细胞淋巴瘤的 II 期临床试验中，仅 1 例患者获得 CR，在其推荐的可耐受剂量范围内，对于 DLBCL 的疗效有限。因此，Vorinostat 治疗 B-NHL 的疗效仍需更大样本量的临床试验来证明。Belinostat 治疗复发难治 NHL 和 HL 的 I 期临床试验显示，每日口服 750～1250 mg 为可接受的安全范围，患者可获得疾病稳定。因此，未来要着重探讨 HDAC 抑制剂和其他靶向药物联合治疗的效果，从而为复发难治性淋巴瘤提供更为有效的治疗方案。

③ T 细胞非霍奇金淋巴瘤

T 细胞和 NK 细胞肿瘤为侵袭性淋巴瘤，5 年生存率为 10%～30%，复发难治性患者是急需解决的临床难题。可喜的是，HDAC 抑制剂在皮肤 T 细胞淋巴瘤的治疗中取得了较好的疗效。

口服 Vorinostat 的 I 、II 期临床试验结果显示，治疗 CTCL 的总体缓解率为 24.4%，中位缓解时间为 11.9 周，在 II 期多中心临床试验中，根据毒性反应评估范围，最终将每日 400 mg 作为最佳剂量选择。剂量相关毒性包括胃肠功能失调、厌食、脱水、疲乏和骨髓抑制等。与其他药物比较，Vorinostat 具有起效时间短、耐受性好、口服给药方便等优点。2006 年，FDA 批准其用于治疗复发难治性 CTCL。

美国国家癌症研究所进行的 II 期临床试验中，Romidepsin 治疗 CTCL 的总体缓解率为 34%，中位缓解时间为 2 个月，中位缓解持续时间为 13.7 个月。相关的不良反应主要为疲乏、厌食和血液系统异常等。Romidepsin 被认为是治疗 CTCL 的重要药物，FDA 已于 2009 年批准其用于治疗复发难治性 CTCL。但这类药物在其他类型 T 细胞淋巴瘤中的应用还需要进一步临床试验的证实。

HDAC 抑制剂能有效促进肿瘤的分化和凋亡，且对肿瘤细胞具有较高的选择性，成为目前临床研究的热点。然而，仍有很多问题需要解决，如 HDAC 抑制剂的抗肿瘤机制及其临床效应持续时间与药物浓度之间的关系；HDAC 抑制剂半衰期短，代谢速度快，需要寻找合适的给药方式、用药剂量及稳定血药浓度的方法。另外，寻找与其他药物的联合方案以达到更佳的疗效也值得探索。

（2）组蛋白甲基化在淋巴瘤治疗中的作用

组蛋白甲基化是表观遗传调控的另一重要机制，在多种生物学过程中发挥重要作用。组蛋白甲基转移酶和组蛋白去甲基化酶共同作用以调节组蛋白的甲基化状态，从而影响基因的转录过程。相关研究表明，Polycombgroup（PcG）表达的下调与淋巴瘤的发生密切相关。PcG 复合体的表达可高度调控位于生发中心的反应，可能与特异性 B 细胞成熟有关。

Enhancerofzestshomolog2（EZH2）是 PcG 蛋白的催化活性部分，通过使 H3K27 甲基化而抑制基因转录，使靶基因沉默，最终导致肿瘤形成。此外，EZH2 可促进细胞增殖和肿瘤细胞扩散，且其调节异常已被证明与淋巴瘤的发生和疾病进展密切相关。近年来的研究显示，EZH2 在调控转录后信号通路中还具有重要作用，可激活致癌信号通路，通过使相关调节因子表观沉默而抑制促分化通路，继而促进肿瘤的发生和生长。

EZH2 在 B-NHL 淋巴瘤中不规则表达，且其不规则表达的程度与淋巴瘤的类型和临床特性有关。越来越多的研究结果表明，生发中心来源的 B 细胞淋巴瘤中，EZH2 表达的上调和 PcG 表达的下调均与淋巴瘤的形成有关。在正常的 B 淋巴细胞中，EZH2 参与组成 PcG 复合体，继而与特异性靶基因结合，通过染色质修饰，影响多能造血干细胞定向分化的潜能，因此，EZH2 的表达失调会导致淋巴瘤的发生。

EZH2 在 B 淋巴祖细胞中高表达，且 EZH2 的缺失可诱发早期淋巴细胞增殖缺陷。此外，EZH2 的突变对淋巴细胞的增殖有巨大影响。在 DLBCL 中，EZH2 在 SET 区的错义突变很常见。而在除淋巴瘤外的 221 种肿瘤中，仅有 2 种肿瘤中存在 EZH2 的截断突变，提示 EZH2 的突变特异性存在于淋巴瘤中。

MCL 和成人 T 细胞淋巴瘤中也存在 EZH2 的高表达。在侵袭性 B 细胞淋巴瘤中，*c-myc* 的高表达可促进 EZH2 的表达。但上述大多研究尚处于临床前阶段，与制定临床靶向治疗方案还有一段距离，但为针对组蛋白甲基化的靶向治疗提供了较为坚实的理论基础。

（3）miRNA 在淋巴瘤中的作用

① miRNA 在 B 细胞淋巴瘤中的作用

DLBCL：一些 B 细胞淋巴瘤高表达 miR-155，细胞内信号转导蛋白 SMAD 是 miR-155 的作用靶点，高表达的 miR-155 可解除转化生长因子 β（TGF-β）对 DLBCL 细胞的生长抑制作用。有研究显示，在 7q+ 的 DLBCL 中，miR-96、miR-182、miR-589 和 miR-25 表达上调，预示此类患者经 R-CHOP 方案治疗后可获得较高的总体生存率。miR-18a 的表达与 DLBCL 的总生存率有关，而 miR-18la 和 miR-222 的表达与 DLBCL 的无进展生存有关，表明特异性的 miRNA 可作为 DLBCL 的预后指标。

MCL：miR-16-1 可调节细胞周期蛋白 D1（CCND1）的表达，而 CCND1 是 MCL 预后不良的指标之一。因此，当 CCND1 miR-16-1 位点 mRNA 的 3' 非翻译区缺失，miRNA 的调节作用也随之改变。随着致癌基因 *MYC* 的激活，miR-17-92 簇成员 miR-20a 高表达，预示此类患者预后较差。与正常 B 淋巴细胞相比，MCL 中有 18 种 miRNA 表达下调，21 种 miRNA 表达上调，其中 miR-29、miR-142 和 miR-150 的表达下调及 miR-124a 和 miR-155 的表达上调最为常见。

滤泡树突状细胞可激活 miR-18la 依赖途径，下调 Bim 的表达，促使 B 淋巴瘤细胞逃避凋亡，表明在 MCL 淋巴瘤中，肿瘤细胞与基质细胞之间的接触可激活 miRNAs，进而调控肿瘤细胞的生存和凋亡。深入探讨 miRNAs 在肿瘤基质细胞介导的 MCL 细胞生长中的作用及相应靶向治疗的设计，将是未来淋巴瘤领域重要的研究方向。

黏膜相关淋巴组织淋巴瘤：在胃 MALT 中，miR-203 的启动子广泛甲基化并伴有 miR-203 靶基因 ABLl 失调，可导致 miR-203 表达水平下降，而提高 miR-203 的表达水平可抑制肿瘤细胞增殖。ABL1 抑制剂可抑制肿瘤细胞生长，表明胃黏膜组织向 MALT 组织转变受 miR-203 启动子甲基化的表观遗传调控，因此，ABL1 可作为治疗 MALT 的新靶点。此外，胃 MALT 中 T 细胞转录因子 FOXP1 的调节异常及 *MYC* 引起的 miR-34a 水平降低能促进 B 细胞淋巴瘤的分化。与靶基因 FOXP1 结合后，miR-34a 表现出较强的抗增殖特性。因此，miR-34a 替代方案可能成为治疗这类淋巴瘤的有效策略。

伯基特淋巴瘤：has-miR-9* 低表达可以特异性区分出一种未发生 *MYC* 易位的特殊类型 BL，且能够调节转录因子 *E2F1* 和 *c-myc* 的表达，表明其可作为一种具有前景的肿瘤标志物。另一项研究结果显示，与 EB 病毒阴性患者相比，EB 病毒阳性者标本中 has-miR-127 高表达。此外，has-miR-127 还参与 B 细胞分化过程，表明其高表达在 EBV 阳性 BL 的形成中具有重要作用。在原发 BL 中，被 *MYC* 抑制的 miR-26a 表达下降，且 miR-26a 可通过与癌基因 *EZH2* 结合影响细胞周期的进程，提示 MYC 通过下调 miRNAs 从而对淋巴瘤的形成产生重要作用。有研究显示，let-7a 的高表达可降低 MYC 的表达，表明相关 miRNA 的失调参与了 BL 的发生及其亚型的形成。由此预示特异性的 miRNAs 有可能作为 BL 的分型指标。

脑脊液中 miR-21、miR-19 和 miR-92 的表达水平对中枢神经系统淋巴瘤的诊断具有重要价值，若再对 miRNA 进行序列分析，将会使诊断的灵敏度和特异度分别增加到 95.7% 和 96.7%，表明脑脊液中 miRNA 是诊断中枢神经系统恶性淋巴瘤的生物标志物。另一项研究发现，NHL 患者的血浆 miR-92a 表达水平较健康人显著降低，完全缓解阶段患者的 miR-92a 表达升高，但未至正常范围，而当患者复发时，miR-92a 的水平再次降低，说明 miR-92a 血浆水平不仅可以作为诊断 NHL 的标志物，还可以用来监测淋巴瘤患者化疗后疾病进展的情况，具有一定的临床应用价值。

② miRNA 在 T 细胞淋巴瘤中的作用

NK/T 细胞淋巴瘤：有研究显示，miR-221 在 NK/T 细胞淋巴瘤患者血液中低表达，且其表达水平与患者化疗后的行为状态和总体生存率呈负相关，说明 miR-221 可作为 NK/T 细胞淋巴瘤的诊断和治疗标志物。miR-21 和 miR-155 在 NK 细胞淋巴瘤中的表达水平显著增高，而下调 miR-21 和 miR-155 则可上调与肿瘤抑制因子第 10 号染色体缺失与张力蛋白同源的磷酸酶（PTEN）、程序性细胞死亡因子 4（PDCD4）和 *SHIPI* 基因的表达，转染 miR-21 或 miR-155 可使 PTEN、PDCD4 或 SHIP1 表达下调，磷酸化 AKT 表达上调。该研究结果为 NK 细胞淋巴瘤和白血病的发病机制探索提供了新方向。另有研究显示，在 miR-146a 低表达的 NK/T 细胞淋巴瘤组织中，*miR-146a* 基因启动子发生甲基化，通过去甲基化制剂使甲基化位点发生转变能诱发 miR-146a 的表达，miR-146a 高表达可阻止 NF-κB 的活化，抑制细胞增殖，诱导其凋亡，并提高肿瘤细胞对化疗药物的敏感性。这些结果均显示，miR-146a 可能是 NK/T 细胞淋巴瘤的潜在抑癌基因，有望成为治疗的新靶点。

蕈样霉菌病 / 赛塞里综合征：在 MF/SS 中，miR-155 和 miR-92a 均呈高表达状态。与正常人的 CD4+T 细胞比较，sezary 细胞的 miR-21 表达增高，若使 miR-21 表达沉默，则会导致 sezary 细胞凋亡，表明 miR-21 在 MF 的形成过程中发挥着重要作用。

间变性大细胞淋巴瘤：在 ALCL 细胞系和动物模型中，miR-29a 可通过抑制人髓细胞白血病基因 1 的表达而调控细胞凋亡，抑制肿瘤增殖。因此，合成 miR-29a 将有望成为一种有前景的 ALCL 治疗方式。

非 MF 的 CTCL：miR-326、miR-663b 和 miR-711 的表达上调及 miR-203 和 miR-205 的表达下调可鉴别 CTCL 和良性皮肤

疾病，准确率达 90% 以上。以实时定量 PCR 的方法检测 miR-155、miR-203 和 miR-205，区分 CTCL 和良性皮肤病变的准确率和灵敏度均较高，表明特异性的 miRNA 对 CTCL 具有较高的诊断潜能。

尽管 miRNAs 在淋巴瘤中的功能性作用得到了一定的研究，但这类小分子的很多方面还有待探索。对其作用的靶基因、特异性转录因子及它们之间相互联系的进一步探讨有助于将 miRNA 整合到淋巴瘤形成的调控网络中，进而为淋巴瘤的治疗提供了新的切入点。希望在不久的将来，能设计出一类针对 miRNA 的靶向方案，使 miRNA 成为淋巴瘤诊断、治疗和预后判断的有效工具。

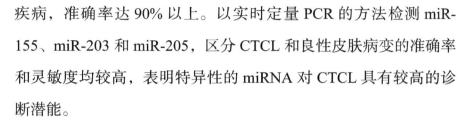

参考文献

1. 任惠文，杨宝学. RNA 干扰相关肿瘤治疗药物的研究进展. 中华肿瘤杂志，2012，34（11）：801-804.

2. YOUNES A，SUREDA A，BEN-YEHUDA D，et al. Panobinostat in patients with relapsed/refractory Hodgkin's lymphoma after autologous stem-cell transplantation：results of a phase Ⅱ study. J Clin Oncol，2012，30（18）：2197-2203.

3. YOUNES A，OKI Y，BOCIEK R G，et al. Mocetinostat for relapsed classical Hodgkin's lymphoma：an open-label，single-arm，phase 2 trial. Lancet Oncol，2011，12（13）：1222-1228.

4. CRUMP M, COIFFIER B, JACOBSEN E D, et al. Phase II trial of oral vorinostat (suberoylanilide hydroxamic acid) in relapsed diffuse large-B-cell lymphoma. Ann Oncol, 2008, 19 (5): 964-969.

5. FRYE R, MYERS M, AXELROD K C, et al. Romidepsin: a new drug for the treatment of cutaneous T-cell lymphoma. Clin J Oncol Nurs, 2012, 16 (2): 195-204.

6. Guo S Q, Zhang Y Z. Overexpression of enhancer of zests homolog 2 in lymphoma. Chin Med J (Engl), 2012, 125 (20): 3735-3739.

7. HEYN H, ESTELLER M. EZH2: an epigenetic gatekeeper promoting lymphomagenesis. Cancer Cell, 2013, 23 (5): 563-565.

8. TSANG D P, CHENG A S. Epigenetic regulation of signaling pathways in cancer: role of the histone methyltransferase EZH2. J Gastroenterol Hepatol, 2011, 26 (1): 19-27.

9. PÉREZ C, MARTÍNEZ-CALLE N, MARTÍN-SUBERO J I, et al. TET2 mutations are associated with specific 5-methylcytosine and 5-hydroxymethylcytosine profiles in patients with chronic myelomonocytic leukemia. PLoS One, 2012, 7 (2): e31605.

10. ZHAO X, LWIN T, ZHANG X, et al. Disruption of the MYC-miRNA-EZH2 loop to suppress aggressive B-cell lymphoma survival and clonogenicity. Leukemia, 2013, 27 (12): 2341-2350.

11. ZHANG X, ZHAO X, FISKUS W, et al. Coordinated silencing of MYC-

mediated miR-29 by HDAC3 and EZH2 as a therapeutic target of histone modification in aggressive B-Cell lymphomas. Cancer Cell，2012，22（4）：506-523.

12. RAI D，KIM S W，MCKELLER M R，et al. Targeting of SMAD5 links microRNA-155 to the TGF-beta pathway and lymphomagenesis. Proc Natl Acad Sci U S A，2010，107（7）：3111-3116.

13. ALENCAR A J，MALUMBRES R，KOZLOSKI G A，et al. MicroRNAs are independent predictors of outcome in diffuse large B-cell lymphoma patients treated with R-CHOP. Clin Cancer Res，2011，17（12）：4125-4135.

14. ZHANG X，CHEN X，LIN J，et al. Myc represses miR-15a/miR-16-1 expression through recruitment of HDAC3 in mantle cell and other non-Hodgkin B-cell lymphomas. Oncogene，2012，31（24）：3002-3008.

15. CRAIG V J，COGLIATTI S B，REHRAUER H，et al. Epigenetic silencing of microRNA-203 dysregulates ABL1 expression and drives Helicobacter-associated gastric lymphomagenesis. Cancer Res，2011，71（10）：3616-3624.

16. CRAIG V J，COGLIATTI S B，IMIG J，et al. Myc-mediated repression of microRNA-34a promotes high-grade transformation of B-cell lymphoma by dysregulation of FoxP1. Blood，2011，117（23）：6227-6236.

17. BARANISKIN A，KUHNHENN J，SCHLEGEL U，et al. Identification of microRNAs in the cerebrospinal fluid as marker for primary diffuse large B-cell lymphoma of the central nervous system. Blood，2011，117（11）：3140-3146.

18. OHYASHIKI K，UMEZU T，YOSHIZAWA S，et al. Clinical impact of

中国医学临床百家

down-regulated plasma miR-92a levels in non-Hodgkin's lymphoma. PLoS One, 2011, 6 (2): e16408.

19. GUO H Q, HUANG G L, GUO C C, et al. Diagnostic and prognostic value of circulating miR-221 for extranodal natural killer/T-cell lymphoma. Dis Markers, 2010, 29 (5): 251-258.

20. YAMANAKA Y, TAGAWA H, TAKAHASHI N, et al. Aberrant overexpression of microRNAs activate AKT signaling via down-regulation of tumor suppressors in natural killer-cell lymphoma/leukemia. Blood, 2009, 114 (15): 3265-3275.

21. PAIK J H, JANG J Y, JEON Y K, et al. MicroRNA-146a downregulates NF κ B activity via targeting TRAF6 and functions as a tumor suppressor having strong prognostic implications in NK/T cell lymphoma. Clin Cancer Res, 2011, 17 (14): 4761-4771.

22. VAN KESTER M S, BALLABIO E, BENNER M F, et al. miRNA expression profiling of mycosis fungoides. Mol Oncol, 2011, 5 (3): 273-280.

23. VAN DER FITS L, VAN KESTER M S, QIN Y, et al. MicroRNA-21 expression in CD4+ T cells is regulated by STAT3 and is pathologically involved in Sézary syndrome. J Invest Dermatol, 2011, 131 (3): 762-768.

24. RALFKIAER U, HAGEDORN P H, BANGSGAARD N, et al. Diagnostic microRNA profiling in cutaneous T-cell lymphoma (CTCL). Blood, 2011, 118 (22): 5891-900.

38. 基于表观免疫异常的表观免疫联合方案治疗

非霍奇金淋巴瘤是一组在形态学、免疫表型、遗传学及临床预后等方面均具高度异质性的恶性淋巴系统肿瘤。研究显示NHL细胞可以被免疫系统识别，在某些情况下，免疫系统能调控NHL的疾病进展。随着对NHL免疫调控机制研究的深入，许多NHL免疫治疗靶向药物被发现，如利妥昔单抗、阿仑单抗等，而且早期研究显示出临床获益。近年来，多项NHL新型免疫靶向药物的研发和新联合方案被报道，研究结果令人鼓舞。以下从细胞表面抗原的靶向单克隆抗体、细胞信号转导通路的靶向治疗及淋巴瘤微环境的靶向治疗三个方面对NHL新型免疫靶向药物的最新研究进展进行总结。

（1）细胞表面抗原的靶向单克隆抗体

① CD20靶向抗体

CD20是人类B淋巴细胞表面特有的标志，易与抗体结合，且结合后不易脱落，是治疗B细胞淋巴瘤的理想靶抗原。CD20靶向抗体可通过抗体依赖性细胞介导的细胞毒作用和补体依赖的细胞溶解作用诱导淋巴瘤细胞凋亡。利妥昔单抗是第一代抗CD20单克隆抗体，也是第一个被批准用于淋巴瘤治疗的单克隆抗体，在靶向治疗B细胞NHL上取得了显著疗效。根据多项随机对照临床试验研究，R-CHOP已被国际各权威指南推荐为治疗弥漫大 B 细胞淋巴瘤的一线治疗方案。但是利妥昔单抗耐药或无效屡见报道，不容忽视。

奥法木单抗、ocaratuzumab 等第 2 代抗 CD20 单抗的 Fc 段经过了糖基化修饰，进一步提高了抗体的特异性及与抗原结合的亲和力，均处于临床试验阶段。GA101 是一个全人源化 Ⅱ 型 IgG Ⅰ 单抗，与利妥昔单抗相比，具有更强的细胞毒作用和更高的患者反应率。

为了降低第 1 代抗体的免疫原性，以奥法木单抗、维妥珠单抗、ocrelizumab 为代表的第 2 代抗 CD20 单抗应运而生。奥法木单抗是一种完全人源化 Ⅰ 型 IgG Ⅰ κ 单抗，被 FDA 批准用于氟达拉滨 - 阿仑单抗治疗无效的复发、难治性慢性淋巴细胞白血病。维妥珠单抗是高度人源化的 Ⅰ 型 IgG Ⅰ 抗 CD20 单抗，具有较强的 CD20 结合能力和 ADCC 作用，用于治疗难治、复发性 NHL。

② CD19 靶向抗体

CD19 分子是最早发现的 B 淋巴细胞表面标志物之一，属于免疫球蛋白超家族的 Ⅰ 型跨膜糖蛋白。作为 B 淋巴细胞表面发挥特异性信号转导的受体，CD19 存在于 B 细胞成熟的各个阶段，广泛表达于多种 B 淋巴系统恶性肿瘤，如 B 细胞白血病和 B-NHL，现已成为 B-NHL 免疫治疗的一个重要靶点。目前主要包括非结合抗体、抗体 - 药物偶合物（ADC）、双特异性抗体及嵌合抗原受体。其中，ADC 由单克隆抗体、高效"弹头"药物及接头三部分构成，具有高效性和高靶向特异性，已成为重要的抗肿瘤抗体类药物之一。在临床试验阶段的抗 CD19 单克隆抗体主要有 SAR3419、MOR-208、MEDI-551、SGN-19A、MDX-1342、AFM11、blinatumomab 等。

Coltuximab Ravtansine 是一种新型 ADC，由 CD19 靶向抗体与美登素衍生物 DM4 结合而成，作为药物共轭抗体对 B-NHL 的作用效果被体内、体外实验所证实，甚至优于利妥昔单抗，目前正行 Ⅰ、Ⅱ 期临床试验。

Coiffier 等报道了 Coltuximab Ravtansine 联合利妥昔单抗治疗难治、复发性 DLBCL 的 Ⅱ 期单臂、多中心临床研究，入组的 52 例患者接受 Coltuximab Ravtansine（55 mg/m^2）和利妥昔单抗（375 mg/m^2）每周给药 1 次，持续给药 1 个月后，改为每 2 周给药 1 次，持续 8 周。45 例可评估患者的总体反应率为 31.1%。两药的药代动力学相互不受干扰，患者耐受良好且临床效果较好。

Blinatumomab 也是一种 CD19/CD3 双标的双特异性单链抗体，于 2014 年被美国 FDA 批准用于治疗费城染色体阴性前体 B 细胞急性淋巴细胞白血病，其对 B-NHL 的治疗也受到了关注。Blinatumomab 治疗复发、难治性 NHL 正处于 Ⅰ、Ⅱ 期临床试验阶段。近期，Goebeler 等报道了 Ⅰ 期临床试验的最终结果，在入组的 76 例接受过相关治疗的复发、难治性患者中，42 例接受了规范的剂量递增治疗。持续静脉输注 7 个不同剂量 4 周或 8 周时间，比较不同剂量 blinatumomab 治疗后患者的不良反应情况、药代动力学、药效动力学和总体反应率。试验结果证实了 blinatumomab 单药治疗的抗淋巴瘤活性，在接受治疗剂量为每天 60 μg/m^2 的患者中，总体反应率为 69%，中位反应持续时间为 404 天。神经学不良反应最常见，且与剂量呈正比。Viardot 等报道了 blinatumomab 治疗复发、难治性 DLBCL 的 II 期临床试验进展，在同时给予地塞米松预防的前提下，比较剂量递增静脉输注和单一剂量静脉输注的疗效。在 21 例可评估的患者中，经过 1 个疗程 blinatumomab 治疗后的总体反应率为 43%，完全缓解率为 19%。剂量递增组的常见不良反应有震颤、发热、疲劳和水肿。5 例患者因不良反应中断试验，其中 4 例有神经学不良反应。单一剂量组因入组的 2 例患者均出现了神经学不良反应而中断试验。适宜的给药剂量仍需进一步的试验佐证。

AFM11 是一种对 NHL 治疗有效的串联双标抗体，于 2014 年进入 I 期临床试验。其将 CD19 和 CD3 组合，具有肿瘤相关抗原，同时具有免疫效应细胞表面分子结合能力，能有效介导 T 细胞对靶细胞的杀伤。体外实验显示 AFM11 对 CD19+ 细胞具有高效杀伤效果，且优于串联单链抗体（scFv）。

近年来，以 CAR 为基础的细胞免疫治疗是一种新的治疗

NHL 的模式，为部分复发、难治性患者带来新的希望。CAR-T 细胞是通过基因修饰的方法获得的针对肿瘤细胞表面特定抗原的特异性 T 细胞。在第 2 代 CAR-T 细胞中，共刺激分子 CD28 或 CD137 的加入，使其在体内增殖及抗肿瘤活性明显增强。由于多数 B 细胞淋巴瘤表面表达 CD19，抗 CD19 CAR-T 细胞在复发、难治性 B 细胞淋巴瘤的治疗中取得了很好疗效。2010 年 Kochenderfer 等首次报道了抗 CD19 CAR-T 细胞成功治疗复发、难治性滤泡淋巴瘤的病例，此后抗 CD19 + CAR-T 细胞在淋巴瘤中的研究逐渐增多，且临床试验显示有效。

③ CTLA-4 靶向抗体

CTLA-4 和 PD-1 能抑制 T 细胞的免疫应答，具有负性免疫调节作用，被称为免疫检查点。而阻断这些免疫负性调控因子的单克隆抗体因能直接提高 T 细胞的免疫功能而获得了广泛关注，被称为检查点阻断抗体。CTLA-4 在幼稚的效应 T 细胞和调控 T 细胞的表面低表达。其作为免疫检查点，可与抗原递呈细胞表面协同刺激分子（B7）结合，抑制 T 细胞的激活，参与 T 细胞免疫耐受的诱导和维持。CTLA-4 单克隆抗体可以阻断这一负调控系统，刺激免疫细胞大量增殖，从而增强机体对肿瘤的作用。

伊匹单抗是一种靶向作用于 CTLA-4 的 IgG Ⅰ型单克隆抗体，通过作用于 APC 与 T 细胞活化途径而间接活化抗肿瘤免疫反应，达到清除癌细胞的目的，是首个被 FDA 批准的能延长黑色素瘤患者生存期的靶向免疫治疗药物。早在 2009 年，Ansell 等开展了伊匹单抗治疗难治、复发性 B-NHL 的 I 期临床试验。结果显示伊匹单抗通过阻断 CTLA-4 信号通路发挥有效的抗肿瘤作用。在 2015 年的美国血液学会年会上，Sanchez-Paulete 等报道了利妥昔单抗联合伊匹单抗治疗复发、难治性 CD20+B 细胞淋巴瘤患者的临床试验，旨在探讨伊匹单抗对抗利妥昔单抗引起的免疫反应的安全性和效能。伊匹单抗联合利妥昔单抗的 II 期临床试验推荐剂量是 3 mg/kg，该剂量安全且患者能良好耐受。

④ CD137 靶向抗体

CD137 分子是肿瘤坏死因子（TNF）受体超家族中的一员，是介导 T 细胞活化的协同刺激信号，经由 CD137/CD137L 信号通路增强集体免疫反应，为淋巴瘤免疫治疗的潜在靶点。CD137 主要表达于活化的 T 细胞、自然杀伤（NK）细胞和树突状细胞（DC）等免疫相关细胞，研究发现 CD137 激活性单克隆抗体或 CD137 配体介导的共刺激信号可促进 T 细胞等免疫细胞的增殖、诱导细胞因子的分泌及减少活化诱导的细胞死亡（AICD），维持 CD8+T 细胞存活状态，增强 NK 细胞活性。抗 CD137 单抗与 T 细胞表面的 CD137 结合后，可促进 T 细胞增殖，且 T 细胞完全活化为 CTL，进而发挥抗肿瘤作用，在淋巴瘤中有效。

有研究表明，抗 CD137 单克隆抗体可以通过 ADCC 增强 NK 细胞在 NHL 中的治疗作用。在鼠淋巴瘤模型及模拟人移植淋巴瘤模型中，应用 CD20 单抗后使用 CD137 单抗序贯治疗有很强的抗肿瘤效果。而且抗 CD137 抗体联合 NK/T 细胞靶向疫苗可产生持久 CD8+T 细胞免疫活性，能够用于治疗 B 细胞淋巴瘤。

免疫联合疗法通过协同靶向的免疫通路产生的疗效更有潜力。Houot 等提出了一种新型抗 CD137 单抗治疗 NHL 的联合治疗方案，即抗 CD137 单抗联合抗 CTLA-4 单抗和抗 OX40 抗体，验证其在 A20 鼠淋巴瘤动物模型中有效。

（2）细胞信号转导通路的分子靶向治疗

① B 细胞受体信号转导通路靶向药物

B 细胞抗原识别受体（BCR）复合物及其相关蛋白激酶是影响正常及恶性 B 细胞活化、增殖和存活的一个关键因素，在淋巴瘤生长和存活中发挥重要作用。因此，BCR 及其信号通路中的各种激酶如脾脏酪氨酸激酶（SYK）、Bruton 酪氨酸激酶（BTK）及 PI3K 已成为淋巴瘤治疗的新靶点。

SYK 是 BCR 信号通路的关键激酶，其激活能够募集细胞连接蛋白，使 BTK 和磷脂酶 Cγ2（PLCγ2）磷酸化，最终导致 ERK、AKT 和 NF-κB 的活化。Fostamatinib 是第一个进入临床试验且用于治疗淋巴瘤的 SYK 抑制剂，目前已经完成了Ⅱ期临床试验。罗彻斯特大学的一项结果显示，在 64 例复发、难治性 NHL 患者中，FL 和 MCL 有效率为 10%，DLBCL 有效率为 22%，CLL 有效率为 55%。近期发表的一项在 69 例复发、难治性 DLBCL 进行的随机、双臂、双盲研究中，47 例患者每天服用 fostamatinib 200 mg、2 次 / 天，21 例每天服用 fostamatinib 100 mg、2 次 / 天。结果显示总体反应率为 3%，且 13% 的患者显示临床获益。

BTK 是非受体激酶 Tec 家族成员之一，也是 BCR 信号通路的关键激酶，可以启动细胞骨架重排和 NF-κB 通路激活。伊布替尼是具有较高选择性和有效性的 BTK 抑制剂，已被 FDA 批准用于治疗复发、难治性 MCL、CLL 和华氏巨球蛋白血症（WM），也在国内被正式应用于临床。由于伊布替尼的不良反应弱而疗效确定，近期大量临床研究拟探究其联合常规细胞毒化疗或其他靶向新药治疗 NHL 的疗效。HELIOS 试验是将伊布替尼联合苯达莫司汀、利妥昔单抗组（289 例）对照安慰剂联合苯达莫司汀、利妥昔单抗组（289 例）治疗曾接受过治疗的 CLL 或小细胞淋巴瘤的 Ⅲ 期随机、对照临床试验。独立评审委员会（IRC）在随访的第 18 个月评价伊布替尼组的无进展生存率为 79%，而安慰剂组为 24%。近期，美国 MDAnderson 癌症中心报道的一项伊布替尼联合利妥昔单抗（IR 方案）治疗难治、复发性 MCL 的 Ⅱ 期临床试验，表明 88% 的患者取得了临床获益，而国内正批准其用于 CLL 的一线治疗。

② PI3K-AKT-mTOR 通路靶向治疗

PI3K 在淋巴瘤的发病中起重要作用，其活化不仅可介导细胞表面受体刺激信号、细胞新陈代谢，还能够影响细胞生长、大小、存活和血管生成的下游信号。Idelalisib 是一种口服的 PI3K 抑制剂，能特异性抑制 PI3K δ 亚基活性，已被 FDA 批准用于治疗复发、难治性 FL 和 CLL。近期的一项 idelalisib 联合 entospletinib（一种 SYK 抑制剂）治疗复发、难治性 CLL 和 NHL 的 II 期临床试验结果表明，60% 的 CLL 患者和 36% 的 FL 患者取得了疗效，但该试验因 18% 的患者发生治疗相关性急性肺炎而提前终止。

③蛋白酶体抑制剂

蛋白酶体是真核细胞内蛋白降解必需的重要组成成分，通过泛素 - 蛋白酶体通路影响多种在肿瘤发生及演变过程中发挥重要作用的调节蛋白。硼替佐米是一种小分子蛋白酶体抑制剂，可通过降解 IκBα 抑制 NF-κB 的激活，已被 FDA 批准用于 MCL 的治疗。近期报道了硼替佐米联合 R-CHOP 方案治疗惰性 NHL 的 II 期临床试验，结果显示 66% 的患者获得了完全缓解，83% 的患者获得 4 年无进展生存。

(3) 淋巴瘤微环境的分子靶向治疗

淋巴瘤微环境是指淋巴瘤组织中淋巴瘤细胞外的一群辅助细胞及细胞因子、趋化因子，通过细胞间连接和分子间相互作用，为淋巴瘤细胞的生长和增殖提供功能性支架。淋巴瘤的生长是血管依赖性的，作用于血管生成的靶向药物对 NHL 治疗有效，主要包括作用于血管内皮生长因子（VEGF）及其受体的靶向药物和以沙利度胺为主的治疗方案。贝伐珠单抗是 VEGF 的靶向单抗，临床上多用于转移性结直肠癌的治疗。Hainsworth 等观察了 60 例复发 FL 接受利妥昔单抗联合贝伐珠单抗对照利妥昔单抗单药治疗的疗效，联合组的无进展生存率明显较高。沙利度胺于 1998 年被 FDA 批准用于治疗麻风病结节性红斑，但其免疫调节和抗血管生成作用近期才被广泛关注，其可通过调节多个转录因子并阻断血管生成因子而发挥作用。近来复旦大学附属肿瘤医院报道了沙利度胺可提高 CHOP 方案治疗 DLBCL 的反应率和完全缓解率。

（4）展望

与传统的放、化疗直接杀伤肿瘤细胞不同，免疫靶向治疗主要通过加强肿瘤特异性 T 淋巴细胞的功能，从而达到抗肿瘤的目的。更加高效、低毒的免疫治疗方法是研究的热点。免疫靶向药物与传统细胞毒药物的联合治疗，以及各种免疫靶向药物的联合治疗方案是未来 NHL 治疗的重要研究方向。需要注意的是，随着新型免疫靶向药物研发的深入，许多药物治疗 NHL 疗效仍不足，进一步研发药物作用原理，联合将其应用于治疗 NHL 以实现疗效的最大化，也需大量的临床试验加以证实。

39. 基于淋巴瘤细胞表面标志物的单克隆抗体联合治疗

淋巴瘤的抗淋巴细胞表面抗原单克隆抗体（单抗）靶向治疗是近年来肿瘤特异性免疫治疗研究中进展较快并取得较大成功的一个领域。其中抗 B 淋巴细胞表面 CD20 抗原的利妥昔单抗已被多个研究证明有效。

近十年来利妥昔单抗是治疗各种 B 细胞淋巴瘤的最关键药物之一，其对淋巴瘤有高度敏感性且不良反应较小，现正被用于成千上万的淋巴瘤患者。对免疫系统的调理作用使得利妥昔单抗也被应用于其他血液系统疾病（如血小板减少性紫癜和冷球蛋白血症）及非血液系统疾病（如风湿性关节炎和其他自身免疫疾病）。但其使用的最佳治疗方案，以及是否要与其他治疗方法联合使用，尚不清楚。

（1）抗 CD20 的单克隆抗体

单克隆抗体治疗淋巴瘤的设计依据是淋巴瘤细胞和正常淋巴细胞一样，会出现一些淋巴细胞特有的表面蛋白，识别这些表面蛋白的单抗可以破坏相应的细胞。CD20 是表达在人类 B 细胞表面的相对分子质量为 33000 ～ 35000 kD 的非糖基化蛋白。在 B 细胞发育的前 B 细胞期就开始出现，在整个 B 细胞成熟过程中表达，在向浆细胞发展的成熟末期消失。B 细胞淋巴瘤是淋巴瘤中最多见的类型，瘤细胞表面往往表达 CD20。抗 CD20 的抗体可以杀灭这些瘤细胞。淋巴瘤患者临床出现症状的时候，淋巴瘤细胞已经成为体内的优势细胞，抗 CD20 的单抗首先杀灭的就是这些细胞。这种疗法虽然也会伤及正常的 B 细胞，导致免疫功能受损，但较之淋巴瘤的侵袭性恶性进展，对人体的损害相对较轻。而与可能损害所有生长较快的体细胞的化疗相比，这些损害就更微不足道了。目前最常用的抗 CD20 的利妥昔单抗是利用基因重组技术生产的，是将鼠源单抗 2B8 轻链和重链可变区与人的 κ 轻链和 γ1 重链恒定区融合后合成的，可特异性地结合人类 B 细胞表面 CD20 抗原。研究表明，利妥昔单抗具有调节 B 细胞的细胞周期、诱导主要组织相容性复合体（MHC）Ⅱ表达增加、CD23 表达丧失、B 细胞受体下调和凋亡等生物学效应，其通过一系列免疫机制杀灭 B 淋巴瘤细胞，包括抗体依赖细胞的细胞毒作用、补体依赖的细胞毒作用，释放 IL-2、肿瘤坏死因子（TNF）激活调节 T 细胞，诱导 B 细胞凋亡，以及作用于抗独特型免疫网络等。近年一些体外或体内实验证实干扰素（TFN-α）、粒细胞–巨噬细胞系集落刺激因子（GM-CSF）、IL-4 和 TNF-a 可上调 CD20 在淋巴细胞的表达，可增强利妥昔单抗的治疗作用。

（2）利妥昔单抗治疗淋巴瘤的临床方案

利妥昔单抗主要用于治疗滤泡性和侵袭性 B 细胞非霍奇金淋巴瘤，是肿瘤学领域中第 1 个被认可的靶向治疗药物。经利妥昔单抗常规治疗 4 个疗程后，B 细胞通常会在 9～12 个月内恢复到正常水平。O'Brien 等的研究证实经小剂量利妥昔单抗治疗的慢性 B-CLL 患者体内有细胞通路半胱氨酸天冬氨酸蛋白酶（caspases）-9 和 caspases-3 的活化，从而可有效地清除 B 细胞。1997 年 FDA 批准的利妥昔单抗治疗方案是每次输注 375 mg/m^2，每周 1 次，连续 4 周。这一治疗方案的设计原则主要基于经验及推理。由于当时没有其他治疗手段可对比，而且其治疗确实安全并有效，因此作为标准方案被执行了好几年，至今我国有不少单位仍沿用这一方案。后来许多国际协作组开始尝试对该治疗方案进行改进，对单一剂量、输注次数、输注速度、治疗时间、治疗间隔等各方面都进行了研究。临床前体外实验 ADCC、CDC、诱导凋亡等结果均显示，利妥昔单抗疗效达到阈值的浓度范围是 10～25 μg/mL，超过 25 μg/mL 后曲线就进入平台期，可能是受体饱和造成的。有试验证明，利妥昔单抗的治疗效果与其血液浓度持续 3 个月都达 25 μg/mL 有关。约 1/4 的患者在初次接受利妥昔单抗输注的时候，会有不良反应。严重不良反应为细胞因子释放综合征，少数病例可致命。在这些患者体内测得的细胞因子水平可能并无大变化，不良反应的原因主要是大量 B 细胞的急性裂解。因此，强调临床首次输注利妥昔单抗时要采用缓慢渐快的方式，开始时为 50 mg/h，随后每 30 分钟增加 50 mg/h，至 375 mg/m^2 应输注

4 h 以上。首次之后的给药也要用 3 h 以上的时间。一般第 2 次给药时就不会出现这种情况了，症状也会大大减轻乃至消失。据 2005 年美国血液学年会摘要报告，Sehn 的临床协作组认为第 2 次给药时应当先给类固醇类药物处理，然后 90 分钟内完成利妥昔单抗输注。Ghielmini 的临床试验表明，前 2 次输注利妥昔单抗无严重反应的患者，以后可在 1 h 内完成给药，甚至不需类固醇药物处理。补体活化也与不良反应的严重程度相关，但有效的利妥昔单抗治疗需要补体活化，应该避免使用抗补体的药物。

通常维持体内血药浓度在较高的水平并持续较长的时间，产生药效的机会大一些。Halnsworth 等进行了利妥昔单抗治疗慢性淋巴细胞白血病的 II 期临床试验，每间隔 6 个月进行每周 1 次、连续 4 周的利妥昔单抗给药，共 4 个疗程。发现缓解维持时间要比常规的仅仅给药 1 个月要长。Hainsworth 等以惰性 NHL 进展型患者为观察对象的 II 期临床试验表明，每 6 个月给药 4 周患者的缓解时间长于在复发时才给药的患者，但两组患者的总无病生存率无统计学差异。确定最佳治疗方案必须在治疗次数（意味着时间和金钱的付出）、减少复发及延长缓解时间中做取舍。Ghielmini 等进行了滤泡性淋巴瘤或套式细胞淋巴瘤临床试验，一组患者进行常规 1 个月疗程的利妥昔单抗治疗；另一组患者在 1 个月疗程之外，每 2 个月还要进行一次 4 周的利妥昔单抗治疗，持续 9 个月，结果显示在治疗有效的 FL 患者中，持续治疗者的缓解时间延长了 1 倍，但 MCL 患者的数据没有统计学差异。

Coiffier 等在一个小型随机对照临床试验中比较了利妥昔单抗 375 mg/m² 和 500 mg/m² 两种剂量对 B 细胞淋巴瘤的作用效果，发现两种剂量的反应速度和反应时效并没有统计学差异。O'Brien 等进行了利妥昔单抗剂量递增治疗 CLL 的临床试验，每周 1 次、连续 4 周给药，首次给药剂量均为 375 mg/m²，第 2 次开始剂量范围为 500～2250 mg/m²，结果显示随给药剂量的增加，治疗效果有所提升，而毒性反应发生率未见明显增加。由于 CLL 细胞表面只有低水平 CD20 表达，因此，在 CLL 中获得的数据还不能扩展到实体淋巴瘤中。

对于利妥昔单抗的给药时间间隔存在较多争议。以往认为利妥昔单抗的半衰期是 1 周，但后来发现其在血液中可存在 3 个月之久而未降低活性，因此每周给药的做法值得商榷。Ghielmini 等提出，那些初次治疗应当高频率给药以饱和恶性 B 细胞 CD20 受体从而对化疗不敏感细胞有利的说法并没有依据，现有治疗方案的给药量已经过剩，每 3 周甚至更长时间给药 1 次就足以发挥疗效。Gordan 等制定了以血药浓度 25 μg/mL 为标准来判断是否用药的治疗方案。他们对常规（每周 1 次、每次 375 mg/m²、连续 4 周）利妥昔单抗治疗后获得缓解的患者每月测定其血药浓度，当低于 25 μg/mL 时，才再次给予 375 mg/m² 单剂量输注。他们发现用药 1 次后，有效血药浓度能维持 2～3 个月。由此可见，2～3 个月用药 1 次足够维持药效，这样的方案可供参考。

（3）其他治疗淋巴瘤的单克隆抗体

淋巴瘤表面出现的多种抗原都可以用来设计和制备对应的单抗，如依帕珠单抗是人源化单抗的 IgG I 类，靶向抗原是 CD2。依帕珠单抗对 FL 和弥漫性大 B 细胞淋巴瘤有明显疗效。Strauss 等则报告了依帕珠单抗治疗 65 例难治性 NHL IV 期临床试验的结果，其中 24% 联合了利妥昔单抗。依帕珠单抗治疗 47% 患者有效，其中 FL 最明显（有效率为 64%），DLBCL 次之（47%）。目前已有一些治疗方案将依帕珠单抗与利妥昔单抗联合应用于 FL，未来可能计划用于治疗侵袭性 NHL。依帕珠单抗还可应用于对利妥昔单抗不敏感的惰性 NHL。淋巴瘤分泌的细胞因子也可作为单抗的靶，如抗 IL-6 的单抗 B-E8，是一种鼠源性抗 IL-6 的单抗。Hadded 等应用 B-E8 治疗 12 例器官移植后出现 B 细胞增殖病的患者，8 例有效，其中 5 例完全缓解，3 例部分缓解，有效率与利妥昔单抗相仿，且耐受性更好一些。抗 IL-6 单抗治疗 B 细胞淋巴瘤的进一步研究正在进行中。抗 CD52 单抗 alemtuzumab 具有很强的抗肿瘤活性，可用于治疗复发性或对化疗耐药的外周 T 细胞淋巴瘤，但其毒性反应较大，主要毒性反应包括全血细胞减少、肺炎曲霉菌病、巨细胞病毒和 EB 病毒相关的噬血细胞综合征等。

（4）单克隆抗体与放射性核素相结合治疗淋巴瘤

放射性核素结合单抗治疗 NHL 是较好的选择之一。这是因为淋巴瘤细胞对放射线比其他体细胞更敏感，是放射治疗良好的靶细胞。^{131}I 是应用最广泛的放射性核素，可同时用于治疗和显像。但是 ^{131}I 的 β 粒子能量较低（0.6 Mev），而且有不良的 γ 辐射，不易防护，因而其临床应用受到一定的限制。^{90}Y、^{186}Re、^{111}In 及 ^{67}Cu 等被认为是可以取代 ^{131}I 的一些核素，由于受到价格昂贵、标记困难等因素的影响，尚未得到广泛应用。stoPar 等用 ^{99}Tc 标记利妥昔单抗做放射性显像，其同时有治疗作用。Skvortsova 等报道了利妥昔单抗结合电离辐射治疗 NHL 的研究，在 10 例标准化疗失败的病例中 4 例取得治疗反应，2 例达到完全缓解。

（5）单克隆抗体与化疗的联合

鉴于利妥昔单抗与化疗不同的作用机制，将两者联合使用的报道较多。临床试验结果因病种和所用化疗药物的不同而异。有协同作用的例子是 Feugier 等和 Pfreundschuh 等针对 DLBCL 的临床试验，利妥昔单抗和 CHOP 方案联合使用能提高治愈率。Habermann 等的临床试验结果显示单抗与化疗药物对 DLBCL 无协同作用，无论利妥昔单抗与化疗联合使用，还是作为化疗后的维持用药使用，其疗效与利妥昔单抗单独使用均无统计学差异。但是大多数文献认为联合使用有协同作用，如 Porst Pointer 等对未接受过治疗的 FL 患者，单用利妥昔单抗持续治疗，缓解时间持续了 18 个月；与 FCM 等化疗方案联合治疗，无病生存 20～30 个月。对于 MCL，单独使用利妥昔单抗持续治疗的无病生存期是 12 个月，用利妥昔单抗辅助化疗，能增加 4～6 个月。但是，这并不能直接扩展到其他的类型，如 Ghielmini 等发现，对 FL 有裨益的方案，对 MCL 却没有明显疗效。新疗法需要观察多种因素，包括不良反应。持续治疗可能引起长时间 B 细胞耗损和 IgM 水平更低。

临床上单抗与化疗同时使用还是依次使用，也是个讨论的问题。利妥昔单抗发挥作用需要患者自身的免疫功能，而化疗会损害免疫系统，这样看来似乎先用利妥昔单抗，再用化疗巩固比较合适。但利妥昔单抗在淋巴瘤细胞负荷较小的情况下能更好地发挥疗效，这样看来又是先化疗合适一些。已有文献报道用利妥昔单抗巩固化疗效果有效。Zinzani 等对化疗后没有达到完全缓解或分子缓解的 FL 患者，以利妥昔单抗治疗，两者都得到了改善。Gianul 等对自体移植的 FL 和 MCL 患者给予利妥昔单抗治疗后，患者全部达到了分子缓解。利妥昔单抗与化疗伴随治疗，也有相似结果。在 Lenz 等对 MCL 患者用氟达拉滨和利妥昔单抗伴随使用和依次使用的 II 期临床试验中，两者无病生存率没有统计学差异。利妥昔单抗单独使用比化疗的药效还要长。因此，利妥昔单抗与化疗联合时，应该考虑减少用量。有人主张不必每轮化疗时都使用利妥昔单抗，2～3个月用药1次即可，而且不依赖化疗的治疗日程，也可能有一定道理。Czuczman 等在利妥昔单抗与 CHOP 方案联合治疗 DLBCL 的临床试验中，在每周期化疗的第1天给予利妥昔单抗，结果表明利妥昔单抗与化疗联合能相互促进，发挥更大作用，加速反应速度，延长反应时间，有时还能提高生存率。多数研究认为不论利妥昔单抗与哪些化疗药物联合都能提高疗效。鉴于这样的研究结果，为了减少患者治疗的时间和精力，推荐在每周期化疗的第1天，给予利妥昔单抗。

（6）单克隆抗体作为淋巴瘤缓解后维持治疗

维持淋巴瘤的长期缓解是治疗的主要目标，但是用持续化疗的手段来维持缓解有很多不良反应，如乏力、脱发、白细胞减少导致的严重感染甚至继发性白血病。用利妥昔单抗作为维持治疗的药物没有这些不良反应，一些治疗反应与化疗引起的反应相比显得轻微得多，因此，利妥昔单抗是维持治疗药物的最佳选择。但是还需要积累数据和长期观察，才能把利妥昔单抗的这一地位完全确定下来。对化疗有明确反应的淋巴瘤患者以利妥昔单抗作为维持药物，能拥有更长的缓解期。Habermann 等应用 CVP（环磷酰胺＋长春新碱＋泼尼松）方案治疗新发生的 FL，而后以利妥昔单抗作为维持药物，每半年用药4周，为期2年，患者得到了30个月的中位缓解期，而对照组为18个月。Vanoers 等对复发的 FL 患者用 CHOP 方案治疗，而后辅以利妥昔单抗，3 个月用药 1 次，持续 2 年，结果缓解期达 3 年者占 67%，未观察到明显不良反应，而对照组缓解期达 3 年者占 31%。Habermann 等用 CHOP 方案治疗 DLBCL 的临床试验结果也证实，用利妥昔单抗作为维持药物，能获得更长的缓解期。目前利妥昔单抗维持治疗还缺少确定最佳剂量、持续时间、用药间隔等的临床试验数据。考虑到实施维持治疗的成本，可以采用 375 mg/m^2 的剂量，3 个月 1 次，至少持续 2 年。

综上所述，尽管目前各种类型的单抗治疗淋巴瘤都存在一定的局限性，特别是治疗巨块型淋巴瘤效果差，而且患者容易对鼠或其他非人源化的单抗成分发生免疫反应，出现抗鼠免疫球蛋白抗体或者抗嵌合体免疫球蛋白抗体，缩短单抗的半衰期而限制整体疗效，加之单抗治疗还可能抑制免疫功能使患者抗感染能力明显降低，但是随着治疗方案的完善和抗体制备技术的提高，其在淋巴瘤的临床治疗中将得到更加广泛和有效的应用。

参考文献

1. GHIELMINI M. Multimodality therapies and optimal schedule of antibodies：rituximab in lymphoma as an example. Hematology Am Soc Hematol Educ Program，2005：321-328.

2. HAINSWORTH J D, LITCHY S, BARTON J H, et al. Minnie Pearl Cancer Research Network. Single-agent rituximab as first-line and maintenance treatment for patients with chronic lymphocytic leukemia or small lymphocytic lymphoma: a phase II trial of the Minnie Pearl Cancer Research Network. J Clin Oncol, 2003, 21（9）: 1746-1751.

3. HAINSWORTH J D, LITCHY S, SHAFFER D W, et al. Maximizing therapeutic benefit of rituximab: maintenance therapy versus re-treatment at progression in patients with indolent non-Hodgkin's lymphoma–a randomized phase II trial of the Minnie Pearl Cancer Research Network. J Clin Oncol, 2005, 23（6）: 1088-1095.

4. GHIELMINI M, SCHMITZ S F, COGLIATTI S, et al. Swiss Group for Clinical Cancer Research. Effect of single-agent rituximab given at the standard schedule or as prolonged treatment in patients with mantle cell lymphoma: a study of the Swiss Group for Clinical Cancer Research （SAKK）. J Clin Oncol, 2005, 23（4）: 705-711.

5. GHIELMINI M, SCHMITZ S F, COGLIATTI S B, et al. Prolonged treatment with rituximab in patients with follicular lymphoma significantly increases event-free survival and response duration compared with the standard weekly x 4 schedule. Blood, 2004, 103（12）: 4416-4423.

6. GORDAN L N, GROW W B, PUSATERI A, et al. Phase II trial of individualized rituximab dosing for patients with CD20-positive lymphoproliferative disorders. J Clin Oncol, 2005, 23（6）: 1096-1102.

7. STRAUSS S J, MORSCHHAUSER F, RECH J, et al. Multicenter phase II trial of immunotherapy with the humanized anti-CD22 antibody, epratuzumab, in combination with rituximab, in refractory or recurrent non-Hodgkin's lymphoma. J Clin Oncol, 2006, 24 (24): 3880-3886.

8. MONE A P, CHENEY C, BANKS A L, et al. Alemtuzumab induces caspase-independent cell death in human chronic lymphocytic leukemia cells through a lipid raft-dependent mechanism. Leukemia, 2006, 20 (2): 272-279.

9. DEARDEN C E, MATUTES E. Alemtuzumab in T-cell lymphoproliferative disorders. Best Pract Res Clin Haematol, 2006, 19 (4): 795-810.

10. LICHA K, DEBUS N, EMIG-VOLLMER S, et al. Optical molecular imaging of lymph nodes using a targeted vascular contrast agent. J Biomed Opt, 2005, 10 (4): 41205.

11. DIETLEIN M, PELS H, SCHULZ H, et al. Imaging of central nervous system lymphomas with iodine-123 labeled rituximab. Eur J Haematol, 2005, 74 (4): 348-352.

12. STOPAR T G, MLINARIC-RASCAN I, FETTICH J, et al. [99] Tc-rituximab radiolabelled by photo-activation: a new non-Hodgkin's lymphoma imaging agent. Eur J Nucl Med Mol Imaging, 2006, 33 (1): 53-59.

13. SKVORTSOVA I, POPPER B A, SKVORTSOV S, et al. Pretreatment with rituximab enhances radiosensitivity of non-Hodgkin's lymphoma cells. J Radiat Res, 2005, 46 (2): 241-248.

14. FEUGIER P, VAN HOOF A, SEBBAN C, et al. Long-term results of the R-CHOP study in the treatment of elderly patients with diffuse large B-cell lymphoma: a study by the Groupe d'Etude des Lymphomes de l'Adulte. J Clin Oncol, 2005, 23（18）: 4117-4126.

15. PFREUNDSCHUH M, TRÜMPER L, OSTERBORG A, et al. CHOP-like chemotherapy plus rituximab versus CHOP-like chemotherapy alone in young patients with good-prognosis diffuse large-B-cell lymphoma: A randomised controlled trial by the MabThera International Trial（MInT）Group. Lancet Oncol, 2006, 7（5）: 379-391.

16. HABERMANN T M, WELLER E A, MORRISON V A, et al. Rituximab-CHOP versus CHOP alone or with maintenance rituximab in older patients with diffuse large B-cell lymphoma. J Clin Oncol, 2006, 24（19）: 3121-3127.

17. CZUCZMAN M S, KORYZNA A, MOHR A, et al. Rituximab in combination with fludarabine chemotherapy in low-grade or follicular lymphoma. J Clin Oncol, 2005, 23（4）: 694-704.

18. VAN OERS M H, KLASA R, MARCUS R E, et al. Rituximab maintenance improves clinical outcome of relapsed/resistant follicular non-Hodgkin lymphoma in patients both with and without rituximab during induction: results of a prospective randomized phase 3 intergroup trial. Blood, 2006, 108（10）: 3295-3301.

40. 双特异性抗体联合方案

双特异性抗体是一类具有双功能的抗体杂交分子，两价抗体中的 Fab 段具有不同特异性，能与不同的配体结合。抗肿瘤和抗免疫活性细胞 CD16 或 CD3 的双特异性抗体，不仅具有激活 NK 细胞或 T 细胞作用，而且可以通过抗肿瘤的 Fab 段特异性结合肿瘤细胞发挥作用，提高局部 NK 细胞或 T 细胞浓度，增强效应分子杀伤肿瘤能力，也可通过抗体与某些细胞因子融合制备免疫细胞因子，加强肿瘤细胞附近细胞因子浓度，激发机体免疫功能，有效地杀伤肿瘤，减少毒副作用。此外，也可以应用人源性抗肿瘤单抗或人源性 Fc 段和鼠源性 Fab 段的嵌和性抗体，克服鼠源性抗体免疫原性，增强抗体介导细胞毒作用，达到杀伤肿瘤作用。

双特异性抗体中包含着两种不同识别特异性抗原的 Fab 段，通过特异结合肿瘤抗原同时结合不同效应细胞和分子，达到有效杀伤肿瘤的作用。

双特异性抗体（BsAb）含有 2 条抗原结合臂，分别与肿瘤相关抗原和免疫效应细胞表面分子标志物结合，可有效促进效应细胞靶向作用于肿瘤细胞，引起靶细胞溶解。目前，大部分 BsAb 仍处于临床前研究阶段，并在结构上进行多种创新。抗 CD3/ 抗 CD19 BsAb 已进入临床试验阶段，针对微小残留病变呈阳性急性 B 淋巴细胞白血病患者的 II 期临床试验结果已有相关文献报道。

（1）传统 BsAb 的结构特点

BsAb 利用重组 DNA 技术合成，将 2 个不同基因转录而成的单链可变区片段（scFv），由联结序列连接形成一个单链抗体。BsAb 具有半衰期短、免疫原性低及细胞毒性作用小等特点。其分子量为 55 ～ 60 kD，具有较好的肿瘤穿透性，且不含抗体恒定区可结晶片段人抗鼠抗体（HAMA）免疫反应引起的不良反应，同时也可避免其与无细胞毒性细胞（B 淋巴细胞）表面 Fc 受体或抑制性的 Fc 受体（FcTR Ⅱ b）结合，进而提高治疗效果。

（2）抗 CD3/ 抗肿瘤抗原 BsAb 诱导 T 细胞活化抗肿瘤的作用机制

抗 CD3/ 抗肿瘤抗原 BsAb 的作用机制为双特异性 T 细胞衔接器模式，即抗 CD3/ 抗肿瘤抗原 BsAb 的 2 个抗原结合位点，分别与细胞毒性 T 细胞表面分子标志物 CD3 和肿瘤相关抗原相结合，在 T 淋巴细胞及靶细胞之间形成一个短暂的溶细胞突触，包含颗粒酶和穿孔素的细胞毒颗粒从 T 细胞中释放到突触间隙，穿孔素在细胞外高浓度 Ca^{2+} 存在条件下插入靶细胞膜，形成孔道，使颗粒酶和细胞外液等流入靶细胞内，活化级联酶，诱导靶细胞凋亡。与此同时，T 淋巴细胞活化标志物 CD69、CD25 和细胞黏附分子出现在 T 淋巴细胞表面。BiTE 活化 T 淋巴细胞释放炎症因子，并生成新的穿孔素和颗粒酶，导致靶细胞进一步溶解。更为重要的是，BiTE 活化 T 淋巴细胞可进入细胞周期，在靶细胞组织局部进行增殖。CD4+ 和 CD8+ 效应 T 细胞，可参与 BiTE 作用而致靶细胞溶解。BiTE 抗体活性不依赖于特异性 T 淋巴细胞克隆的生成或树突状细胞和肿瘤细胞的抗原呈递作用，因此，肿瘤的免疫逃逸机制不适用于此途径。BsAb 介导 T 淋巴细胞靶向杀伤肿瘤细胞无须通过 T 淋巴细胞主要组织相容性复合物（MHC）Ⅰ类分子表达，即 BsAb 激活 T 淋巴细胞及 T 细胞效应不受 MHC 限制。

（3）BsAb 在血液肿瘤治疗中的作用

①抗 CD3/ 抗 CD19 双特异抗体

CD3 是 T 淋巴细胞表面特异性标志物，通过 CD3 可以募集具有杀伤作用的 T 淋巴细胞。CD19 是 B 淋巴细胞表面特异性标志物，属于免疫球蛋白超家族成员，分子量为 95 kD 的穿膜糖蛋白，与 B 淋巴细胞活化和信号的转导有关，在前体、未成熟、成熟与激活 B 淋巴细胞中均有表达，而在浆细胞、造血干细胞及其他组织中均无表达。CD19 在多数 ALL、非霍奇金淋巴瘤及慢性淋巴细胞白血病患者 B 淋巴细胞的成熟和发育早期阶段均有表达，且 CD19 抗原比较暴露。CD19 作为恶性 B 淋巴细胞的重要信号分子，即磷脂酰肌醇 3 激酶的适配活化蛋白，可作为治疗 B-ALL、B 细胞淋巴瘤和 CLL 的作用靶点。

博纳吐单抗是由抗 CD3 和抗 CD19 单链抗体的可变区片段（Fv）非共价结合成的 BsAb，分子量为 55 kD。Gruen 等研究证实，抗 CD3/ 抗 CD19 BsAb 在人体外具有明显介导 T 淋巴细胞杀伤 CD19+ 肿瘤细胞的作用。在裸鼠体内对其移植瘤进行治疗时，使用抗 CD3/ 抗 CD19 BsAb 可有效抑制移植瘤的生长。

Bargou 等基于临床前试验结果，对单药应用博纳吐单抗治疗 38 例复发 NHL 和 CLL 的 I 期的临床试验，采取给药剂量为 $0.5 \sim 90$ g/（$m^2 \cdot d$）方式持续静脉输注治疗，结果显示，4 例患者达到完全缓解，7 例患者达到部分缓解。这 11 例患者的给药剂量均 $\geqslant 15$ g/（$m^2 \cdot d$），其中，给药剂量为 60 g/（$m^2 \cdot d$）的 7 例患者均获得有效疗效（2 例患者达到 CR，5 例患者达到 PR）。获得有效疗效患者多在用药 4 周内肿块缩小。对 1 例套细胞淋巴瘤患者随访 13 个月时，仍为 CR，另外 3 例 MCL 患者随访 6 个月时，也未见疾病进展，所有获得有效疗效的患者均未复发。该研究结果提示，博纳吐单抗对于 NHL 和 CLL 患者的治疗具有良好应用前景。其治疗血液肿瘤的常见不良反应为发热、寒战、淋巴细胞减少、白细胞减少及 C- 反应蛋白升高等，主要发生在治疗第 1 周且可逆。中枢神经系统症状包括定向障碍、意识模糊、语言障碍、震颤和惊厥，在停止治疗后均可恢复正常。这可能与 T 淋巴细胞活化及炎症因子释放有关，治疗开始时应用糖皮质激素可减轻首剂效应。

Topp 等对 21 例接受了大剂量化疗，但 MRD 持续阳性（肿瘤细胞 $\geqslant 1 \times 10^4$/L）或转阳的成年人 B-ALL 患者单药应用博纳吐单抗治疗的 II 期临床试验发现，可使 MRD 持续阳性或转阳 B-ALL 患者获得长期 CR。该 21 例患者的中位年龄为 47 岁，其中 7 例细胞遗传学预后不良（5 例为 BcR-ABL 阳性，2 例为 MLL-AF4 阳性）。该研究应用博纳吐单抗的给药剂量为 15 g/（$m^2 \cdot d$），持续静脉输注 4 周，停药 2 周，6 周为 1 个治疗周期，每个治疗周期后对患者的疗效进行评估。其中 1 例患者因癫痫发作停止治疗，其余 20 例中，16 例 MRD 转阴，获得完全分子学缓解（complete molecular remission，CMR），且 12 例既往为 MRD 持续阳性者，多数经 1 个治疗周期治疗后 MRD 转阴，治疗总有效率为 80%（16/20）。中位随访时间为 33 个月时，12 例患者获得持续 CR，血液学缓解（RFS）率为 60%（12/20），且后续接受异基因造血干细胞移植者与未接受者 RFS 率比较，差异无统计学意义。该研究的常见不良反应为发热、寒战、低免疫球蛋白血症和低钾血症，1/3 患者出现短暂的淋巴细胞减少，1 例癫痫发作，1 例晕厥，无其他严重的不良反应发生。Klinger 等研究表明，单药应用双抗治疗血液肿瘤的不良反应发生率与活化 T 淋巴细胞迅速增长相一致，这可能与细胞因子释放有关。其中，MRD 阳性急性淋巴细胞白血病患者的中位复发时间为 4 ～ 5 个月，异基因造血干细胞移植是目前对该病可知的、唯一的治疗方法，但获得长期生存的患者仍少见。目前，双特异抗体治疗 MRD 阳性 ALL 患者治疗研究，欧洲国家正在进行中。

Handgretinger 等对 3 例异基因造血干细胞移植后复发性、难治性 ALL 患儿单药应用博纳吐单抗进行治疗，剂量为 15 g/（m²·d），分别持续静脉输注 5 ～ 6 周和 4 个周期（每周期为 4 周）后均获得 CMR。该研究的常见不良反应包括乏力、轻微共济失调和震颤，均为轻微且短暂可逆。该研究结果显示，兰妥莫单抗针对复发性、难治性 ALL 患儿的治疗有效且可耐受，而且这 3 例患儿均未发生移植物抗宿主病（graft versus host disease，GVHD）。目前针对复发性、难治性 ALL 患儿的全球多中心Ⅰ～Ⅱ期临床试验正在进行中。

由于双抗血清半衰期短，约为 2 ～ 3 h，而 2 ～ 4 h 短期静脉输注无法维持治疗期间的有效药物浓度，只有持续静脉输注才可维持治疗期间的稳定血清浓度，从而持续活化效应 T 细胞靶向杀伤肿瘤细胞，显示剂量 - 效应线性关系。持续静脉输注兰妥莫单抗可通过植入式的给药装置或便携式微型泵实现。

②抗 CD33/ 抗 CD3 BsAb 与 AMG330

CD33 是分子量为 67 kD 的穿膜糖蛋白，为广泛表达于急性白血病细胞和正常髓系细胞表面的特异性标志物。90% 急性髓细胞白血病（acute myeloid leukemia，AML）细胞可不同程度表达 CD33，故推测 CD33 亦表达于白血病造血干细胞，且为急性髓细胞白血病靶向治疗中最常见的靶向分子。而骨髓中的多能造血干细胞不表达 CD33，因此正常髓系造血细胞可在 CD33+ 细胞被清除后再生。

AMG330 是由抗 CD33 单链抗体及抗 CD3 单链抗体的 Fv 结合成的 BsAb，分子量为 55 kD。目前尚无文献报道 AMG330 相关的临床试验。

Aigner 等对抗 CD33/ 抗 CD3 BsAb 的人体外生物学活性研究发现，其可在人体外使 T 淋巴细胞靶向作用于 AML 肿瘤细胞，诱导其溶解，在异基因模型上也可有效抑制肿瘤细胞生长。AMG330 含量为 0.1 ~ 1.0 g/L 时，T 淋巴细胞对 KG-1 和 U937 细胞的杀伤作用随 AMG330 含量增加亦增强，表现出明显剂量依赖关系。当 AMG330 为 1.0 g/L 时，所有 CD33+ 细胞均发生溶解。细胞毒性作用与 AMG330 含量、效应器与靶器官比率（E/T）及作用时间有关。在 AMG330 的介导下，AML 患者与健康供者的 T 淋巴细胞具有相同靶向杀伤细胞作用。在 AML 患者样本中，AMG330 可激活 T 淋巴细胞，并使其扩增，从而靶向杀伤白血病细胞和正常髓系细胞。当初始 E/T 非常低时，靶细胞未发生溶解；E/T 较高时，采用同一样本的 T 淋巴细胞再次进行检测，靶细胞发生溶解。此现象可能与 T 淋巴细胞的记忆效应有关。该研究同时被裸鼠体内用 AMG330 进行治疗所证实，AMG330 可有效抑制移植瘤生长，同时可诱导人 T 淋巴细胞对皮下肿瘤的浸润。

Arndt 等报道了一种完全人源化的抗 CD33/ 抗 CD3 BsAb，可减少人抗鼠抗体（HAMA）免疫反应发生，同时在低浓度下即可有效杀伤 AML 细胞。虽然抗 CD33/ 抗 CD3 BsAb 会靶向杀伤 CD33 正常髓系细胞，但并不损害 CD34+ 人造血干 / 祖细胞的多系造血重建潜能。

Laszlo 等对 AMG330 活性影响因素研究表明，AMG330 对 AML 细胞的细胞毒性作用与 CD33 表达水平成比例，且 AMG330 不会导致靶细胞表面 CD33 表达减少。三磷酸腺苷结合盒（ATP-binding cassette，ABC）转运蛋白活性与 AML 细胞对传统化疗及 CD33 单克隆抗体耐药有关，是 AML 的不良预后因素，而 AMG330 被证实并不受 ABC 转运蛋白活性的影响。表观遗传学修饰药物可上调靶细胞 CD33 的表达和增强 AMG330 的细胞毒性。这表明 AMG330 的细胞毒性作用受临床药物的影响，如组蛋白去乙酰化酶（HDAC）抑制物（帕比司他）与 DNA 甲基转移酶（DNMT）I 抑制物（阿扎胞苷）。AMG330 克服了传统 CD33 靶向药物的局限，具有较好的临床应用前景。

③抗 CD16/ 抗 CD33 的 BsAb

CD16 可在自然杀伤细胞、巨噬细胞、中性粒细胞和嗜酸性粒细胞表面表达，介导效应细胞杀伤携带特异性抗原的靶细胞。Singer 等报道 2 种结构的抗 CD16/ 抗 CD33BsAb。一种是由 1 个抗 CD16scFv 及 1 个抗 CD33scFv 结合成的双特异性单链可变区片段（bsscFv），分子量约为 59.8 kD；另一种是由 2 个分别位于末端的抗 CD33scFv 和 1 个位于中间的抗 CD16scFv 结合成的单链可变区三体结构，分子量为 86.5 kD。此二者均通过抗 CD16scFv 募集并活化 NK 细胞，进而产生针对 AML 细胞的抗体依赖性细胞毒性作用。

Sctb 对 CD33 的亲和力是 bsscFv 的 3.5 倍，二者对 CD16 的亲和力相当。二者均可在低浓度下于人体外诱导 AML 细胞株和原代 AML 细胞靶细胞溶解，但 Sctb 含量仅为 bsscFv 的 1/10（对人 APL-60 细胞）或 1/200（对 Kasumi-1 细胞）时，即可产生与 bsscFv 相同的溶细胞作用，提示 Sctb 靶向杀伤 AML 细胞株的潜能是 bsscFv 的 10 ~ 200 倍，但原代 AML 细胞的试验并未观察到此现象。另外，由于 Sctb 分子量较 bsscFv 更大，可避免被肾脏滤过而迅速从外周血循环中清除，其血清半衰期更长，因此 Sctb 相对于 bssFv 具有更好的应用前景。

虽然巨噬细胞表面也表达 CD16，但作为针对人体内肿瘤进行免疫监视的重要一员，巨噬细胞是否作为效应细胞参与抗 CD16/ 抗 CD33BsAb 介导的 ADCC 作用尚无明确结论。

BsAb 作为血液系统肿瘤的免疫治疗药物，可高效且特异性杀伤肿瘤细胞，目前缺乏大规模有关 BsAb 临床试验，但各中心针对抗 CD3/ 抗 CD19 BsAb 的临床研究已取得较好结果，并为多中心的临床研究提供了依据，具有良好临床应用前景。在 BsAb 治疗使用中，治疗时机的选择，选择单药还是联合治疗，是否需要维持治疗，如何优化给药方式，以及如何减少中枢神经系统事件等，仍需深入探索。

对于处于临床前研究阶段的 BsAb，针对其特异性、亲和力等在结构形式上进行了多种创新，以进一步优化效应细胞与靶细胞之间的相互选择，从而提高其抗肿瘤作用。多种药物被证明可协同 BsAb 细胞毒性作用，针对新的更具特异性的靶点研究，也有望为临床提供新的治疗路径。这些研究结果有待动物模型及临床试验研究进一步验证，以证实其可行性和疗效。

（4）展望

BsAb 药物发展所面临的主要困难，如生产效率低和药代动力学性能差等，已经逐步被克服。各种 BsAb 类型的免疫原性问题需要进一步进行临床评价，或许可以通过脱免疫的方法解决。已有几种 BsAb 目前正在进行或即将进入临床试验。而一些新的 BsAb 类型，如 crossmab 和 DVD-Ig 也具有很好的发展前景。在未来，BsAb 必将在肿瘤免疫治疗中发挥重要的作用。而在筛选特异性肿瘤表面抗原、设计构建结构更为简单稳定的 BsAb 类型、选择高效表达系统、寻求更简化的生产步骤等方面仍需继续努力探索。

参考文献

1. MICHALK I, FELDMANN A, KORISTKA S, et al. Characterization of a novel single-chain bispecific antibody for retargeting of T cells to tumor cells via the TCR

co-receptor CD8. PLoS One，2014，9（4）：e95517.

2. NAGORSEN D，BAEUERLE P A. Immunomodulatory therapy of cancer with T cell-engaging BiTE antibody blinatumomab. Exp Cell Res，2011，317（9）：1255-1260.

3. KARNELL J L，DIMASI N，KARNELL F G 3RD，et al. CD19 and CD32b differentially regulate human B cell responsiveness. J Immunol，2014，192（4）：1480-1490.

4. BARACHO G V，MILETIC A V，OMORI S A，et al. Emergence of the PI3-kinase pathway as a central modulator of normal and aberrant B cell differentiation. Curr Opin Immunol，2011，23（2）：178-183.

5. BARGOU R，LEO E，ZUGMAIER G，et al. Tumor regression in cancer patients by very low doses of a T cell-engaging antibody. Science，2008，321（5891）：974-977.

6. BAEUERLE P A，REINHARDT C. Bispecific T-cell engaging antibodies for cancer therapy. Cancer Res，2009，69（12）：4941-4944.

7. TOPP M S，KUFER P，GÖKBUGET N，et al. Targeted therapy with the T-cell-engaging antibody blinatumomab of chemotherapy-refractory minimal residual disease in B-lineage acute lymphoblastic leukemia patients results in high response rate and prolonged leukemia-free survival. J Clin Oncol，2011，29（18）：2493-2498.

8. TOPP M S，GÖKBUGET N，ZUGMAIER G，et al. Long-term follow-up of hematologic relapse-free survival in a phase 2 study of blinatumomab in patients with MRD in B-lineage ALL. Blood，2012，120（26）：5185-5187.

9. KLINGER M, BRANDL C, ZUGMAIER G, et al. Immunopharmacologic response of patients with B-lineage acute lymphoblastic leukemia to continuous infusion of T cell-engaging CD19/CD3-bispecific BiTE antibody blinatumomab. Blood, 2012, 119（26）: 6226-6233.

10. HANDGRETINGER R, ZUGMAIER G, HENZE G, et al. Complete remission after blinatumomab-induced donor T-cell activation in three pediatric patients with post-transplant relapsed acute lymphoblastic leukemia. Leukemia, 2011, 25（1）: 181-184.

11. Horton S J, Huntly B J. Recent advances in acute myeloid leukemia stem cell biology. Haematologica, 2012, 97（7）: 966-974.

12. AIGNER M, FEULNER J, SCHAFFER S, et al. T lymphocytes can be effectively recruited for ex vivo and in vivo lysis of AML blasts by a novel CD33/CD3-bispecific BiTE antibody construct. Leukemia, 2013, 27（5）: 1107-1115.

13. ARNDT C, VON BONIN M, CARTELLIERI M, et al. Redirection of T cells with a first fully humanized bispecific CD33-CD3 antibody efficiently eliminates AML blasts without harming hematopoietic stem cells. Leukemia, 2013, 27（4）: 964-967.

14. SINGER H, KELLNER C, LANIG H, et al. Effective elimination of acute myeloid leukemic cells by recombinant bispecific antibody derivatives directed against CD33 and CD16. J Immunother, 2010, 33（6）: 599-608.

15. FURY M G, LIPTON A, SMITH K M, et al. A phase-I trial of the epidermal growth factor receptor directed bispecific antibody MDX-447 without and with recombinant human granulocyte-colony stimulating factor in patients with advanced solid tumors. Cancer Immunol Immunother, 2008, 57（2）: 155-163.

淋巴瘤个体化精准治疗的临床研究全球趋势

精准医疗是近几年兴起的疾病治疗方案，强调在治疗时考虑个人的基因变化、环境影响、生活方式等。2015 年 1 月 20 日，美国总统奥巴马提出"精准医学计划"后，一时间"精准医疗"成为覆盖全球的热门话题。近几年由于大规模生物数据库的建立（如人类基因组测序）、高通量组学的发展（如蛋白组学、代谢组学等）、各种检测手段的兴起，以及计算和分析大规模数据的发展，精准治疗也飞速发展。其通过对患者遗传信息进行诊断测试，结合其他分子或细胞的分析结果，再针对性地选择最佳疗法。目前精准医疗的进展主要集中在恶性肿瘤治疗领域。恶性肿瘤本质是多基因的遗传疾病，随着肿瘤发展，恶性肿瘤细胞不断地分裂和增殖积累突变，有高度的异质性，其基因组具有不稳定性。近年来我们意识到恶性肿瘤的分类按照简单的组织部位是不够的，药物的单一治疗效果也不理想，有效率仅为 20%。比起传统的病理报告，基因组测序信息能提供更加精准有效的分型诊断。要理解恶性肿瘤，首先要识别导致恶性肿瘤风险的异常基因和蛋白质，才能更好地进行精确的诊断和开发针对性的个体化疗法，从而使患者存活率得到显著提高。

41. 表观基因组学的临床研究趋势

淋巴瘤的发生是一个多因素、多阶段的复杂过程，包括始发突变、潜伏、促癌和演进等。多年来，遗传学改变一直是肿瘤研究的焦点，但近年来人们清楚地认识到遗传学异常并不能完全涵盖肿瘤基因组水平的改变，DNA 甲基化、组蛋白翻译后修饰等表观遗传学异常对肿瘤恶性表型的形成也起到重要的促进作用，这些分子标签影响着染色体的结构、完整性及组装。基因组规模分析技术，比如二代测序的出现使得肿瘤始发突变、潜伏、促癌和演进的研究取得了巨大进展。与正常细胞相比，肿瘤细胞表观基因组发生了重大改变。这种改变一方面导致基因组不稳定性及组织特异性基因、印记基因的表达失调；另一方面也造成控制细胞周期、凋亡、DNA 修复等的肿瘤抑制基因表达沉默。表观基因组学是在基因组水平上对表观遗传学改变的研究，是后基因组时代的一个重要研究领域，主要研究DNA序列上的可遗传修饰。

淋巴瘤的病因及发病机制复杂，表观遗传修饰与肿瘤的关系及表观遗传修饰调控基因的机制了解甚少，目前淋巴瘤的表观基因组研究仍处于起步阶段。表观基因组学主要通过以下两种方式影响表观遗传领域：确定用于疾病诊断及预后的生物标志物；研发阻断癌症表观遗传事件的新型药物。随着越来越多淋巴瘤相关生物标志物的发现，淋巴瘤表观遗传治疗成为肿瘤综合治疗的一部分，对提高化疗、放疗的敏感性，减少肿瘤的复发和转移起一定作用。就目前而言，表观基因组学的临床趋势是为提高肿瘤患者的生存率和优化化疗方案寻找更好的途径，为研究淋巴瘤的发生机制提供基因水平的证据，探索可替代指标，研发针对单一酶的特异性抑制剂等。

42. 免疫评估与肿瘤临床治疗的全球趋势

免疫治疗是肿瘤学领域一个古老而又日新月异的话题。随着人类社会不断发展与进步，许多疾病都得到了正确的治疗，然而恶性肿瘤始终是人类健康最大的敌人。为此，肿瘤免疫治疗已经越来越多地被科学家所认可。最近几年来随着各种学科的进步，肿瘤免疫学也在不断发展，为肿瘤免疫治疗在临床上奠定了坚实基础。

（1）肿瘤免疫治疗的分类

肿瘤免疫治疗通常分为两类：非特异性免疫和特异性免疫。非特异性免疫治疗主要包括 IL-2、IFN-α、TNF-α、卡介苗等细胞因子和毒素及过继性细胞免疫治疗等。特异性免疫治疗主要是肿瘤疫苗。

①肿瘤非特异性免疫治疗

非特异性免疫应答是与生俱来的，其形成并不需要抗原刺激，能广泛地针对多种抗原，是免疫应答的基础，但特异性不强，对某种特定抗原物质往往不能产生足够强度的反应。在进入临床试验的多种细胞因子中，IL-2 和干扰素应用最为广泛。

②肿瘤单克隆抗体的免疫治疗

近 20 多年来单克隆抗体已在肿瘤治疗领域得到广泛应用。抗肿瘤单抗药物一般包括两类：一是抗肿瘤单抗；二是抗肿瘤单抗偶联物，或称免疫偶联物。

1997 年 11 月和 1998 年 10 月美国 FDA 分别批准了用于肿瘤临床治疗的两个单抗——利妥昔单抗和曲妥珠单抗，引起肿瘤学界的极大关注。目前单克隆抗体已在肺癌、乳腺癌、结直肠癌、淋巴瘤、头颈部肿瘤等得到广泛应用。在抗体对免疫功能调节作用的研究中，CTLA-4 不断得到人们的重视。其是一个参与 T 细胞免疫反应激活或抑制的重要分子，在 CD8+T 和 CD4+T 细胞上表达，包括 FOXP3+ 调节性 T 细胞。目前已经研发了两个完全人源化抗体：替西木单抗和 Ipilimumab。Ipilimumab 治疗转移性黑色素瘤组患者 3 年总生存率为 20% 以上，对照疫苗组约为 10%。基于以上结果，FDA 批准其用于晚期黑色素瘤患者的治疗。CTLA-4 抗体的成功引发了人们对于 CD28/B7 通路免疫控制点的进一步研究，如 PD-1（也被称为 PDCD1），细胞程序性死亡配体 -1（PDL-1，也被称为 CD274），具有 B 和 T 淋巴细胞衰减作用的 CD276（又称为 B7H3）和含 V- 结构域的 T 细胞活化抑制剂 1（也称为 B7x）。应用 PD-1 抗体进行阻滞，同样取得了良好的效果。近年来正在积极研究中的抗体是双特异性抗体，将抗肿瘤的单抗与抗免疫效应细胞表面的抗体结合起来，可增加免疫效应细胞的激活或对肿瘤细胞的杀伤。

③肿瘤的过继免疫治疗

肿瘤的过继免疫治疗是指将体外激活的自体或异体免疫效应细胞输注给患者，以杀伤患者体内的肿瘤细胞。其中的一个关键问题是寻找合适的肿瘤杀伤细胞。自 20 世纪 80 年代以来，LAK、CIK、TIL 等已先后被应用于临床，但由于存在着扩增倍速较低、细胞来源困难、细胞毒力不高等诸多问题，在临床应用上受到限制。如何提高 T 细胞的肿瘤抗原特异性具有重要的临床意义。T 细胞对肿瘤抗原的识别主要是通过 T 细胞受体（TCR）识别肿瘤细胞表面的人类白细胞抗原（HLA）– 肽复合物，因此，T 细胞对肿瘤抗原识别的特异性取决于 T 细胞表面的 TCR。利用分子生物学的手段克隆肿瘤特异性 T 细胞的 TCR，并通过构建含 TCR 的病毒载体，把 TCR 转入正常的 T 细胞中，使这些 T 细胞因携带肿瘤特异性而成为特异性肿瘤杀伤细胞。此外，靶抗原的选择是至关重要的，选择仅限于肿瘤表达的抗原，如肿瘤/睾丸抗原1（又称 NYESO1），可以避免全身的风险。

④肿瘤疫苗治疗

肿瘤疫苗治疗是通过给患者体内导入肿瘤抗原来激发患者的特异性抗肿瘤免疫反应。疫苗治疗具有特异性、在体内免疫效应维持时间长等优点，目前已成为研究热点。近年来多肽疫苗、核酸疫苗、全蛋白疫苗、抗独特性抗体疫苗、重组病毒疫苗、细菌疫苗、基因修饰的肿瘤细胞疫苗、树突状细胞疫苗等得到广泛研究和应用。以 DC 为基础的肿瘤免疫基因治疗显示出良好的应用前景。DC 疫苗的抗肿瘤作用优势在临床中得到了证实，现在也正在深入开展 DC 疫苗与淋巴瘤的研究。而临床研究也显示，负载 CEA 抗原的 AAV-DC 治疗高表达 CEA 的恶性肿瘤（胃肠癌、乳腺癌、肺癌等）效果较好，临床获益率达到 60% 以上，也为淋巴瘤的治疗开辟了一条途径。

⑤细胞因子疗法

细胞因子疗法目前可分为外源性细胞因子治疗和细胞因子基因治疗。细胞因子可以增强免疫细胞抗肿瘤的功能。细胞因子的种类很多，分别有白介素、肿瘤坏死因子、造血因子及干扰素等。近年来，干扰素抗肿瘤的作用被人们所熟识。IFN 可以抑制肿瘤的无限繁殖、抑制病毒的寄生、调控肿瘤细胞的凋亡及调节免疫反应等。细胞因子疗法将成为免疫治疗中的一大热点。

⑥基因疗法

目的基因有很多种，如细胞因子基因、肿瘤抗原基因、抑癌基因等，其中抑癌基因中的 *p53* 基因被科学家们研究的最多。Senatus 等研究发现可以作为新的抗癌药物来开发的具有独特的胶质瘤癌细胞选择性的一种 p53 羧基末端肽，可以成功地绕过血－脑屏障，对脑胶质瘤进行杀伤，达到抗肿瘤的目的。

（2）免疫治疗的临床评价

肿瘤免疫治疗的临床应用取得了瞩目的成果，免疫治疗包括淋巴瘤的治疗已成为肿瘤临床治疗的热点。但我国目前临床免疫治疗的水平尚不完善：①治疗规模几乎均在实验室层面，没有国际认证的临床细胞培养机构，包括国内开展的 CAR-T 治疗白血病及淋巴瘤的认证；②细胞制备和处理缺乏标准操作程序，各个中心差异较大等。

（3）前景与展望

在中国需要建立符合国际标准的临床肿瘤免疫治疗中心，引进国际标准的细胞培养和处理操作流程，开展国家多中心免疫治疗临床试验，建立统一标准的评价体系，培养专业化的人才梯队，为中国肿瘤临床免疫治疗的国际化、专业化发展奠定基础。

虽然恶性肿瘤的免疫治疗目前大体上仍处于临床试验和实验室阶段，但在许多实验中已得到证实。肿瘤免疫治疗作为一种新思维、新模式，已成为新世纪肿瘤治疗研究的热点与重点，具有很好的临床应用前景。

43. 表观免疫的全球发展与淋巴瘤的精准治疗

表观遗传指所有不通过 DNA 序列改变就能影响基因表达，从而决定细胞乃至个体表型的、可遗传的（可伴随细胞分裂传递下去）调控方式，包括 DNA 甲基化、组蛋白修饰、染色质重塑、miRNA、朊病毒等。表观遗传调控在干细胞自我更新、定向分化、器官发育等生命过程中起着至关重要的作用。每一个多细胞生物个体都是由一个受精卵细胞发育分化为成千上万个种类繁多、形态功能各异的体细胞，除 T 细胞和 B 细胞发生过 V（D）J 重组之外，这些细胞都携带着基本一致的遗传信息——DNA 序列。而通过核移植、细胞融合或诱导特定基因表达等方法人工诱导的细胞重编程过程也基本不涉及 DNA 序列改变，也就是说是通过表观遗传机制。表观遗传调控过程一旦出错则会引发多种疾病，如淋巴瘤和多种内分泌疾病。因此，深入细致地了解表观遗传调控机制有着深远的科学和社会意义。

（1）表观遗传的总结与展望

过去 20 年来，肿瘤研究最令人兴奋的进展就是发现并证实了表观遗传调控在肿瘤发生和发展的各个阶段所起的关键作用。目前，人们已普遍接受染色质结构对基因表达存在影响的观点，大量的关于表观遗传调控在癌症发生和发展的各个阶段所起的关键作用的信息已经获得，这些信息对指导临床实践发挥着越来越重要的作用。淋巴瘤表观遗传学也成为一个新兴的热门研究领域。同时，相比 DNA 序列变化，表观遗传具有高度的可逆性和易于调控性，为预防、诊断、预后分析及治疗提供了全新的思路和广阔前景。

然而，表观遗传的研究还存在很多的挑战。表观遗传调控在癌症发生和发展的各个阶段所起关键作用的分子机制尚不清楚。例如，引发癌变的表观遗传的变化是如何开始和维持的？表观遗传和现在已知的各种癌基因、抑癌基因、信号通路等是如何相互作用的？表观遗传和 DNA 序列变化在癌症发生发展中先后关系及相互作用？我们能否绘制各种癌症，甚至各种癌症亚型的，区别于正常细胞的"表观遗传谱"？这些在癌症中检测出的表观遗传变化，哪些是真正的"致癌因素"，哪些是"附属变化"？这些表观遗传变化致癌的组织特异性机制是什么？如何设计研发针对某一个特定酶蛋白甚至是其中一个特定功能基团或变异体的小分子药物？这些问题的逐步解决将会对癌症的防治带来重大的变化。

综上所述，我国的淋巴瘤治疗已走向精准医学之路，无论从肿瘤的免疫、表观基因组学到表观遗传学的初步阐述，现代医学专家都在不断地开拓精准医学的研究。

（2）淋巴瘤的精准治疗理念

近年来人们意识到淋巴瘤按照单一的病理分类是不够的，单一的药物治疗效果也不理想（有效率仅为 20%）。因此和传统的病理报告相比，基因组测序信息能提供更加精准有效的分析。要弄明白淋巴瘤，首先要识别导致其风险的异常基因和蛋白质，才能更好地进行精确地诊断和个体化的针对性治疗。

（3）淋巴瘤精准治疗之疗法和药物发展

①靶向药物的发展

靶向药物以肿瘤细胞分子机制为基础，针对特异性的分子靶点研发药物，可以针对变异基因、蛋白或者特定的受体和通路等方面，与传统的化疗药物相比，疗效好，不良反应大大减少。这些药物主要有信号转导抑制剂、诱导细胞凋亡的靶向药物、血管生成抑制剂、免疫系统类药物等。常见的是针对癌细胞信号通路的酶或者生长因子受体，有单克隆抗体和酪氨酸激酶抑制剂。第一个真正意义的特异靶向药物是 2001 年上市的伊马替尼，为酪氨酸激酶抑制剂（TKI），主要针对慢性粒细胞白血病患者的融合基因变异，极大地提高了患者生存率。其次是 CD20 单抗（利妥昔单抗），治疗淋巴瘤获得成功。近几年研发的 CD796、BTK 抑制剂等靶向药物也不断问世。

靶向药物进一步的发展有抗体偶联药物，将抗体和毒素连起来，如 Brentuximab Vedotin，主要针对 CD30（BV）治疗霍奇金淋巴瘤和间变性大细胞淋巴瘤。

②免疫疗法的突破

癌症免疫疗法是近些年的研究热点，第一个真正的癌症免疫治疗药物为 ipilimumab（Yervoy），其针对 CTLA-4，激活杀伤性 T 细胞，用于治疗晚期黑色素瘤。PD-1 抗体药物 Opdivo（nivolumab）激活癌细胞凋亡途径，对于晚期黑色素瘤、非小细胞肺癌这些以往无法治愈的疾病有很好的疗效。现在 Yervoy 和 Opdivo 联合药物的疗效也正在研究中。PD-1 抑制剂：K 药和 N 药已在临床被广泛应用于霍奇金淋巴瘤的治疗。更多的检查点抑制剂和疫苗将陆续问世。

免疫细胞疗法有 LAK、CIK、DC-CIK、TIL 等，近两年嵌合抗原受体 T 细胞疗法即 CAR-T 获得颠覆性的突破。CAR-T 是特异性免疫疗法，治疗淋巴瘤及白血病已取得成功。CAR-T 是从患者血液中分离出 T 细胞，通过外源基因转染技术，把识别肿瘤相关抗原的单链抗体（scFv）和 T 细胞活化序列的融合蛋白表达到 T 细胞表面，这样 scFv 通过跨膜区与 T 细胞胞内的活化增殖信号域偶联，经回输患者体内后大规模扩增，能够以非 MHC 限制性的模式表现强效的抗癌作用。但治疗过程中发生细胞因子释放综合征的风险较大，具有一定的局限性，而且费用比较高。

③精准放疗和化疗

近距离精准放疗：如在成像技术进步的辅助下，实现精确定位，以及通过 CT 确定肿瘤和周边组织位置，进行立体三维的放射治疗。近几年霍奇金淋巴瘤的精准治疗就包括精准放疗。

精准化疗药物释放：如"智能纳米载药"，在荧光图像的引导下通过近红外激光定点，定时、定量的控制肿瘤部位的药物浓度和局部温度，精确控制化疗药物的释放。

（4）展望

关于淋巴瘤的精准治疗研究越来越多，如近 5 年淋巴瘤领域新型靶向药物的研发，以及新的联合用药方案、新的治疗理念，主要是免疫治疗的不断推出。靶向药物之间的联合、靶向药物与新的小分子抑制剂或化疗药物联合的研究也在不断进入临床研究中。目前 B 细胞淋巴瘤的新药研究靶向的信号通路主要集中于靶向细胞表面抗原的单克隆抗体：如靶向 CD19/CD3 的双功能抗体 Blinatumomab、靶向 CD19 的 XmAb5574、靶向 CD40 的 HCD122 及靶向 CD20 的人源化单抗 Obinutuzumab，PI3K/AKT/mTOR 通路（如 Idelalisib、Fostamatinib 等）、B 细胞受体（如 Ibrutinib、Acalabrutinib）、微环境调控（如 Lenalidomide）及免疫治疗（如 PD-1/PD-L1 抗体和 CAR-T 治疗）。而 T 细胞淋巴瘤治疗新药包括：PI3K δ/γ 双重抑制剂 RP6530，抗代谢药物普拉曲沙，嘌呤核苷酸磷酸化酶抑制剂呋咯地辛，CD30 单抗 Brentuximab Vedotin（BV），组蛋白去乙酰化酶抑制剂西达本胺，免疫治疗等。随着临床上对肿瘤发病机制的深入研究，以及治疗的方法不断更新，相信未来肿瘤治疗的方向一定是个体化的精准治疗，尤其是在血液学及肿瘤学临床医生的共同努力之下，淋巴瘤一定会向着精准治疗的方向更上一个台阶，为更多的患者带来战胜肿瘤的信心。

参考文献

1. COLLINS F S，VARMUS H. A new initiative on precision medicine. N Engl J Med，2015，372（9）：793-795.

2. MIRNEZAMI R，NICHOLSON J，DARZI A. Preparing for precision medicine. N Engl J Med，2012，366（6）：489-491.

3. GARGIULO G，MINUCCI S. Epigenomic profiling of cancer cells. Int J Biochem Cell Biol，2009，41（1）：127-135.

4. BERDASCO M，ESTELLER M. Aberrant epigenetic landscape in cancer：how cellular identity goes awry. Dev Cell，2010，19（5）：698-711.

5. EGGER G，LIANG G，APARICIO A，et al. Epigenetics in human disease and prospects for epigenetic therapy. Nature，2004，429（6990）：457-463.

6. DILLMAN R O. Perceptions of Herceptin：a monoclonal antibody for the treatment of breast cancer. Cancer Biother Radiopharm，1999，14（1）：5-10.

7. OLDHAM R K，DILLMAN R O. Monoclonal antibodies in cancer therapy：25 years of progress. J Clin Oncol，2008，26（11）：1774-1777.

8. PEGGS K S，QUEZADA S A，CHAMBERS C A，et al. Blockade of CTLA-4 on both effector and regulatory T cell compartments contributes to the antitumor activity of anti-CTLA-4 antibodies. J Exp Med，2009，206（8）：1717-1725.

9. RIBAS A，CAMACHO L H，LOPEZ-BERESTEIN G，et al. Antitumor activity in melanoma and anti-self responses in a phase I trial with the anti-cytotoxic T lymphocyte-associated antigen 4 monoclonal antibody CP-675，206. J Clin Oncol，2005，23（35）：8968-8977.

10. Weber J S，O'Day S，Urba W，et al. Phase I/II study of ipilimumab for patients with metastatic melanoma. J Clin Oncol，2008，26（36）：5950-5956.

11. ZOU W，CHEN L. Inhibitory B7-family molecules in the tumour microenvironment. Nat Rev Immunol，2008，8（6）：467-477.

12. JOHNSON L A，MORGAN R A，DUDLEY M E，et al. Gene therapy with human and mouse T-cell receptors mediates cancer regression and targets normal tissues expressing cognate antigen. Blood，2009，114（3）：535-546.

13. ROBBINS P F，MORGAN R A，FELDMAN S A，et al. Tumor regression in patients with metastatic synovial cell sarcoma and melanoma using genetically engineered lymphocytes reactive with NY-ESO-1. J Clin Oncol，2011，29（7）：917-924.

14. STEINMAN R M. Dendritic cells in vivo：a key target for a new vaccine science. Immunity，2008，29（3）：319-324.

15. 王小利，马博，贾军，等. rAAV/CEA 转染树突状细胞诱导特异性 CTL 杀伤 MCF-7 细胞系 CD+44CD-24/low 乳腺癌干细胞 . 北京大学学报：医学版，2011，43（2）：173-178.

16. LIN X L, WANG X L, MA B, et al. HER2-specific T lymphocytes kill both trastuzumab-resistant and trastuzumab-sensitive breast cell lines in vitro. Chin J Cancer Res, 2012, 24（2）: 143-150.

17. DI L, ZHU Y, JIA J, et al. Clinical safety of induced CTL infusion through recombinant adeno-associated virus-transfected dendritic cell vaccination in Chinese cancer patients. Clin Transl Oncol, 2012, 14（9）: 675-681.

18. WOLCHOK J D, HOOS A, O'DAY S, et al. Guidelines for the evaluation of immune therapy activity in solid tumors: immune-related response criteria. Clin Cancer Res, 2009, 15（23）: 7412-7420.

19. JANETZKI S, BRITTEN C M, KALOS M, et al. "MIATA"-minimal information about T cell assays. Immunity, 2009, 31（4）: 527-528.

20. HOOS A, EGGERMONT A M, JANETZKI S, et al. Improved endpoints for cancer immunotherapy trials. J Natl Cancer Inst, 2010, 102（18）: 1388-1397.

21. APETOH L, GHIRINGHELLI F, ZITVOGEL L. Calreticulin dictates the immunogenicity of anti-cancer chemotherapy and radiotherapy. Med Sci （Paris）, 2007, 23（3）: 257-258.

22. OBEID M, TESNIERE A, GHIRINGHELLI F, et al. Calreticulin exposure dictates the immunogenicity of cancer cell death. Nat Med, 2007, 13（1）: 54-61.

中国医学临床百家

附录　WHO2016 版淋巴瘤的分类及解读

自 2008 年第 4 版 WHO 造血与淋巴组织肿瘤分类发布以来，淋巴组织肿瘤的临床与基础研究取得巨大进展，有些类型的淋巴瘤需要重新定义，同时又有一些新的亚型。2016 年 5 月 15 日，2008 版的主编 Swerdlow 等在 *Blood* 杂志发表了新分类（以下称 2016 版）的修订说明。以下通过对比 2008 版、2016 版分类（表 1）修订说明中的主要更新内容进行解读。

表 1 2016 版淋巴瘤分类（WHO）

成熟 B 细胞肿瘤

1. 慢性淋巴细胞白血病 / 小淋巴细胞淋巴瘤

2. 单克隆性 B 细胞淋巴细胞增多症 ※

3.B 细胞幼淋巴细胞白血病

4. 脾边缘带淋巴瘤

5. 毛细胞白血病

6. 脾 B 细胞淋巴瘤 / 白血病，不可归类：

　　①脾脏弥漫性红髓小 B 细胞淋巴瘤

　　②毛细胞白血病变异型

7. 淋巴浆细胞淋巴瘤

8.Waldenström 巨球蛋白血症

9. 意义未明的单克隆丙种球蛋白症（MGUS），IgM ※

10.μ 重链病

11.γ 重链病

12.α 重链病

13. 意义未明的单克隆丙种球蛋白病（MGUS），IgG/A ※

14. 浆细胞骨髓瘤

15. 孤立性骨浆细胞瘤

16. 髓外浆细胞瘤

17. 单克隆免疫球蛋白沉积病 ※

18. 黏膜相关淋巴组织结外边缘区淋巴瘤（MALT 淋巴瘤）

19. 淋巴结边缘区淋巴瘤

　　①小儿淋巴结边缘区淋巴瘤

20. 滤泡淋巴瘤：

　　①原位滤泡瘤 ※

　　②十二指肠球部滤泡淋巴瘤 ※

21. 小儿滤泡淋巴瘤 ※

22. 伴 IRF4 重排大 B 细胞淋巴瘤 ※

23. 原发性皮肤滤泡中心淋巴瘤

24. 套细胞淋巴瘤：

　　①原位套细胞瘤 ※

25. 弥漫性大 B 细胞淋巴瘤，NOS

　　①生发中心 B 细胞型 ※

　　②活化 B 细胞型 ※

26. 富于 T 细胞 / 组织细胞的大 B 细胞淋巴瘤

27. 原发性中枢神经系统（CNS）DLBCL

28. 原发性皮肤 DLBCL，腿型

29.EBV+ DLBCL，NOS ※

30.EBV+ 黏膜皮肤溃疡 ※

31.DLBCL 相关慢性炎症

32. 淋巴瘤样肉芽肿病

33. 原发性纵隔（胸腺）大 B 细胞淋巴瘤

34. 血管内大 B 细胞淋巴瘤

35.ALK+ 大 B 细胞淋巴瘤

36. 浆母细胞性淋巴瘤

37. 原发性渗出性淋巴瘤

38.HHV8+ DLBCL，NOS ※

39. 伯基特淋巴瘤

40. 伴 11q 异常的伯基特样淋巴瘤 ※

41. 伴 MYC、BCL 和（或）BCL-6 重排的高级别 B 细胞淋巴瘤 ※

42. 高级别 B 细胞淋巴瘤，NOS ※

43.B 细胞淋巴瘤，不可归类，其特征介于 DLBCL 和经典型霍奇金淋巴瘤之间

（续表）

成熟 T 和 NK 细胞瘤	
1. T 细胞型造血干细胞白血病	17. 原发性皮肤 γδ T 细胞淋巴瘤
2. T 细胞型大颗粒淋巴细胞白血病	18. 原发性皮肤侵袭性亲表皮 CD8 阳性细胞毒性 T 细胞淋巴瘤 ※
3. 慢性 NK 细胞淋巴增殖性疾病	19. 原发性皮肤肢端 CD8+T 细胞淋巴瘤 ※
4. 侵袭性 NK 细胞白血病	
5. 儿童系统性 EBV+T 细胞淋巴瘤 ※	20. 原发性皮肤 CD4+ 小 / 中型 T 细胞淋巴组织增生性疾病 ※
6. 种痘样水疱病样淋巴组织增生性疾病 ※	21. 外周 T 细胞淋巴瘤，NOS
7. 成人 T 细胞淋巴瘤 / 白血病	22. 血管免疫母细胞性 T 细胞淋巴瘤
8. 髓外 NK/T 细胞淋巴瘤，鼻型	23. 滤泡 T 细胞淋巴瘤 ※
9. 肠病相关 T 细胞淋巴瘤	24. 结内外周 T 细胞淋巴瘤，呈 TFH 表型 ※
10. 单形性向表皮肠道 T 细胞淋巴瘤 ※	
11. 胃肠道惰性 T 细胞淋巴组织增生性疾病 ※	25. 间变性大细胞淋巴瘤，ALK+
12. 肝脾 T 细胞淋巴瘤	26. 间变性大细胞淋巴瘤，ALK－※
13. 皮下脂膜炎样 T 细胞淋巴瘤	27. 乳房植入物相关的 - 间变性大细胞淋巴瘤 ※
14. 蕈样肉芽肿	
15. Sézary 综合征	
16. 原发性皮肤 CD30+T 细胞淋巴组织增生性疾病：	
①淋巴瘤样丘疹病	
②原发性皮肤间变性大 B 细胞淋巴瘤	

霍奇金淋巴瘤	组织细胞及树突状细胞肿瘤
1. 结节性淋巴细胞为主型霍奇金淋巴瘤	1. 组织细胞肉瘤
2. 经典型霍奇金淋巴瘤	2. 朗格罕细胞组织细胞增生症
①结节性硬化型经典霍奇金淋巴瘤	3. 朗格罕细胞组织细胞肉瘤
②淋巴细胞丰富型经典霍奇金淋巴瘤	4. 未明确的树突状细胞肿瘤
③混合细胞型经典霍奇金淋巴瘤	5. 未明确的树突状细胞肉瘤
④淋巴细胞耗竭型经典霍奇金淋巴瘤	6. 滤泡树突状细胞肉瘤
	7. 滤泡树突状细胞肿瘤
	8. 播散性幼年性黄色肉芽肿
	9. Erdheim-Chester 病 ※

（续表）

移植后淋巴增殖性疾病（PTLD）

1. 浆细胞增生型 PTLD
2. 传染性单核细胞增多型 PTLD
3. 旺炽型滤泡增生型 PTLD ※
4. 多形型 PTLD
5. 单一型 PTLD（B 细胞型和 T/NK 细胞型）
6. 经典型霍奇金淋巴瘤 PTLD

注：※. 2016 版不同于 2008 版之处。

1. 成熟 B 细胞肿瘤

（1）慢性淋巴细胞白血病／小细胞淋巴瘤

2008 版诊断标准：达到以下 3 项标准可以诊断：①外周血 B 淋巴细胞计数 $> 5 \times 10^9$/L；B 淋巴细胞计数 $< 5 \times 10^9$/L 时，如存在 CLL 细胞骨髓浸润所致的血细胞减少，也可诊断 CLL。②外周血涂片中有特征性的表现：小的、形态成熟的淋巴细胞显著增多，其细胞质少、核致密、核仁不明显、染色质部分聚集，并易见涂抹细胞。外周血淋巴细胞中不典型淋巴细胞及幼淋巴细胞 ≤ 55%。③典型的免疫表型：CD19（＋）、CD5（＋）、CD23（＋）、CD10（－）、FMC7（－）、CD43（＋）、CCND1（－）；表面免疫球蛋白（sIg）、CD20 及 CD79b 弱表达（dim）。2016 版更新诊断标准将"B 淋巴细胞 $< 5 \times 10^9$/L，如存在 CLL 细胞骨髓浸润所致的血细胞减少，也可诊断 CLL"修改为"如果没有骨髓外病变，在淋巴细胞计数 $< 5 \times 10^9$/L 时，即使存在血细胞减少或疾病相关

症状也不诊断 CLL"。

2016 版更新诊断标准还强调"增殖中心（proliferative centre，PC）"的临床意义：一些典型的 CLL/SLL 患者可见 PC，30% 的 PC 可伴有细胞周期蛋白（cyclin）D1 表达，表达 *MYC* 蛋白。多项研究表明，伴有大的融合型或高增殖指数的 PC 是 CLL/SLL 独立的不良预后因素。同时提出认识 *TP53*、*NOTCH1*、*SF381*、*ATM* 和 *BIRC3* 基因突变的潜在临床意义。

（2）单克隆性 B 淋巴细胞增多症（MBL）

2008 版诊断标准：MBL 是指健康个体外周血存在少量的单克隆 B 淋巴细胞。诊断标准：①B 细胞克隆性异常；②外周血 B 淋巴细胞计数 $< 5 \times 10^9$/L；③无肝、脾、淋巴结肿大（所有淋巴结长径均 < 1.5 cm）；④无贫血及血小板减少；⑤无慢性淋巴增殖性疾病（CLPD）的其他临床症状。根据免疫表型分为三型：CLL 表型、不典型 CLL 表型和非 CLL 表型。对于后二者需全面检查，如影像学、骨髓活检等，以排除白血病期非霍奇金淋巴瘤。

2016 版诊断标准变化：诊断标准仍不变，但强调需区分低计数型 MBL 和高计数型 MBL，如果外周血克隆性 B 淋巴细胞 $< 0.5 \times 10^9$/L，则定义为低计数型 MBL；如果克隆性 B 淋巴细胞 $> 0.5 \times 10^9$/L 则为高计数型 MBL。两者生物学特性不同，低计数型 MBL 很少进展，如果没有新的疾病进展证据，不需要进行监测。而高计数型 MBL 生物学特性与 CLL Rai0 期患者类似，这部分患者应该每年常规随访。

2016 版诊断标准提出"组织型 MBL"的概念，即"小淋巴细胞淋巴瘤"侵犯淋巴结，但没有明显的淋巴瘤进展特征，如某些实体肿瘤中可见淋巴结的"小淋巴细胞淋巴瘤"侵犯。一项回顾性研究表明，如果 SLL/CLL 侵犯淋巴结但没有发现"增殖中心"，且 CT 扫描淋巴结直径< 1.5 cm，此时诊断为"组织型 MBL"，而不诊断为 SLL/CLL。

（3）滤泡淋巴瘤、原位滤泡肿瘤（ISFN）、儿童型滤泡淋巴瘤和其他相关淋巴瘤

2016 版诊断标准未对 FL 诊断标准做修订，但提出 2 个特殊亚类及 2 个独立疾病分类。

①原位滤泡肿瘤：ISFN 即之前所谓"原位滤泡淋巴瘤"，改为 ISFN 是因为强调其极少发展为真正的 FL。ISFN 罕见进展，但常在其他淋巴瘤的基础上出现或同时合并其他淋巴瘤，组织学上需与 FL 部分侵犯淋巴结相鉴别。ISFN 染色体拷贝数异常较局限型侵犯的 FL 少见，但 ISFN 也可出现 B 细胞淋巴瘤基因 2（*BCL-2*）重排外的继发性遗传学异常，目前推测其发生机制为外周血中伴 t（14；18）（q32；q21）异常的 B 淋巴细胞在生发中心停留，形成非增殖中心，此时甚至可能尚不可肉眼识别，逐渐发展为明显 ISFN（组织学可见）。有研究提示外周血中伴 t（14；18）的细胞越多，ISFN 进展为 FL 的风险也越高。

②十二指肠型 FL：指局限于十二指肠黏膜或黏膜下层的低级别 FL，不同于其他肠道 FL。部分十二指肠 FL 可自愈，绝大多数不需要治疗。十二指肠 FL 病理学特征更类似于 ISFN 和 MALT 淋巴瘤。

③儿童型 FL："儿童 FL"在 2008 版中作为 FL 的暂定亚类存在，其病理特征为淋巴结中可见扩张的高增殖滤泡，细胞形态学常为明显的母细胞样滤泡中心细胞，而非典型的中心母细胞或中心细胞；肿瘤细胞缺乏 BCL-2 重排，但可以有 BCL-2 蛋白表达，无 *MYC* 和 *BCL-6* 基因重排。因此，缺乏 BCL-2 重排和细胞增殖指数高是其与典型 FL 鉴别的主要指标。儿童 FL 常常局限，预后良好，不需要治疗。儿童 FL 也可见于成人，两组病程和预后无差别，故 2016 版分类统称为"儿童型 FL"。但儿童型 FL 需要与 FL3 级鉴别，特别是在成人病例中。

④伴干扰素调节因子 4（IRF4）异常的大 B 细胞淋巴瘤：也是一种好发于儿童和年轻成人的淋巴瘤，在 2016 版诊断标准中作为暂定亚类呈现。常常发生于韦氏环和（或）子宫颈，一般为早期病变。形态上可出现 FL 3B 级或弥漫大 B 细胞淋巴瘤（DLBCL）样的滤泡性、滤泡和弥漫性共存、呈弥漫性生长。细胞强表达多发性骨髓瘤癌基因 1（*MUM1*）/*IRF4*，同时表达 BCL-6 及伴高增殖指数。BCL-2 和 CD10 表达于半数患者，少部分表达 CD5。细胞常为生发中心起源。大部分病例有免疫球

蛋白重链基因（*IGH*）/*IRF4* 重排，或同时有 BCL-6 重排，但无 BCL-2 重排。有些病例没有 IRF4 重排，但 IRF4/MUM1 强表达也归入此类。这类淋巴瘤较儿童型 FL 侵袭性强，但对治疗反应良好。在年长患者中，应注意与 CD10（-）/MUM1（+）的 FL 鉴别，后者常预后不良。

（4）套细胞淋巴瘤、白血病型非淋巴结性 MCL 和原位套细胞肿瘤（ISMCN）

MCL 的诊断标准在 2016 版分类中未做改变，但将 MCL 明确分为两型：经典型 MCL 和白血病型非淋巴结性 MCL（即所谓惰性 MCL）。两者在细胞起源上不同，经典型 MCL 的免疫球蛋白重链可变区（*IGHV*）基因未突变或少部分突变，同时表达 SOX11，常侵犯淋巴结和其他的结外组织，伴 t（11；14）之外的继发遗传学异常。白血病型非淋巴结性 MCL 则常为 IGHV 突变型，不表达 SOX11，常侵犯外周血、骨髓和脾脏，临床过程多为惰性，继发遗传学异常较少，但如果出现 TP53 异常，可表现出非常侵袭的临床病程。

2016 版分类中强调了细胞周期蛋白基因 2（*CCND2*）易位 [常与免疫球蛋白 K 或 λ 轻链基因（*IGK/IGL*）易位] 在 cyclin D1/t（11；14）阴性 MCL 诊断中的作用，大约 50% 的 cyclin D1/t（11；14）阴性 MCL 存在 CCND2 易位。另外，此次分类将原来的"原位套细胞淋巴瘤"改称为"原位套细胞肿瘤"，强调其相对良性的疾病特征。ISMCN 指 cyclin D1+ 细胞局限于滤泡套区的内套层，并未达到 MCL 的诊断标准，需要与套区生长模式的"显著性"MCL 鉴别，低增殖性的套区生长模式 MCL 也可表现相对惰性的病程。ISMCN 常常偶然被发现，有时与其他淋巴瘤共存，其发生率较 ISFN 低。ISMCN 可呈播散性表现，但很少出现进展。

（5）毛细胞白血病（HCL）

2008 版认为 HCL 无特征性遗传学异常，随着新一代测序技术（NGS）的发展，目前已经证实 *BRAF V600E* 突变见于几乎所有 HCL 患者，而不见于变异性 HCL 和其他小 B 细胞淋巴肿瘤。BRAF V600E 不见于使用 IGHV 4.34 片段的 HCL，但这部分患者 70% 伴有 *MAP2K1* 突变，*MAP2K1* 突变也见于变异型 HCL。

（6）淋巴浆细胞淋巴瘤／华氏巨球蛋白血症（LPL/WM）及其相关性疾病

2016 分类认为，由于 *MYD88 L265P* 突变在 LPL/WM 中发生率高达 90%，其对 LPL/WM 与其他伴浆细胞分化形态学表现的小 B 细胞淋巴瘤的鉴别至关重要。但该突变并不是 LPL/WM 所特有，也可见于少部分其他小 B 细胞淋巴瘤、部分 IgM 型意义未明单克隆丙种球蛋白血症（MGUS）、30% 的非生发中心型弥漫大 B 细胞淋巴瘤、一半以上的原发皮肤弥漫大 B 细胞淋巴瘤腿型（－），以及多数免疫豁免部位 DLBCL（睾丸和中枢）。因此，*MYD88 L265P* 突变是 LPL/WM 诊断的重要参考指标，而非特异性指标。

基于 *MYD88 L265P* 突变的研究，已进一步明确单一性淋巴浆细胞的细胞形态对 LPL/WM 病理诊断比组织形态更具有价值，如果细胞形态为单一性伴浆细胞分化的小 B 细胞，即使伴有淋巴结结构完全破坏或存在显著的滤泡克隆，也应考虑 LPL，而之前认为的所谓多形性 LPL 和 LPL 样重链病不再诊断为 LPL。

多数 IgM 型 MGUS 伴有 *MYD88 L265P* 突变，而 IgG/IgA 型 MGUS、浆细胞瘤不伴 *MYD88L265P* 突变，目前认为 IgM 型 MGUS 与 LPL 和其他 B 细胞淋巴瘤类似，但不同于浆细胞瘤。因此，2016 版诊断标准将 MGUS 分为两型：IgM 型 MGUS 和 IgG/A 型 MGUS。

（7）弥漫大 B 细胞淋巴瘤

①细胞起源（C00）：2008 版分类中提到应用基因表达谱（GEP）可将 DLBCL 区分为生发中心来源（GCB）、活化 B 细胞来源（ABC）和少部分不能分类型。但由于 GEP 尚未普遍开展，基于免疫组织化学（IHC）的 C00 分类与 GEP 结果存在一定的不符合率，因此该版分类未强调进行 C00 分类。近年来由于众多研究表明 C00 分类对预后及治疗指导至关重要，因此 2016 版诊断标准要求对 DLBCL 进行 C00 分类。由于 GEP 仍不能在临床常规开展，可考虑应用 IHC 的分类法进行替代，其中基于 CDIO、BCL-6、IRF4/MUMl 的 Hans 分法是最常用进行 C00 分

类的 IHC 方法。

②其他临床相关的重要表型、分子 / 细胞生物学特征：DLBCL 近年来一个重大的进展即是对伴 *MYC* 异常 DLBCL 的认识，*MYC* 重排见于 5% ～ 12% 的 DLBCL 非特指型（NOS），常常与 BCL-2 重排同时发生或少部分与 BCL-6 易位同时发生，即所谓的"双次打击"或"三次打击"淋巴瘤，这部分患者在 2016 版分类中被作为一个独立的分类呈现，即伴 *MYC* 和 BCL-2 和（或）BCL-6 重排的高侵袭性 B 细胞淋巴瘤（HGBL）。

MYC 蛋白表达在 DLBCL NOS 中发生率更高，为 30% ～ 50%，其中 20% ～ 35% 与 BCL-2 共同表达。大部分 MYC/BCL-2 蛋白表达的患者并不伴有 MYC/BCL-2 染色体改变，被称之为"双表达淋巴瘤（DEL）"。其中 MYC 阳性的判读界值通常为 40%，而 BCL-2 阳性界值报道不一，推荐以 > 50% 阳性细胞为 BCI-2 阳性标准。DEL 虽然被多数研究认为是预后差类型，但比 HGBL 预后要好。

抗 CD30 抗体的出现及其良好的预期疗效，有可能成为 DLBCL、NOS 的潜在治疗靶点，因此，推荐在 DLBCL 中检测 CD30 的表达。

DLBCL 患者的免疫组化检测至少要包括 CD20、BCL-2、MYC、CDl0、BCL-6、MUMl 和 CD30。

NGS 研究发现体细胞突变存在于所有 DLBCL 亚类，GCB

和 ABC 型突变基因谱存在一定差异。两组共同存在的突变包括：*TP53*，免疫监视相关基因 *B2M*、*CD58*，表观调控相关基因 *CREBBP/EP300*、*KMT2D/C*（*MLL2/3*）、*MEF2B*，以及活化性 *BCL-6* 突变；GCB 型中更常见的有甲基转移酶相关基因 *EZH2* 突变、*BCL-2* 易位、细胞迁移调控因子 *GNA13* 突变。而在 ABC 型中常见的突变基因包括 *MYD88*、*CD79A*、*CARD11*、*TNFAIP3*，主要活化 B 细胞受体（BCR）/Toll 样受体（TLR）和核因子 κB（NF-κB）信号途径。虽然这些改变目前临床意义未知，但可能成为将来靶向治疗的重要参考因素。

（8）EB 病毒（EBV）+DLBCL 和 EBV+ 黏膜与皮肤溃疡（MCU）

2008 版分类中将"老年性 EBV+DLBCL"作为一个暂定亚类，指发生于年龄＞50 岁的非免疫缺陷患者，这部分患者预后较 EBV-DLBCL 差。但近年来认为 EBV+DLBCL 在年轻患者中发现的越来越多，形态学谱系也被发现的更多，生存较初始认识时要好，因此，2016 版分类则明确将其作为一个疾病实体，并将"老年"改为"非特指（NOS）"。NOS 强调需要将其他合并 EBV 感染的大 B 细胞淋巴瘤不归入此类，如淋巴瘤样肉芽肿。

另外，将 EBV+MCU 从 EBV+DLBCL 中区分出来，作为一个新的暂定分类。MCU 可见于老年或医源性免疫缺陷患者，具有自愈潜能，对传统治疗反应良好。

(9) 伯基特淋巴瘤

近年来，NGS 技术的应用提高了对 BL 发病机制的认识。在 BL 中，转录因子 TCF3 或其负向调控因子 ID3 突变率在散发性及免疫缺陷性 BL 中高达 70%，在地方性 BL 中亦有 40%。突变的 TCF3 可能通过活化 BCR/P13K 信号通路促进淋巴细胞增殖和生存，同时也调控 cyclin D3 的表达。cyclin D3 在 BL 中的突变率也高达 30%。

另外一个颇具争议的问题即是否存在 MYC 易位阴性的 BL。有研究表明部分形态学类似 BL，甚至表型和 GEP 也与 BL 类似的淋巴瘤缺乏 MYC 重排，但却有 1lq 的异常（1lq 近端获得和端粒缺失）。与经典 BL 比较，这部分患者具有复杂核型，MYC 表达低，表现出一定的形态学多形性，偶尔具有滤泡结构，常常呈结性表现。由于其临床过程类似于 BL，虽然报道例数有限，WHO 新的分类仍将其作为暂定的疾病整体命名为"伴 1lq 异常的 Burkitt 样淋巴瘤"。

(10) 伴或不伴 MYC 和 BCL-2 或 BCL-6 重排的高侵袭性 B 细胞淋巴瘤（HGBL）

在 2008 年版分类中，有一个暂定分类"介于 DLBCL 和 BL 之间的不能分类 B 细胞淋巴瘤"，即 BCL-U，界定一类高度侵袭性淋巴瘤，特征介于 DLBCL 和 BL。GEP 分析表明，在分子学 BL 和非 BL（大部分为 DLBCL）中间确实存在一类中间类型，支持这种中间分类，但当时并未作为一个特殊实体对待。因此，BCL-U 的诊断标准模糊不统一，限制了其应用。随后的研究表明伴有 MYC 和 BCL-2 和（或）BCL-6 重排的 BCL-U 和其他 DLBCL 的基因突变特征介于 DLBCL 和 BL，支持其为一个独立分类。

在 2016 版分类中，将所有伴 MYC 和 BCL-2 和（或）BCL-6 重排的 DLBCL 归入一个分类，命名为"伴 MYC 和 BCL-2 和（或）BCL-6 重排的 HGBL"，但需要除外 FL 和 BL，且形态学表现在诊断中应予以描述评论。BCL-U 不再作为一个暂定命名。那些没有 MYC 和 BCL-2 和（或）BCL-6 重排，但形态学介于 DLBCL 和 BL 之间淋巴瘤被重新命名为 HGBL 和 NOS。新分类中并未明确指出哪些 DLBCL 应该进行荧光原文杂交技术（FISH）检测，有的专家建议所有 DLBCL 均应进行 MYC、BCL-2 和 BCL-6 重排检测，而有的专家认为可在 GCB 型和（或）形态学高侵袭性伴 MYC+ 细胞＞ 40% 的患者中进行 FISH 检测。

2. 成熟 T 和 NK 细胞淋巴肿瘤

由于 GEP 和基因组的相关研究，目前对无论是结性还是结外 T 和 NK 细胞肿瘤的理解均取得了一定进步，因此，需要对一些分类进行修改并提出一些新的暂定分类。

（1）结性 T 细胞淋巴瘤

①外周 T 细胞淋巴瘤，非特指型（PTCL、NOS）：2008 版的 PTCL、NOS 中存在一类滤泡变异型，由于更为单一的形态学表现、相对特征的临床病理特征、细胞遗传学特征及辅助性 T 细胞起源（TFH），在 2016 版中作为一个单独分类暂列，命名为滤泡性 T 细胞淋巴瘤（FTCL）。

但 TFH 免疫表型不是 FTCL 特有，血管免疫母细胞淋巴瘤被认为起源于 T、H 细胞，20% ～ 25% 的 PTCL、NOS 的基因表达谱为 TFH 特征，部分原发皮肤 CIM+ 小 / 中等大小 T 细胞淋巴瘤也具有 T、H 免疫表型特征。从细胞起源上来说这些亚类可为"TFH 起源性淋巴瘤"，但不同亚类具有不同的临床特点，预后也不同，因此目前并不将之归为一类，具有 TFH 免疫表型特征的淋巴瘤仍归入各相应亚类。2016 版分类中将 2008 版 PTCL、NOS 中具有 T、H 特征患者另分类为"伴 TFH 表型的结性外周 T 细胞淋巴瘤"，作为暂定分类出现。

剩下的 PTCL、NOS 仍然是一个细胞遗传学、免疫表现异质性非常强的疾病，GEP 分析显示其特征与活化 T 淋巴细胞相近。依据 GEP 特征，可将其分为至少三个亚类：过表达 GATA3、过表达 TBX21 和过表达其他细胞毒基因，其中过表达 *GATA3* 基因者预后不良。但 2016 版分类对 PTCL、NOS 的亚类区分不作要求。

② ALK 阴性间变大细胞淋巴瘤（ALK-ALCL）：ALK-

ALCL 在 2008 版中作为暂定亚类存在，由于对其发病机制和病理特征辨别认识的提高，2016 版将其作为一个独立分类。其中 JAK/STAT3 信号通路组成性活化是 ALK-ALCL 的重要遗传学事件。但 ALK-ALCL 也是一组异质性疾病，其中发生 DUSP22 和 IRF4 位置的 6p25 重排患者形态学更均一，通常缺乏细胞毒颗粒，预后良好；而发生 TP65 重排的患者病程则表现为侵袭性。

乳腺种植物相关 ALCL：这是 2016 版分类中新增的暂定分类，表现为乳房种植物周围渗出相关的纤维囊，淋巴瘤中位发生时间为盐或硅胶种植后 10 年左右。大多数情况下肿瘤细胞仅局限于肿胀的血清液体中，不侵犯纤维囊，此时一般推荐采取保守的治疗方式，去除填充物和囊，如果肿瘤细胞侵犯纤维囊，则可能出现淋巴结侵犯和系统性播散，可能需要化疗。

（2）原发皮肤 T 细胞淋巴瘤

①淋巴瘤样丘疹病（LyP）：强调临床鉴别

淋巴瘤样丘疹病是原发皮肤的 CD30 阳性淋巴增殖性疾病的一类，典型表现为数个可自愈的皮肤丘疹-结节状损伤，在 2008 版中 LyP 共有 A（组织细胞性）、B（蕈样霉菌病样）和 C（间变大细胞样）三型，2016 版中增加了 D、E 型及伴 6p25 染色体重排的 LyP。D 型组织学上类似于原发皮肤的侵袭性嗜上皮性 CD8+ 细胞毒性 T 细胞淋巴瘤。E 型组织学上则沿血管扩散性生长的大块溃疡，常为单发，直径 1 ～ 4 cm 不等，肿瘤细胞为小到中等大小，表达 CD30，常表达 CD8，类似于侵袭性淋巴瘤，但常可自愈。虽然伴 6p25 重排的 LyP 累及的基因位点也为 DUSP22-IRF4，组织学与侵袭性 T 细胞淋巴瘤（ALK-ALCL）相似，但却并不发生播散性皮肤病变或皮肤外病变。因此，这 3 个亚型 LyP 的鉴别非常重要，其组织学与侵袭性 T 细胞淋巴瘤相似，但临床上类似其他亚型的 LyP。

②原发皮肤末端 CD8+T 细胞淋巴瘤：避免过度治疗

原发皮肤末端 CD8+T 细胞淋巴瘤是一个新的暂定分类，专指侵犯耳朵的结节性皮肤损害，组织学为高度侵袭性淋巴瘤表型，但临床表现为惰性，肿瘤细胞为 CD3+CD8+CD4−，不符合其他皮肤 T 细胞淋巴瘤的分类标准，应避免过度治疗。

③原发皮肤 CD4+ 小 / 中等大小 T 细胞增殖性疾病："降级"分类

该型在 2008 版中为暂定命名为 "原发皮肤 CD4+ 小 / 中等大小 T 细胞淋巴瘤"，多项研究认为其细胞为 T、H 表型，但缺乏结性 T、H 淋巴瘤的重现性突变，大部分患者为局限性病变，系统性病变非常少见，常为惰性临床过程，对于大多数患者局部保守性治疗即可。最近认为这类淋巴瘤可能是皮肤对某些不明原因长期刺激的局部克隆性反应，尚不满足肿瘤的诊断标准，因此在 2016 版分类中将其命名为皮肤 CD4+/B 中等大小 T 淋巴细胞增殖性疾病。

（3）肠病相关性 T 细胞淋巴瘤（EATL）

2008 版分类中 EATL 分为两型（Ⅰ和Ⅱ型），其中Ⅰ型细胞形态多样，局限于腹腔，主要见于欧洲北部人种，在 2016 版直接命名为 EATL。2008 版分类中Ⅱ型仅占 10%～20%，主要发生于腹腔外部位，细胞形态单一，多表达 CD8、CD56 和 MAPK，亚洲人和西班牙人多见，在 2016 版分类中被暂定为"单形性嗜上皮性肠道 T 细胞淋巴瘤（MEITL）"。涉及 MYC 的 8q24 染色体获得见于相当部分 MEITL。大部分 EATL 表达 T 细胞受体（TCR）αβ，也存在表达 TCRγδ。胃肠道惰性 T 淋巴细胞增殖性疾病，多数为 CD8+ 或少部分 CD4+，可累及单个或多个胃肠道部位，但呈惰性病程，注意与侵袭性 T 细胞淋巴瘤鉴别，这类淋巴瘤对化疗反应差，应避免大剂量化疗，无症状者可不特殊治疗。

（4）EBV 阳性 T 和 NK 细胞淋巴瘤

EBV 阳性 T 和 NK 细胞淋巴瘤最常见的病理类型是结外 NK/T 淋巴瘤，鼻型，该型在 2016 版中无变化。

2008 版分类中"儿童 EBV 病毒阳性 T 细胞增殖性疾病"主要包括两个亚类："儿童系统性 EBV 阳性 T 细胞增殖性疾病"和"水痘疱疹样淋巴瘤"。这两个亚类主要见于亚洲人种和美洲中南部和墨西哥本地人种，目前均作为独立疾病出现于 2016 版分类中，但两者名称有所变化。

2008 版中"儿童系统性 EBV+ 细胞增殖性疾病"在 2016 版中更改为"儿童系统性 EBV+T 细胞淋巴瘤",强调其临床的暴发性、侵袭性临床病程,常伴有噬血细胞综合征,此时需要与 EBV 相关的噬血细胞性淋巴组织增生症(HLH)进行鉴别。HLH 对 HLH94 方案反应良好,也不是肿瘤性疾病。

2008 版中"水痘疱疮样淋巴瘤"在 2016 版分类中更名为"水痘疱疹样淋巴增殖性疾病",由"淋巴瘤"更为"淋巴增殖性疾病"是为了强调其与慢性活化性 EBV 感染的关系,以及临床过程的多样性。该病即可表现为局限性惰性的皮肤病变,也可出现发热、肝脾淋巴结肿大,伴或不伴皮肤表现,出现系统性症状时常为侵袭性病程。

总之,2016 版淋巴肿瘤分类较前版作了一点改变,更加强调了各亚类的细胞分子生物学标记在诊断、治疗指导及预后判断中的作用,使诊断更加趋于疾病本质。同时也强调了病理临床的紧密结合,综合进行诊断,从而制定治疗方案,力争达到精确治疗,值得在临床实践中遵循。

出版者后记

Postscript

　　科学技术文献出版社自 1973 年成立即开始出版医学图书，40余年来，医学图书的内容和出版形式都发生了很大变化，这些无一不与医学的发展和进步相关。《中国医学临床百家》从 2016 年策划至今，感谢 600 余位权威专家对每本书、每个细节的精雕细琢，现已出版作品近百种。2018 年，丛书全面展开学科总主编制，由各个学科权威专家指导本学科相关出版工作，我们以饱满的热情迎来了《中国医学临床百家》丛书各个分卷的诞生，也期待着《中国医学临床百家》丛书的出版工作更加科学与规范。

　　近几年，中国的临床医学有了很大的发展，在国际医学领域也开始崭露头角。以北京天坛医院牵头的 CHANCE 研究成果改写美国脑血管病二级预防指南为标志，中国一批临床专家的科研成果正在走向世界。但是，这些权威临床专家的科研成果多数首先发表在国外期刊上，之后才在国内期刊、会议中展现。如果出版专著，又为多人合著，专家个人的观点和成果精华被稀释。为改变这种零落的展现方式，作为科技部主管的唯一一家出版机构，我们有责任为中国的临床医生提供一个系统展示临床研究成果的舞台。为此，我们策划出版了这套高端医学专著——《中国医学临床百家》丛书。

"百家"既指临床各学科的权威专家，也取百家争鸣之义。

丛书中每一本书阐述一种疾病的最新研究成果及专家观点，按年度持续出版，强调医学知识的权威性和时效性，以期细致、连续、全面展示我国临床医学的发展历程。与其他医学专著相比，本丛书具有出版周期短、持续性强、主题突出、内容精练、阅读体验佳等特点。在图书出版的同时，同步通过万方数据库等互联网平台进入全国的医院，让各级临床医师和医学科研人员通过数据库检索到专家观点，并能迅速在临床实践中得以应用。

在与作者沟通过程中，他们对丛书出版的高度认可给了我们坚定的信心。北京协和医院邱贵兴院士说"这个项目是出版界的创新……项目持续开展下去，对促进中国临床学科的发展能起到很大作用"。中国工程院院士孙颖浩表示"我鼓励我国的泌尿外科医生把自己的创新成果和宝贵的经验传播给国内同行，我期待本丛书的出版"；北京大学第一医院霍勇教授认为"百家丛书很有意义"。我们感谢这么多临床专家积极参与本丛书的写作，他们在深夜里的奋笔，感动着我们，鼓舞着我们，这是对本丛书的巨大支持，也是对我们出版工作的肯定，我们由衷地感谢作者的支持与付出！

在传统媒体与新兴媒体相融合的今天，打造好这套在互联网时代出版与传播的高端医学专著，为临床科研成果的快速转化服务，为中国临床医学的创新及临床医师诊疗水平的提升服务，我们一直在努力！

科学技术文献出版社